线粒体与医学未来：
认识疾病、慢性病、衰老和生命本身的关键

MITOCHONDRIA AND THE FUTURE OF MEDICINE:
THE KEY TO UNDERSTANDING DISEASE, CHRONIC
ILLNESS, AGING, AND LIFE ITSELF

（加） 李诺恩 著
逯 军 译

U0244525

天津出版传媒集团

天津科学技术出版社

著作权合同登记号：图字 02-2021-199

MITOCHONDRIA AND THE FUTURE OF MEDICINE: THE KEY TO UNDER-STANDING DISEASE, CHRONIC ILLNESS, AGING, AND LIFE ITSELF by LEE KNOW, ND

图书在版编目(CIP)数据

线粒体与医学未来：认识疾病、慢性病、衰老和生命本身的关键 / (加) 李诺恩著 ; 逯军译. -- 天津 : 天津科学技术出版社, 2022.4

书名原文: Mitochondria and the future of medicine:the key to understanding disease,chronic illness,aging,and life itself

ISBN 978-7-5576-9741-9

Ⅰ.①线… Ⅱ.①李…②逯… Ⅲ.①线粒体-医学-研究 Ⅳ.①R329.2

中国版本图书馆 CIP 数据核字(2021)第 217632 号

线粒体与医学未来：认识疾病、慢性病、衰老和生命本身的关键
XIANLITI YU YIXUEWEILAI RENSHI JIBING MANXINGBING SHUAILAO HE SHENGMINGBENSHEN DE GUANJIAN
责任编辑：张建锋
责任印制：兰　毅

出　　版：**天津出版传媒集团**
　　　　　　天津科学技术出版社
地　　址：天津市西康路 35 号
邮　　编：300051
电　　话：(022)23107822
网　　址：www.tjkjcbs.com.cn
发　　行：新华书店经销
印　　刷：天津新华印务有限公司

开本 710×1000　1/16　印张 14　字数 310 000
2022 年 4 月第 1 版第 1 次印刷
定价：98.00 元

对本书的赞誉

"对于外行来说,线粒体的话题似乎枯燥而乏味,即使对那些从未受过生物学教育的人来说,本书通过生动的描述使线粒体变得栩栩如生。从不孕不育到衰老、癌症以及神经系统疾病,李诺恩医生将使您认识到线粒体在我们所关心的健康与疾病等诸多方面扮演着一个重要角色。"

—— 斯蒂芬妮·塞内夫(Stephanie Seneff)博士
麻省理工学院计算机科学和人工智能实验室高级研究员

"1991 年,当我面对自己的健康与疾病挑战时,线粒体出现在面前并成为我寻求健康的中心。在过去的二十五年,越来越多的研究者和临床医生发现他们自己对这些小发电厂感兴趣并宣称他们自己为'线粒体学家'。李诺恩医生在阐明这一曾经被忽略的细胞器方面做出了杰出的贡献并展示给我们如何照顾我们最重要的代谢系统。"

—— 娜莎·温特斯(Nasha Winters)
《癌症代谢途径》的作者之一

"《线粒体与医学未来》是有关线粒体和人类健康的精心之作。当提到治愈慢性病和延长寿命时,不夸张地说本书的内容将会塑造医学的未来。"

—— 阿里·怀顿(Ari Whitten)
畅销书《能源蓝图》的作者和发明家

"在《线粒体与医学未来》一书中,李诺恩医生揭开了围绕线粒体进化科学的神秘面纱。书中他清晰而又简要描述了线粒体的结构与功能,同时用多个示例展示给我们并说明为何健康的线粒体对我们的整体健康如此重要。李诺恩医生提供改善我们线粒体健康营养策略的理论基础,即健康衰老的核心原理,其潜力是巨大的,而且是并非想象的或草率的。"

—— 米拉母·卡拉米恩(Miriam Kalamian)
《癌症的生酮饮食》的作者

声　明

　　作者或出版商均未给予读者专业建议或提供服务。书中的内容只能用于教育目的而不能解读为医学方面的建议。本书并非意味着诊断或至少并不意味着合格的医疗监督。对于任何疾病,建议所有人在使用书中任何的信息、理念或讨论的产品之前请咨询医务人员。对于因书中的内容或建议而造成的损失或损害,作者或出版商均不负责。我们已尽一切努力以确保所提供信息的准确性,作者或出版商不负有对出现的错误所承担的任何责任。

目　　录

第一章　原　　力

在人类生理学中线粒体的起源与进化

> 没有超能素,生命就不存在,我们对原力将一无所知。他们一直在对我们说话,告诉我们原力的意志。当你学会静下心来,你将会听到他们在对你说话。
>
> ——星球大战:第一集——幽灵威胁,
> 从魁刚金到阿纳金·天行者

很久以前,在遥远的星系,有一种被称为超能素的智能微观生命体共生于所有生物细胞内。当他们的数量足够多的时候,他们的共生宿主就会发现被称为原力的能量场。原力中超能素的数量与人的潜力相关,其数量范围可以从正常人每个细胞2 500个的水平到绝地武士中更高的水平。已知更高水平的超能素的数量(每个细胞中超过20 000个)属于绝地武士阿纳金天行者。

超能素存在于所有生命中,他在支持生命的每个世界中是相同的——实际上,超能素是生命存在所必需。 在超能素数量充足的情况下, 可以使宿主生物对原力进行检测,并通过静下心来让超能素对宿主"诉说"和传递原力的意志从而使这种联系得到加强。

对许多读此书的人来说,我相信你们会认为,"什么……他彻底走偏了?"我究竟在说什么? 好吧,科幻迷们——在星球大战时代成长起来的一代人——或许更易猜到超能素是乔治·卢卡斯(导演)的作品……或者他们是?

超能素最早于1977年首先由乔治·卢卡斯构想。当时,卢卡斯与他的一名员工坐在一起谈及了许多有关这些作品的指导原则,解释了他的多种宇宙观。其中就有超能素的解释(尽管直到1999年卢卡斯才觉得有时间和机会来介绍这一概念,那是在星球大战:第一集——幽灵威胁中首次谈及)。他必须阐明的问题是为什么有些人对原力敏感而另一些人却不敏感,这是自原创电影星球大战以来他还没有解决的问题。

有共生关系的超能素是星球大战:第一集——幽灵威胁中反复出现的主题之一。尤其吸引我们的是超能素松散分布于线粒体中,线粒体是为细胞提供能量的细胞器,这并非科学幻想,而是真实世界中存在的。像超能素一样,线粒体曾经被认为是存在于活体细胞中并成为活体细胞一部分的独立微生物;即使现在,具有其自身 DNA 的线粒体在某种程度上仍扮演着独特的生命形式。

大多数读者也许会记得高中细胞生物学课程中的线粒体,被描述为细胞"发电厂"——生存于细胞内并产生所有细胞赖以生存的能量的微小发电机。根据细胞类型的不同,在每个细胞内通常有成百上千个线粒体。他们利用我们所吸入空气中的氧来燃烧我们所吃的食物从而产生可利用的能量。

有人也许听过"线粒体夏娃"。既然线粒体是母系遗传,如果我们追踪遗传血统从儿童到母亲,到外祖母等,那么"线粒体夏娃"就是所有母亲的母亲。(据说她生活于170 000 年前的非洲,这并非必然意味着她是第一人类;而仅仅是指她是生活在当今人类最近的共同祖先)

我们以这种方式追踪祖先是因为所有线粒体有自己的 DNA("基因"),正常情况下这些 DNA 只通过母亲的卵子而不是父亲的精子传给子代。这意味着线粒体 DNA(缩写为 mtDNA)的作用似乎是遗传学姓氏。然而,与通常西方姓氏沿父系(可以以任何原因发生改变,包括婚姻)代代相传所不同的是,mtDNA 遗传相当稳定而不发生改变。这就是我们沿着母系的方向追踪我们祖先的原因。这一事实说明通常可以用它来验证或否定家族关系。

mtDNA 在法医学方面也非常有用(鉴定活人或尸体)。其中的一个理由是每个细胞含有大量的遗传物质。尽管细胞核中的 DNA(称之为核 DNA,缩写为 nDNA——细胞控制中心)只有 2 个拷贝数,但每个线粒体中却含有 5 到 10 个拷贝数。虽然每个细胞中只有一个细胞核,但每个细胞中通常有数百上千个线粒体,这就是说在每个细胞中有数千个相同的 mtDNA 的拷贝数。

我将会对有关"线粒体衰老理论"的医学方面的描述进行深入地讨论(第 29 页"线粒体衰老理论")。然而,从根本上来说,这一理论表明衰老——以及由此引发的许多疾病——是线粒体的质量缓慢退化导致。这是因为通常在细胞呼吸过程中——线粒体利用我们吸入的氧来燃烧我们所吃的食物的过程——产生了被称之为自由基的活性分子。这些自由基随即对邻近组织(包括 nDNA 和 mtDNA)带来损害。

自由基每天上万次攻击每个细胞的 DNA。大量攻击所造成的损害被细胞内大量的修复机制所修复,然而有时损害是不可逆的——DNA 的永久突变。自由基日复一日的不断攻击可以使这些突变在人的一生中累积。一旦损害累积达到一定阈值,细胞就会死亡,而且在伴随每个细胞死亡的同时,组织开始退化。这一持续不断的破坏作用造成了许多与年龄相关的退行性疾病甚至衰老过程本身。

另外还有线粒体疾病,有些或许为读者所知,无论遗传性或获得性线粒体疾病,通常受影响的是代谢旺盛的组织如肌肉、心脏和脑。由此所导致的症状多样性取决于最受影响的组织所在身体的部位。

　　英国于 2015 年投票使备受争议的生育治疗合法化：一项被称为核基因转移的技术即一种线粒体的替代治疗。它是一个从作为供体的健康育龄妇女的卵细胞(称为卵母细胞)中移除细胞核(保留其他所有的成分,包括健康的线粒体),然后将生育妇女的合子(受精卵)中的细胞核转移到健康的供体育龄妇女的卵细胞中。由于伦理与实践的原因,使这一操作过程在世界其他地方不具有合法性,然而英国却持续将这一过程向前推进,使具有三亲父母(nDNA 来自母亲和父亲,mtDNA 来自于供体,或第三母本)的婴儿得以出生。2016 年底,英国授予了第一个许可证,因而使用这一技术的第一个合法婴儿在 2017 年出生。(我使用合法一词是因为该技术于 2015 年在墨西哥使用,当时那里没有与之相关的法律法规,三亲婴儿于 2016 年出生)

　　然而,在过去的二十年,媒体报道忽略了线粒体最重要的方面之一,那就是线粒体在凋亡(apoptosis,发音为"A-po-TOE-sis",第二个 p 不发音)中所扮演的角色,凋亡是指程序性细胞死亡或细胞自我消亡。也就是说,当单个细胞为整个机体的更加健康而自我消亡时即为凋亡。

　　之前,凋亡被认为由核基因控制。然而,由于在九十年代中期情况开始出现了令人惊奇的转变,研究人员发现凋亡实际上由线粒体控制。这对医学领域的影响是深远的,尤其是与癌症相关的领域。细胞持续衰老或受到攻击,造成 DNA 突变。突变使细胞为摆脱控制而进行复制,最终导致可怕的 C——癌症(Cancer)。现在所认为的癌症根源就是细胞无法按照所指引的方向进行凋亡。

　　然而,影响还为更深远。如果没有程序性细胞死亡,复杂的多细胞生物就不可能按照所需要的方向发育和组织结构在受控的方式下形成,那么我们所认知的世界将面目全非。我知道,这听起来让人迷惑不解。当我对第 6 页"真核细胞的进化"做进一步解释后,就会变得更易理解。

　　事实上,多细胞生物的细胞(称为真核细胞)数量级远大于单细胞的细菌。除此以外,你将很快认识到,任何一个真核细胞的能量需求不可能没有线粒体。

　　尽管我不涉及两性(男性和女性)的进化,但线粒体却有助于回答这样的问题,"为什么我们会有两种性别?"两性之间的性行为尽管给男女双方带来极大的快乐,但实际上是一种效率低下的生殖方式。对于人类来说,需父母双方来生育一个孩子(多数情况下——当然这里也有各种变化)。另一方面,克隆繁殖只需一个母亲——父亲不仅无用而且实际上是一种资源的浪费(巧合的是,我是在父亲节编写此行文字的)。而且,两性意味着只有一半的人口可以进行繁殖,这在数学上其效率是低下的。逻辑上,假如或许是因为每个人的性别相同,或许是因为有无数的性别,因而我们能够与任何人进行繁殖,这样的繁殖效率将会更高。

　　然而,我们具有两性的理由是因为有线粒体,现在被广泛接受的主要解释是:一种性别专门将线粒体传给后代(来自女性的卵子),而另一种性别专门确保其线粒体不被传播(来自男性的精子)。我在第二章第 69 页的"不孕不育和线粒体"中讨论生育、不孕不育以及怀孕时将会详细阐述。

细胞生物学回顾

首先我必须提醒你的是:此内容有些难以理解,尤其是在没有相关科学和生物学背景的情况下。为更有效地阐述线粒体的重要性和本书中相关研究的意义,我们需要讨论一些相关技术细节以确保所有读者对细胞生物学有一个起码的基本了解。因此,我认为多阅读几页进行迅速和粗略地回顾相关知识是值得的。如果在回顾中有些细节没有顾及,不必纠结于此,尽可能从全局的角度去领会。然而还是要提供某些细节,以便那些具有科学背景知识的读者能够开始认识到全部内容的复杂性。那么现在我们开始。

细胞是能够独立存在的最简单的生命结构,正因如此,它构成了最基本的生物学单元。单细胞生物,如细菌是最简单的细胞,它们非常微小,直径很少超过几千分之一毫米。它们的形态各异,然而外表主要为圆形或杆状。它们由坚固、有通透性的细胞壁保护并与外界环境隔开,在此细胞壁内是细胞膜——一个纤细无比,但相对不通透的膜,细菌利用此膜产生能量。就是这样的膜(后来)成了线粒体的内膜——可以说是人体最重要的膜。

在细菌的细胞内是细胞质——一种内含无数生物分子的胶状物质。有些所谓的"大分子"即使放大一百万倍也很难在高倍显微镜下看到。在这些分子中有一个长的卷曲状的 DNA 结构——传说中的双螺旋,由半个多世纪前的 Watson 和 Crick 首次描述。除此之外,其他的我们什么也看不到。然而通过生物化学分析发现这一最简单的生命结构,细菌,实际上极其复杂,我们仍然对其中不可识别的结构知之甚少。

另一方面,人体是由不同种类的细胞构成。尽管人体细胞是生命最简单的基本单位,但由于其容量是细菌的十万倍,因而能够使我们看到更多内在的东西。有些较大的结构是由一些精细的膜构成(称之为细胞器),这些膜包埋着各种蛋白质。对于细胞来说细胞器相当于人体的器官——具备某些功能的独立单位。另外,细胞质内有各种大、小载体和密集的称为细胞骨架的纤维网,纤维网对细胞结构起到支撑作用。最后是细胞核——多数人所认为的细胞控制中心。所有上述这些构成了真核细胞,而所有这些真核细胞构成了我们所认知的世界。所有植物、动物、藻类——其实,本质上我们肉眼所看到的每个生命都是由真核细胞组成,每个细胞都拥有自己的细胞核。

在细胞核内就可以发现 DNA。虽然真核细胞的 DNA 与细菌的 DNA 有相同的双螺旋结构,但是组成方式却不相同。细菌里的 DNA 是一个长的、扭曲的环形——即"环形"DNA。然而别让这个描述误导了你,它其实绝非环形(它其实看起来更像一个缠结的球)。这个描述意味着像环一样无始无终。在每个细菌中有大量环形 DNA 拷贝,但都是相同基因的拷贝。在真核细胞中有许多线形而非环形的染色体。再次强调,这也并不意味着是 DNA 组成的一个直线形结构,而是每个线形结构有其分别独特的"末端"。还有,并非像环形 DNA 那样,而是每个染色体含有不同的基因。人体含有 23 对染色体。由于保持了两条染色体的拷贝,因而人体总共有 46 条染色体。在细胞分裂时,他们进行配对,并在中间结合,成了我们课堂上所熟悉的"X"形状。

染色体不仅由 DNA 组成,它们还被特殊的蛋白质——组蛋白所包裹,这些组蛋白不仅保护 DNA 免受伤害,而且还充当基因守门人的角色。组蛋白将真核细胞染色体与细菌 DNA 区别开来,因为细菌 DNA 没有组蛋白保护,因而被称为裸露的 DNA。

两条双螺旋 DNA 链互为模板。在细胞分裂时它们分开,每条链提供所需要的信息来重建全部的双螺旋链,因而再次成为相同的拷贝。DNA 中所编码的信息构成基因,基因再相应的读出蛋白质的分子结构。正如英语单词是只有 26 个字母组成的序列一样,所有基因是只有 4 个分子"字母"组成的序列,这些字母序列决定蛋白质的结构。

基因组(超过 10 亿个字母长度)是一个生物体基因的完整集合。每个基因(有成千上万个字母)本质上提供单个蛋白质的密码。每个蛋白质由一串叫作氨基酸的亚单位组成,正是这些氨基酸的精准排列顺序决定了特殊蛋白质的功能特性。

"突变"来自于字母序列的改变。这或许会改变氨基酸或蛋白质结构。幸运的是大自然已建立了一定程度的容错冗余。既然有些不同的字母组合编码相同的氨基酸,因而这些基因突变不会总是造成蛋白质结构或功能的改变。

重要的是蛋白质是生命的支柱。蛋白质有无穷的结构与功能,正如我们所知道的那样,因为有了它们,生命才可能。了解它们的功能之后,我们可以将它们分为几大类,如:酶、激素、抗体以及神经递质。

构建蛋白质的整个过程是由其他一些蛋白质控制的,同时还有最重要的转录因子参与其中。DNA 中的基因实际上是非活性的,只有在转录因子的调节下基因才能够表达。转录因子的作用就是传递信息给细胞使之将特殊的无活性 DNA 片段转变为活性蛋白质。然而细胞并非直接利用 DNA 来完成此项工作,而是有赖于所利用的称之为 RNA 的基因序列拷贝。有多种 RNA 各自完成多种不同的工作。首先是信使 RNA (mRNA),其序列恰好是相应 DNA 基因序列的拷贝。正如其名字所隐含的,信使 RNA 穿过核膜微孔而出到达细胞质。在细胞质里有成千上万的构建蛋白质的工厂,称为核糖体。核糖体的任务就是将 mRNA 中加密的信息翻译成氨基酸序列,从而构建特殊的蛋白质。

希望读者还在跟随我的叙述。虽然我会尽可能简化地描述这些内容,但是它却需要许许多多科学家倾注毕生精力来完成上述生物课上一句话中尚不被理解的微小细节。毕竟,上述已经理解的部分将会使大多数读者能够了解线粒体的重要性和内在的功能。好了,让我们继续。

真核细胞的进化

尽管 eukaryotic 是源于希腊的词语,意思是"真正的核",然而真核细胞包含了除核以外其他许多东西——包括线粒体。线粒体最初本质上就是独立的细菌,他们最终进入了其他细菌的细胞内且在特定的条件下没有被消化掉而成了共生体或伙伴关系,因而彼此因对方的存在而获益。可以说线粒体是最初的益生菌:一种对宿主有益的微生物。

理论上是这样的,大约 20 亿年前的一天,一个细菌吞噬了另一个细菌。起初它们彼此独立自主并含有各自独立的生命基因。然而,在没有破坏对方的吞噬过程之后,彼此双方尝试了无数次不同的生化和基因重组。

这一尝试与出错的过程经历了令人难以想象的 12 亿年,然而最终被吞噬的细菌专门从事能量的生产(即成了线粒体),而这一原始真核细胞的其余部分专门负责其结构与功能。获得线粒体看来是正如我们所知道的生命历程中的关键时刻。假如果真如此,那么线粒体因我们所认知的地球上如此丰富多彩的生命而值得赞美。如果不是线粒体,世界不可能进化超过单细胞的细菌。

即使线粒体曾经是细菌,而由它们所创造的真核细胞与原始细菌相比却有天壤之别——而且是在很多有趣的方面。首先,与微小细菌相比,多数真核细胞是巨大的;多数真核细胞的体积是细菌的万倍到十万倍。

其次, 如同之前所说, 真核细胞有胞核。胞核常为圆形双膜结构且内有致密的 DNA 物质,这些 DNA 物质被具有保护性功能的蛋白质所包裹。相比之下,细菌却缺少胞核而其内的 DNA 相当原始且无保护性结构。

第三个不同点是基因组(基因总数)的大小。通常情况下细菌 DNA 的数量远少于真核细胞 DNA 的数量。而且真核细胞有更多的非编码 DNA(即部分 DNA 无基因编码的功能)。我们以前认为所有非编码 DNA 是无用 DNA——毫无目的。然而,更新的研究表明相比基因而言这些 DNA 会编码更多的蛋白质,这些众多的非偏码 DNA(或至少一部分)实际上还具有大量的功能。不管怎样,真核细胞中所具有的大量额外 DNA 在复制时需要更大的能量(相比细菌)而且还要确保准确复制。

最后我将和大家讨论的是 DNA 的结构。正如之前所述,细菌 DNA 构成的是单一的环形染色体。虽然它贴在细胞壁上,但却基本上可以在细胞内自由漂浮流动。由于细菌 DNA 无保护性蛋白包裹,因此在需复制的时候很容易而且可以迅速完成。细菌基因也会以具有相同的功能群来进行结构组合。细菌还带有额外的 DNA 物质。它是一种叫作质粒的微小环形物。这些微小环形物可以独立复制并且可以相对较快地从一个细菌转移到另一个的细菌。另一方面,真核细胞基因看起来并非由任何可识别的顺序组成,而且其序列通常被较长的非编码 DNA 隔断为不连续的微小片段。为构建一个特殊蛋白质,在编码片段融合在一起构成可编码蛋白质的基因之前,需要多次阅读大片段 DNA 然后进行分开拼接。而且仅仅要接触到这些基因也是相当复杂的,因为染色体被称为组蛋白的蛋白质紧密包裹。组蛋白在对 DNA 提供某种程度的保护并免于潜在伤害的同时,也阻止了对基因的轻易接触。当基因在细胞分裂或为构建蛋白需要复制的时候,组蛋白结构必须改变从而允许 DNA 被接触到,这也是之前所谈到的另外一种蛋白质(转录因子)的作用。

在讨论还没有结束的时候,我想阐明的是细菌已经进化得极其高效,而大多数真核细胞是体积庞大和极为复杂的生物——伴随所有这些复杂性的是能量的消耗。

真核细胞在许多其他方面也需要大量的能量。例如真核细胞内在的细胞骨架与细菌或原核细胞的细胞壁相比较,尽管它们有相似的功能——提供结构支撑——但它们的含义却完全不同。其区别类似于人体的内在骨架与昆虫或甲壳动物的外壳(外骨骼)之间的差别。另外细菌的胞壁在结构和成分上是可变的,然而,总的说来,它们提供了坚固的外在支撑以维持细菌的形态,以免在环境突然变化时而崩溃。相比之下,真核细胞通常有一个具有弹性的外膜,其结构的稳定是由内在的细胞骨架提供。这一细胞骨架是高动态结构——不断地被改造,其本身需要一个重要的能源供给。这给予了真核细胞巨大的优势,因为它们能够改变形态且通常是强有力地进行着这一切。典型的例子是巨噬细胞(一种白细胞)吞噬有害的外来颗粒、细菌或死亡细胞残存的物质。

实际上,真核细胞生命的几乎每个方面——形态改变,发育生长,建造胞核,囤积大量 DNA,多细胞性——需要大量的能量,因此有赖于线粒体的存在。如果没有线粒体,高等生物将不可能生存,因为他们的细胞只能从无氧呼吸中获得能量(在缺氧的情况下产生能量),其效率远不如在线粒体中有氧呼吸所产生的能量。事实上,线粒体使细胞产生的能量是其他方式的 15 倍之多(因为三磷酸腺苷作为细胞的能量货币)——像人类这样复杂的高级动物为了生存需要大量的能量。

线粒体:它们是原力

线粒体通过进化成为细胞的发电厂或能量工厂。它们作为细胞器扮演着细胞消化系统的角色,它们摄取营养之后,将其分解,最后为细胞产生能量。为细胞产生能量的过程被称为细胞呼吸,涉及细胞呼吸的大多数化学反应发生在线粒体内。

线粒体是极其微小的细胞器,然而形态之完美可以使其承担的繁重工作最大化。如之前所述,每个细胞含有成百上千个线粒体。其数目取决于细胞所需。例如,大量线粒体存在于心脏和骨骼肌(它们的机械功需要大量的能量),也存在于其他大多数器官(如合成胰岛素的细胞所在的胰腺,以及具有解毒功能的肝脏)和脑内(神经细胞需要巨大的能量)。

任何形式的生命如果自身不能产生能量那是必死无疑的。没有能量就没有生命。呼吸为血液提供氧,继而氧被转运到机体中万亿个细胞中的每一个。细胞将氧传递给线粒体,在那里氧被用来将糖、脂肪、蛋白以及有时将氨基酸通过细胞呼吸或更具体地说通过有氧呼吸转换为能量。尽管难以令人相信的是,如果以重量计算,我们很可能是宇宙中最强大的能量生产者,然而实际上,在尼克·莱恩(Nick Lane)的《力量,性,自杀》一书中所概述的一个有趣的计算表明,似乎我们所产生的能量(每克)比太阳每秒钟产生的能量多千倍以上。

这需要把大众文化先放在一边,因为此次是基质,而非星球大战。在影片中,机器得到它们所需的能量是通过获得巨大的"人类能源农场"所产生的能量来实现的。根据莱恩的计算,这是合理的。他还指出有些高能细菌,如固氮菌,能量可超越太阳达5千万倍。这就引起了人们的疑问,"为什么人们不能利用固氮菌来创造一个清洁、有机的能源?"有这种致富发财想法的人绝不只我一个。

灵魂认知的曲折之路

事实上,在10多亿年前,只发生了一次真核细胞的形成—— 一个偶然事件——这确实令人怀疑是否有更强大的力量主宰。的确,这正如许多学术和哲学著作所表明的,科学世界与精神世界(以及甚至一些宗教)共存是可能的。然而,重要的是要注意到根据趋同进化的理论,如果我们按下"重新设置"按钮并将所有一切从头再来,而且若给予足够的时间(以10亿年来衡量),许多事物将以原来早已存在的同样的方式出现。这是因为我们将会遇到相同的瓶颈和问题,而且对于给定的适应问题自然选择所提供的理想解决方案是有限的,那么其他更大可能的解决方案将会以非常熟悉的方式被发现。这一观点使我想知道根据趋同进化论是否其他星球上的生命在生化方面也是相似的。

尽管上述讨论应在另外一本完全不同的书上进行,然而实际情况是氨基酸(生命的基石)已在陨石上被发现,这些陨石比我们的太阳系还要古老,而且在星际尘埃中发现了PQQ(将在第3章讨论的一种营养素)"吡咯喹啉醌"(第84页),看起来是来自宇宙生命的种子种在了地球上。我们真正是星星的孩子。

我觉得这对某些人来说恐怕有点难以接受——从自我为中心的观点来看,人类是特殊群体;我们的意识经验将我们与机械物理和化学世界分开,可能甚至与"低等结构"的生命分开。然而,事实是所有生物之间基本的相似性远超过它们之间的区别。

我写这个的同时是完全赞同并承认围绕自然选择进化论和宗教之间产生的争议。尽管我宁愿完全回避这个话题,但不可能在讨论进化论的同时不承认宗教抵抗的强大力量。然而在许多世纪以来所收集的压倒性的证据面前,反驳进化论这一现实确实是站不住脚的,而且采取这样的立场就无法想象那些神奇的故事。

当然仍有许多未知的东西,还有许多科学幻想,但绝非因此而感到羞耻或不屑。可以肯定的是,所有科学都是暂时的,我们绝没有接近无所不知的地步。当对自然界的观察有悖于某种理论——尽管如此受到尊崇,而且古老并广为大众所接受——这一理论也将会被毫不客气地抛弃,同时将促使人们寻找新的和更准确的理论。实际上这就是我们如何终止当代对线粒体的理解:许多理论是假定的,是受到挑战和检验的,要么变得更为强有力,要么被抛弃。这就是科学:知识基础不断改变。

对于传统宗教而言,重要的是需要自我进化并发展新的模式从而使进化融入传经诵道中,也就是我曾提到的,进化是由一个强大的力量主宰。然而,对于铁杆科学家,重要的是需要认识到即使我们认为已知很多,但实际上我们知之不多。根据尼尔·德格拉斯·泰森(Neil deGrasse Tyson)所说,值得谦卑的是要记住就已知的宇宙和我们的现实而言,我们所知道的任何事物,从最基础的化学到无法理解的量子物理学——任何事物——估计只有4%。我们所不知道的,更不用说理解,占关于宇宙和我们现实的96%。认为我们真的知道了一切等同于把我们放在与认为地球是平的那些人的同一个水平上。

这本书所写的难道是最后的定论吗?可能不是。如同有关其他任何事物一样,在过去我们认为是真实的,而现在证明完全错误或不完全正确,但这就是在一定时间内此刻我们的知识状况,我热切地期待有更多的证据加强我们现代的知识基础或提供给我们一个完全(或仅仅是稍微)不同的路径。

线粒体的基础知识

即使线粒体具有许多不同的形态,大多数插图也将它们描绘为杆状。其实线粒体的形态是非常灵活多变的,它们可以一分为二像两个细菌,或者融合在一起形成复杂的结构。研究表明,它们不会静止,而是不断围绕着它们所需要的地方移动。它们的移动似乎与微管网络(被认为是细胞的骨架,即维持细胞形态的"细胞骨骼")相关联,而且很有可能沿着网络由动力蛋白运转。

在诸如心脏、肌肉和脑中代谢性细胞有成千的线粒体。卵细胞(卵母细胞)有庞大的数以十万计的线粒体。相比之下,精子却通常含有不到一百个线粒体。红细胞和皮肤细胞如果有线粒体的话会更少。按重量计算,线粒体可达人体重量的百分之十。数量可达一万兆(万万亿),成语"人多势众"似乎相当合适。

它们曾经是细菌,而它们的外表和形状仍然像细菌。然而不同于细菌的是线粒体是通过光滑和连续的外膜(而不是细胞壁)将自身与细胞的其他部分分隔开。而它们

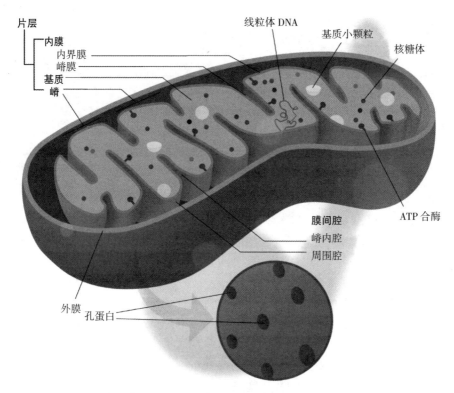

图 1.1 绘有双膜体系的单一线粒体结构,内膜多次折叠,增加了其表面积。

的内膜与细菌的内膜是相似的,但却旋绕为被称为嵴的褶皱(见图 1.1)。

嵴极大地增加了细胞器的内膜表面积,内膜代表的是能量产生的主要区域,因此,嵴的结构可将能量产生的区域最大化。在此膜上通过沿着分子链传递电子而产生能量。被公认地描述为"电子传递链"(ETC)的呼吸链,以及负责能量产生的各种酶都在内膜中或内膜表面上。

线粒体内的空间(基质——不,不是浅层,而是线粒体的最深处)会有三羧酸循环(TCA)的各种酶,三羧酸循环也被称为 krebs 循环或枸橼酸循环。TCA 循环最后所产生的分子(NADH 和 $FADH_2$)提供给 ETC,TCA 循环中的两个酶区域之间彼此紧密相邻从而使所有这一切迅速而顺利地进行。

细胞呼吸与氧化磷酸化的基础知识

当然,每个儿童都知道生命需要呼吸和饮食,然而真正的问题是什么?氧气和食物为什么(或如何)能提供给我们身体并赋予我们生命的能量?细胞呼吸就是线粒体所具有的最重要的工作。TCA 循环和 ETC 中的酶摄取来自食物分解后的分子并将其与氧

（O_2）结合,从而产生能量。线粒体是氧和食物分子结合从而维持细胞充满活力的唯一地方。

这种解释对大多数人来说已足够了,然而我们还需要往更深处去了解,从而了解与健康和疾病有关的知识,这毕竟可能是你阅读本书的原因。

让我们从糖代谢的初始阶段开始,这一阶段发生于细胞质,称为糖酵解。在这里经过一系列化学反应使糖转变成被称为丙酮酸的化合物。然后丙酮酸被转运到线粒体基质,通过其他反应转变为乙酰辅酶 A。之后是真正魔幻的开始,因为乙酰辅酶 A 是 TCA 循环的开始,在这里可以最大限度地摄取来自食物的能量,产生二氧化碳（CO_2,我们所呼出的)和两种能量分子:NADH 和 $FADH_2$。同样,脂肪酸分解也产生乙酰辅酶 A,也进入 TCA 循环。

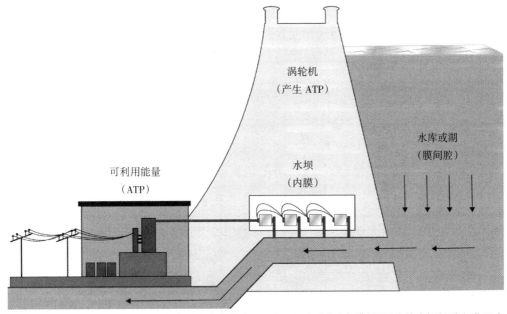

图 1.2　线粒体产生能量的过程与水坝的水力发电原理相同。由水坝(内膜)所围住的水(质子)充满了水库(膜间腔),因而建立了水压。水压迫使水经过水坝通道流出,从而驱动涡轮机产生电力。

下一阶段称为氧化磷酸化,发生于线粒体内膜。来自 NADH 和 $FADH_2$ 的高能电子在 ETC 中通过一系列载体进行转运,最终与氧发生反应而产生水。在 ETC 中的每一步利用这些电子转运反应时所释放的能量将质子(氢原子)从基质泵入膜间腔。由此在膜间腔产生了高浓度的质子而在基质产生了低浓度的质子。这一浓度差(称为梯度)就是潜在的能量储备。高浓度质子从膜间腔经过特殊通道流到下游进入基质,从而产生三磷酸腺苷(ATP),也就是所有细胞用来做功的通用能量分子。 想一下如同将水(质子)泵入由水坝(内膜)围住的水库(膜间腔)。当水经过水坝通道流出时,可以驱动涡轮机产生水力发电(图 1.2)。摄取储存于食物中的能量产生 ATP 的过程是高效的。从根本上说,我们机体为维持生命(如呼吸和饮食)的所有绝对必要的东西都是为线粒体提供产生能量的化合物。你可以说——从消极的、还原论的观点——我们的生命就是只为了支撑线粒体。

烫手山芋游戏:电子传递链(ETC)

已知在线粒体中有四种膜结合复合物;其中的三种我们称它们为质子泵。每一个复合物都是嵌入线粒体内膜的极其复杂的结构。如果参考一下图 1.3,你会看到 ETC 的不同组成部分。跟随电子(e^-)流动经过 ETC,你可以看到泵出质子(H^+)的地方。复合物 I 从 NADH 接受电子,并将电子传递给辅酶 Q10($CoQ10$,图中表示为 Q)。$CoQ10$ 也从复合物 II 接受电子。$CoQ10$ 将电子从复合物 II 传递给复合物 III,然后又传递给细胞色素 C。细胞色素 C 将电子传递给复合物 IV,复合物 IV 摄取电子的同时还摄取两个氢

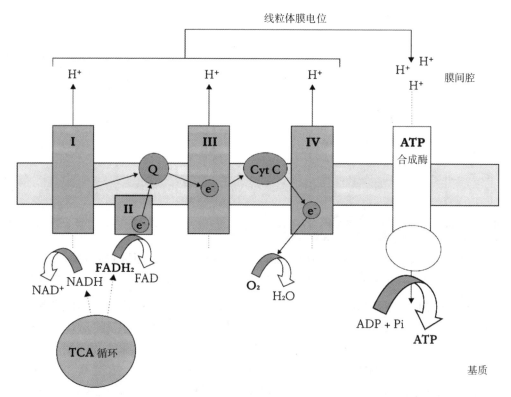

图 1.3 电子传递链(ETC),包括 ATP 合成。TCA 循环产生 NADH 和 $FADH_2$,它们分别在复合物 I 和复合物 II 进入 ETC。这两个复合物将最终的电子(e^-)传递给辅酶 Q10(Q),之后电子继续传递直到最后与氧(O_2)反应生成水(H_2O)。在复合物 I、III 和 IV 质子被泵出从而产生质子梯度。质子通过 ATP 合成酶反流从而产生 ATP。

离子(H^+)，并将它们与氧进行化学反应而生成水。然而，重要的是要知道沿此链传递的电子并非总是百分百有效。在此，烫手山芋的电子游戏中，一小部分电子显得紊乱不堪，从而漏入基质中。这些离群的电子过早的与氧发生反应，导致形成超氧化合物——一种具有潜在危害的自由基。自由基是高反应分子，可造成氧化应激。这一过程牵涉到许多疾病，甚至衰老本身，这一点我将很快会讨论。

事实上，那些熟知自由基概念的人也许有兴趣知道 ETC 是内源性自由基产生的主要部位（我们体内产生的自由基，不同于诸如环境污染等其他来源的自由基）。所有这些是有一定道理的。现在让我们结束对 ETC 及其组成部分的讨论吧。

一氧化碳中毒

一氧化碳中毒是由于一氧化碳替代了氧而成为来自 ETC 电子的最终接受者。此时电子无法到达最终目的地，一旦发生这种情况，由于电子无法传递，细胞将会停止呼吸。除非去除一氧化碳，否则线粒体将会死亡——导致细胞死亡，最终将杀死暴露于一氧化碳的人体。

复合物 I：ETC 第一步

复合物 I 也称为 NADH 脱氢酶，是一个由 46 个蛋白亚单位构成的大分子。它从 NADH 释放 2 个电子并将电子传递给脂溶性载体泛醌（氧化的 CoQ10 或简化为 Q）。在这两步过程中，将 CoQ10 还原为泛醇(QH_2)，同时将泵送出 4 个质子跨膜移动从而产生质子梯度。这是 ETC 内电子漏出而产生有害超氧化自由基的原发部位。

复合物 II：第二步，通往呼吸链的捷径

这一独特的复合物，也被称为琥珀酸脱氢酶，它既直接包含在 TCA 循环内，也包含在 ETC 中，它是个小复合物，只有四个蛋白亚单位组成，而且是 ETC 中唯一不泵送质子的复合物。它的任务是将来自琥珀酸的额外电子传递给 CoQ10（通过 $FADH_2$）。其他的电子供体（如脂肪酸）也在复合物 II 通过 $FADH_2$ 进入 ETC。

复合物 III：双胞胎电子杂耍高手

复合物 III 也被称为细胞色素 bc1 复合物，它实际上是一个二聚体，其基本含义是由两个相同的简单复合物组成。二聚体的每一部分由 11 个蛋白亚单位组成，因而总共 22 个。

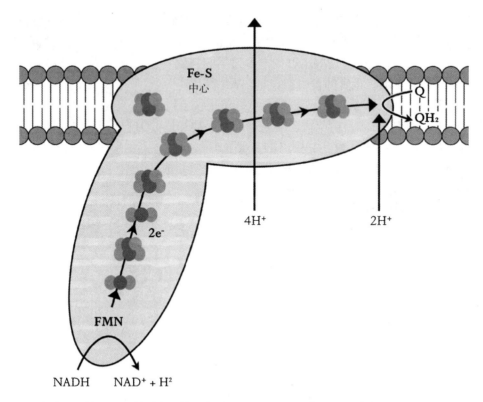

图 1.4 复合物Ⅰ从 NADH 接受电子并将电子经铁−硫(Fe−S)簇传递给辅酶 Q10(Q)。这一过程形成的 4 个质子(H$^+$)将被从基质泵送到膜间腔。

这里是 Q 循环发生的部位,Q 循环由多个步骤完成,同时泛醇(还原的 CoQ10)转变为泛醌(氧化的 CoQ10)。此过程中,可泵送一组 4 个质子参与质子梯度的形成。

这是 ETC 第二个最普遍出现电子漏出并与氧反应产生超氧自由基的地方。

复合物Ⅳ:水的创造者

复合物Ⅳ也称为细胞色素 C 氧化酶,是由 13 个蛋白亚单位构成。在这里 4 个分子的细胞色素 C 释放 4 个电子并传递给氧分子(O_2)产生 2 分子的水,由此可使 4 个质子跨膜泵送产生质子梯度。

沙漠中的骆驼如何储存水

现在让我们开始讨论骆驼是否确实不能像孩子们认为的那样在驼峰储存水。

驼峰就是大型脂肪沉积。这种脂肪不仅作为巨大的能量储备,而且当脂肪通过氧化磷酸化代谢时,如同刚才描述的那样在复合物Ⅳ就可以产生水(每克脂肪燃烧可产生大约 1 g 或 1 mL 水)。这就是骆驼能够长途旅行而不饮水(以及其他适应能力)的部分原因。

氰化物中毒与自杀

氰化物作为我们所熟悉的有毒物质(如圭亚那琼斯镇的集体自杀事件,以及历史上让被捕的军人吞咽氰化物自杀),是通过关闭 ETC 来杀人的。具体地说,它是通过与铁(Fe)结合阻止复合物Ⅳ的活性,从而使电子传递停止。最新批准的解药(至少在美国)是羟钴胺(一种维生素 B_{12}),它可与氰化物反应生成氰钴胺(一种在大多数营养补充剂中可找到的维生素 B_{12}),氰钴胺可在肾脏被安全地清理掉。

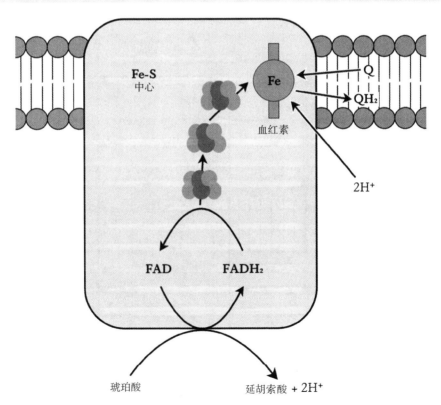

图 1.5　复合物Ⅱ也是 TCA 循环的一部分,$FADH_2$ 在这里产生。来自 $FADH_2$ 的电子经过铁–硫(Fe–S)簇被传递给辅酶 Q10(Q)。这是一个唯一不泵送质子的复合物。

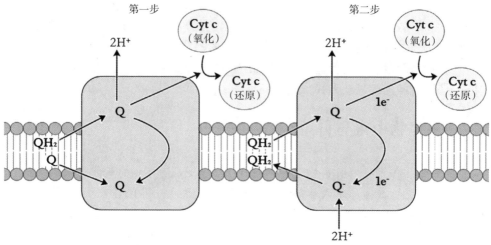

图 1.6　复合物 Ⅲ 接受来自还原辅酶 Q10(QH₂)的电子,这一多步骤的过程被称为 Q 循环。电子继续传递至细胞色素 c(Cyt c),同时 4 个质子(H⁺)被转运到膜间腔。

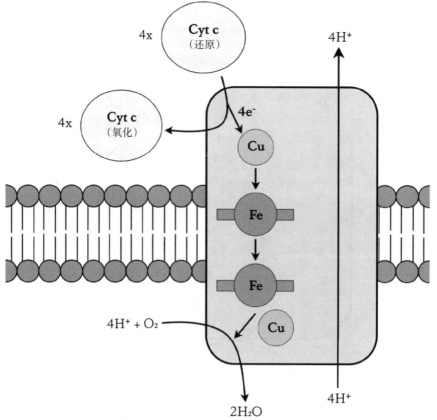

图 1.7　复合物Ⅳ接受来自细胞色素 c(Cyt c)的电子,同时将 4 个质子泵入膜间腔,并将电子传递给末端/最终接受者氧(O₂),从而产生无害的水(H₂O)。

超级复合物：使电子传递速度最大化

应当指出，我刚才所描述的是我们在高中和大学生物课中所学的 ETC。除了之前所述的四个复合物之外，还有 ATP 合成酶（这是下一个需讨论的，也是有些人所称的复合物Ⅴ）。因此总的说来，我们可以认为线粒体 ETC 链有五个酶复合物组成以产生 ATP。然而，ETC 的这种模式——作为融合在线粒体内膜中的互不相连的酶——最近已经被"固态超级复合物"所替代，在这种模式里呼吸链复合物之间彼此相连形成超级分子复合物。这一结构可以使高效电子在复合物之间传递所必经的距离减少到几个纳米。

更加复杂的是，不仅对超级复合物的存在尚有争议，而且看起来这些超级复合物还具有不同的结构——例如，所谓的呼吸体包括复合物Ⅰ、Ⅲ和Ⅳ。然而，也有只包括Ⅲ和Ⅳ的超级复合物。这些联合体将决定这些超级复合物所获得的 CoQ10 和细胞色素 C 的数量。

还有，证据显示某些健康问题与这些超级复合物组成部分的分离相关，我不具体谈论已经与之有关的健康问题（这是一种新型模式，尚未研究透），我只是说它是一种快速的方式，用以阐明我们在这方面的知识是如何不断地进化和扩展。

ATP 合成酶：将 ETC 与氧化磷酸化偶联

ATP 合成酶，也称为 ATP 酶或复合物，是一个重要的酶，因为它是长呼吸链电子传递产生 ATP 的最后一步，正是这个酶将质子梯度（在有氧的情况下才有可能由 ETC 产生）与磷酸化相连——磷酸化是在二磷酸腺苷（ADP）上增加一个磷，从而产生 ATP——总之，被称为氧化磷酸化。这个大型酶是已知最小的机器。网络上确实有一些很直观的动画可以直观地将它展示出来，我建议你们如果有时间可以去看一下。由许多微小蛋白质构成的这个旋转发动机有两部分组成：从膜的一侧直接插入另一侧的驱动轴，和一个附着于驱动轴的旋转头。膜外高浓度的质子要顺流而下经过驱动轴达到旋转头，在人体，一个完整的旋转需要 10 个质子并释放 3 分子的 ATP。

利用质子泵以电化学梯度的形式来储存势能，然后当质子跨膜时利用势能产生化学能，这些看起来也许是一种产生能量的奇怪方式，然而，这似乎与地球上所有的生命形式是相似的。

植物光合作用的产生也是相似的。然而这种情况是在叶绿体（线粒体在植物结构中的进化形式）中利用太阳能进行跨膜泵送质子。细菌，作为线粒体的祖先，也具有相同的功能——产生跨细胞膜质子梯度的同时在细胞壁的帮助下被松散的包含在内。然而，与人类和哺乳动物不同的是，植物中的电子通过 ETC 到达最终电子接受者可以

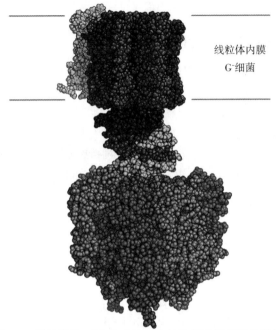

图 1.8　描绘的是 ATP 合成酶所在的位置及其复杂的结构。

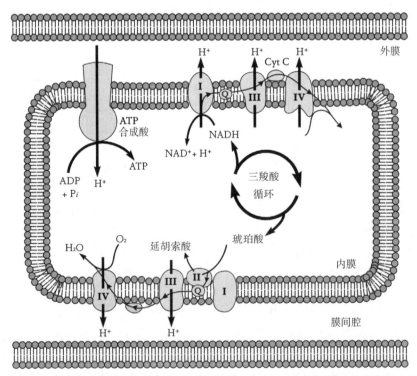

图 1.9　图示为通过氧化磷酸化产生能量的总结,既通过复合物 I(顶部 1/2 处)又通过复合物 II(底部 1/2 处)。

是许多不同的分子之一,不只是氧分子。尽管如此,在每一种情况下都是利用从 ETC 获取的能量泵送质子进行跨膜流动。这种观念非常普遍,泵送质子进行跨膜流动似乎是地球生命的重要标志。

线粒体 DNA: 古代历史的一份奇特遗产

在最初两个细菌融合产生真核细胞之后,被吞噬的寄生菌(最后继续形成线粒体)生活在一个奢侈的环境中。宿主细菌提供给寄生菌生存所需的一切,因此,可以说寄生菌变得懒惰起来。由于许多功能是宿主完成的,因而无须保持寄生菌低效和多余的DNA。为什么寄生菌 DNA 需要编码那些宿主 DNA 也要编码的蛋白呢? 大自然也这么想——因为大自然是不断追求高效的,因而寄生菌开始去除那些多余的基因。

如果去除的基因不重要,这就无关紧要。相反,如果去除的基因是必需的,细胞就会死亡。莱恩在他的书中列举的就是几百万年前我们的灵长类祖先是如何去除了产生维生素 C 基因的。幸运的是他们的饮食中有大量富含维生素 C 的水果。因此去除这个基因并非灾难性的,他们可以生存和繁衍。那么如何知道我们曾经有过这个基因,之后又消失了? 由于大多数基因仍然存在于我们的"废用"DNA 里,而这些 DNA 序列中有与其他物种产生维生素 C 功能基因相同的序列。

因提高效率而去除基因是非常普遍的现象,实际上,细菌可以在数小时或数天内去除不必要的基因。为何如此高效? 原因在于细胞分裂,这是一个细菌繁殖的过程,也是大量能量密集消耗的过程,而细菌(相对于真核细胞)产生很少的能量。细菌 DNA 越小,其为子代复制 DNA 所需的能量也越少。在宿主细菌染色体上这种基因缺失的效率由少量的"废用"DNA 所体现。

也许你会认为这并非高效,因为细菌会最终需要它们所去除的基因。然而去除基因并非像起初看起来那样粗心大意。为什么? 因为当细菌后来需要的时候,以及被称为"水平基因转移"的概念发挥作用的时候,细菌可以再次获取相同以及其他的基因。一个细菌可以从周围环境(死亡细胞或其他细菌)中以"细菌接合"——人类交配与DNA"转移"没有什么区别——的交配方式获取 DNA。(好,人类交配与 DNA"转移"也许有点区别,但我的观点是细菌能够——而且做到了——收集新的基因)实际上,细菌通过水平基因转移获取基因正是我所认为的在转基因作物和转基因动物进入食物链之前大农业和生物技术产业需要作更多大量研究的原因。人体或牲畜体内的肠道细菌可以获取这些被(基因工程)改造的基因,而这些被改造的基因有无数的方式能够在动植物界"逃脱"并造成不可逆的破坏。

所有这种获得的和丢失的基因都保持着不断变化的状态,这是一件好事,因为在任何特定的时刻,任何特定的细菌群落中所有多余的基因不可能都会丢失。至少在特定群落中的一部分细菌会保留多余基因的完整功能拷贝数。当周围环境条件发生变化并需要这种基因的时候，那些具有这种基因的细菌会通过水平基因转移的方式将这种基因传递给周围的其他细菌。这种提供基因的特性解释了诸如抗生素耐药是如何迅速在整个菌群中传播的原因。同时也解释了为什么监管机构如加拿大卫生部和美国食品药品管理局，需要关于"补充益生菌不会出现抗生素耐药"的证据的原因,因为那些基因很容易被传递给肠道潜在致病的细菌。

如具备称为质粒(我之前讨论过)的微小环形染色体的话,水平基因转移的速度会更快，但是细菌也可以转移他们的宿主染色体中的部分基因——只是速度更慢而已。在特定时刻任何不常使用或不必要的基因将会被去除以便其他基因更快和更有效地进行复制。

作为细菌的后代,在此过程中线粒体丢失了大多数基因。然而线粒体"不劳而获"地寄生在宿主体内,为什么还需要保留自己的基因? 这个问题问得好——尤其是考虑到每个细胞有成百上千的线粒体,且每个线粒体有 5 到 10 个 DNA 拷贝数——对这个问题莱恩进行了更深入的讨论。当细胞开始分裂时每个细胞中的线粒体总量是一个沉重负担:当线粒体分裂(称之为线粒体分裂或线粒体生成)或细胞分裂时,所有线粒体必须进行复制。而且,每个线粒体必须保留自己的基因翻译装置和蛋白质——构建核糖体。这一过程对以不折不扣的高效率繁殖的细菌来说似乎并非高效。

进一步说,如果在同一细胞内存在具有不同基因组的线粒体将会有灾难性的后果(如,来自精子的父源线粒体与来自卵子的母源线粒体共同存活的情况将会终止妊娠)。如果所有线粒体基因被转移到——和包含在——细胞核内,那么就可以避开这种情况的发生。

另外,线粒体中暴露的和无防护的基因物质恰好紧靠产生和释放有害自由基的ETCs。这些自由基会破坏 mtDNA(线粒体 DNA)并引发突变,可能造成线粒体的死亡(而且这会导致大量的健康问题,包括癌症,这些我将在以后进行讨论)。

那么,为什么线粒体基因不能转移到细胞核中? 事实是它们仍然保留在线粒体内(尽管有将近 20 亿年进化和许多充分的并且合理的理由认为它们应当转移至细胞核中)并清楚地向我们表明一定有一个理由——而且一定是一个令人信服的奇妙的理由。

保留一些基因的理由似乎与控制氧化磷酸化相关联。氧化磷酸化的速度对于不断变化的能量需求环境非常敏感,通常每分钟都在变化(取决于我们是否清醒,睡眠,运动,久坐不动,抵抗感染,写作考试,消化食物,阅读书籍等等)。这些快速变化的情况需要线粒体适应他们在细胞水平产生能量,而且每个细胞(取决于是否为骨骼肌细胞,脑细胞,血液中的白细胞,小肠细胞,肝细胞等等)需要单独作出反应。

为应对这些能量需求的迅速变化而做出有效的反应,线粒体需要保持一定程度的就地局部控制,而且这种控制是以 mtDNA 保留某些基因的形式来实现的。对于每个单独的线粒体在线粒体内膜上发生的反应要受到局部严密地调控。如果整个过程受已转移到细胞核中的远距离基因控制,那么就没有什么效率,而且细胞也不会对能量需求的突然变化做出迅速的反应。

　　现在明白了吧？好，在我更进一步回答为什么线粒体能保留一些基因之前让我们先谈一谈供求关系。记住，从 ETC 中的每个复合物到通过 ATP 酶产生 ATP 的整个过程象机器中的齿轮一样偶联在一起，一个齿轮的速度控制着下一个齿轮的速度。当能量需求增加，沿 ETC 的电子传递加快，质子泵送速度增加，质子梯度迅速升高(质子库"充满")。质子梯度越大，质子就会受到更大的压力通过 ATP 酶产生 ATP。

　　然而，在不需要 ATP 的情况下，氧化磷酸化仍继续将所有的 ADP 和磷酸转化为 ATP。由于细胞不需要 ATP(ATP 也可转化回 ADP 和磷酸)，ATP 酶的功能因缺乏原料而被迫关闭。当 ATP 酶功能关闭，质子不再通过 ATP 酶，质子库会出现涨满。当质子梯度过高，通过 ETC 的电子传递所释放的少量能量不足以逆强大质子梯度来泵送质子。无法泵送质子引起电子传递减慢和停止。别担心，一旦能量需求增加以及细胞消耗了一些 ATP(将会为 ATP 酶产生更多原料 ADP 和磷酸)时，情况会再次反转。这种速度减慢解释了为什么运动消耗 ATP 如此重要。我也将在以后讨论运动的问题。

　　还有一个氧供缺乏的问题——例如，中风时血流无法进入脑内。当这种缺氧出现的时候，由于无法去除 ETC 末端的电子，因而出现堵塞——可以说是交通堵塞——以及氧化磷酸化停止。一旦这些情况发生，电子传递堵塞，电子就会漏出而成为自由基。

　　然而，除了供求关系外，我们还需考虑 ETC 的各种组成部分。每一组成部分要么是还原的(获得了电子)要么是氧化的(丢失了电子)，但它们不能同时存在。例如，如果复合物 I 已经获得电子，在它将第一个电子传递到呼吸链的下一个载体泛醌之前不能获取另外一个电子。ETC 将保持到传递完这个电子为止。同样，如果复合物 I 没有获得电子，在它获取来自 NADH 的电子之前不能将任何东西传递给泛醌。ETC 将保持到获取电子为止。

　　这个还原—氧化，或者是更为熟知的"氧化还原"，是一个重要的新兴医学研究领域。在每个线粒体内有数千个 ETCs(每个线粒体大约有 1 万个 ETCs—— 一个令人吃惊的数目)，如果在氧化的和还原的电子载体之间有一个 50:50 的平衡比率时，氧化磷酸化将会以最高效的方式进行。

　　然而，失去这一平衡不仅减慢氧化磷酸化和产能的速率，还可造成线粒体的破坏。这是因为呼吸链中的每一个电子载体都是有活性的。如果电子传递正常进行，每一个载体将把其电子传递给下一个载体，而下一个载体比前一个载体获取电子的欲望稍加增强。然而，因为载体不能同时被氧化和还原，因此如果下一个载体已经获取了电子，那么 ETC 就会被阻塞，同时电子就会有机会提前转移到氧。当氧获取的电子并非来自于复合物 IV(ETC 的最后载体)的话，就会形成超氧化物自由基。这并非是件坏事(我将在以后讨论)，然而目前我们只考虑超氧化物通常对所有生物分子会持续造成损害。我们一般不愿此事发生。就像火车沿轨道行进：如果一列火车不能及时离开特定的车站，那么下一列火车就不能到达此站。最好的情况只是造成堵塞。然而，如果一列即将到达的火车没有得到此站已被另一列火车所占据的信息，而且也没有及时刹车，那么很可能发生列车相撞、出轨，以及造成各种破坏。

因此，保持 50/50 的氧化还原平衡可以使 ETC 中的电子快速而有效地传递，而产生超氧化物自由基的风险降至最低。然而，保持这一平衡也取决于 ETC 内彼此相关的电子载体的数目。例如，如果一个线粒体有丰富的复合物Ⅰ并已获得了来自 NADH 的电子，但却没有足够的泛醌，那么许多这些已经"充满"的复合物Ⅰ会漏接电子，而这些被漏接的电子会被氧所获取。就像人体内的其他任何部位一样，ETC 的每一个组成部分均处在一个持续的变化状态——持续被降解和替换。

自由基信号：自由基的积极方面

现在，绕了一圈讨论之后，我们可以进行下一步以回答最初的问题，为什么线粒体本身还需要保留基因？我们假设和想象一下在一个特定细胞内有 1000 个线粒体，每个线粒体有 10 000 个 ETC。其中一个线粒体出现了没有足够复合物Ⅳ（即 ETC 中最后的电子载体）的现象。结果，在这个特定的线粒体内氧化磷酸化减慢，ETC 中的电子出现堵塞。因此引起电子漏出和超氧化物自由基产生。此线粒体已处于损害自己的危险境地，并远远超出了自身的修复能力。对此合理的解决方法将是生产更多的复合物Ⅳ，然而线粒体如何发出信号说明其需要建造更多的复合物Ⅳ？信号似乎就是这些自由基本身。尽管自由基可造成许多损害，但它们也可控制"氧化还原—敏感"的转录因子的活性，这些转录因子持续改变基因的活性，以产生更多的复合物Ⅳ。

有些读者也许会问，"细胞是如何领会自由基所释放的需要更多复合物Ⅳ的信息？"毕竟，如同之前讨论的那样，能量需求降低和氧供缺乏也可以产生自由基，但这两种情况却不会促使新复合物的产生。细胞是通过将自由基信息置于相关环境中来领会其含义的，正如人类在生活当中一样。为了将信息置于所发生的环境中，细胞还需要其他一些信息。例如，本例中可能是 ATP 的水平。如果线粒体中复合物Ⅳ太少，那么 ATP 水平就会下降（因电子传递速度减慢，ETC 被堵塞），因此，在 ATP 降低的环境下出现了自由基的爆发，并将信号传递给转录因子从而激活基因产生复合物Ⅳ。另一方面，如果细胞探测到 ATP 水平很高，爆发的自由基可能传递需要消散质子梯度的信号（以及很可能需要产生更多的偶联蛋白——以后再深入讨论）。

暂时假设所有基因都在细胞核中。自由基到达后细胞核发出指令产生更多复合物Ⅳ，于是用其他蛋白标记这些新的蛋白（有地址标签），以便使新的蛋白找到返回线粒体的路。这些地址标签所做的唯一的事情就是告诉蛋白它们的终点是线粒体，但没有告知哪个特定的线粒体需要新的复合物Ⅳ。这种情况类似于我给某一城市的朋友发送了一个包裹却不知道具体地址——这个包裹到达我朋友的机会很小。而且，由于线粒体处于一种不断变化的状态（被降解，通过分裂一分为二，或融合为一），即使细胞核用特定地址标记新构建的蛋白,该体系的效率也不会太高,也许那地址已不再存在。

因此,所有那些新构建的复合物Ⅳ将被平均分配到细胞内的这 1000 个线粒体中。真正需要复合物Ⅳ的线粒体——最初发出信号的那个线粒体,却不能获得足够的复合物Ⅳ,而其他的线粒体可获得太多复合物Ⅳ(因而发回相应的信息给细胞核通知其停止产生更多的复合物Ⅳ)。这种情况下的问题是显而易见的。这才是最重要的:当线粒体无法控制它自己的命运时,整个细胞就不可避免地出现能量产生障碍。

现在,同样的方式,只不过编码复合物Ⅳ的基因保留在线粒体内(实际情况就是如此)。当产生更多复合物Ⅳ的自由基信号发出后,信号就可直接到达 mtDNA,mtDNA恰好紧邻自由基信号本身的发源地(因此反应会非常快)。局部保留的基因会通知线粒体自身的核糖体产生更多的复合物Ⅳ,这些新产生的复合物Ⅳ很快就会融入ETCs,解除了电子传递中的阻碍并恢复了有效的氧化磷酸化。同样,如果当停止产生复合物Ⅳ的信号发出,它所针对的线粒体反应也是迅速的。

细胞内 1000 个线粒体中的每一个都在局部迅速地产生应答反应,有的需要多一些复合物Ⅰ,有的需要多一些复合物Ⅲ,还有其他的却需要消除质子梯度,因此,尽管对细胞来说,维持数以万计的 mtDNA 拷贝数的代价极大,然而取而代之(细胞核中只有一个拷贝数)的代价最终更为巨大且有害。

请允许我在深入探讨科学的道路上走最后一次弯路。呼吸链复合物是由许多独立的蛋白亚单位构成,并非所有亚单位都由 mtDNA 编码。实际上,复合物Ⅰ有 46 个亚单位,复合物Ⅱ有 4 个亚单位,复合物Ⅲ二聚体有 11 个亚单位,复合物Ⅳ有 13 个亚单位——总共有 74 个不同的亚单位——只有 13 个由 mtDNA 编码,其他由核基因编码。ETC 复合物是由两个独立的基因组编码产生的混合产物。

因此,既然这样,作为只保留 ETC 复合物全部基因的一小部分,线粒体是如何维持控制自己命运的? 这似乎是呼吸链复合物围绕少许关键的亚单位来组装它们自己。一旦这些重要的亚单位嵌入线粒体内膜,它们就像磁铁一样,吸引其他的亚单位进行适当的自我组装。幸运的是,这些关键亚单位是由线粒体基因编码产生,因而,线粒体能够控制新建复合物的产生。

因为一个细胞在任何特定的时刻都有成百上千的线粒体。所以这些嵌入线粒体内膜的关键亚单位的总体数目保持相对稳定。所以核基因和总体转录率也保持相对稳定,从而在细胞内由细胞核从整体上控制能量产出率的同时,使每个线粒体控制自己的氧化磷酸化率。

然而,事实上复合物Ⅱ的所有蛋白亚单位(顺便说明一下,只有 4 个亚单位组成复合物Ⅱ)都由核基因编码,但是这一事实并不能影响之前讨论的内容,因为复合物Ⅰ和复合物Ⅱ均将它们的电子传递给复合物Ⅲ。在很大程度上,线粒体依然可以只通过控制复合物Ⅰ,Ⅲ,Ⅳ的产生来控制自己的氧化磷酸化效率,而且当认识到复合物

Ⅱ是唯一不能泵送质子的复合物时,可以解释的是在数十亿年进化过程中的某一刻,编码复合物Ⅱ的所有4个蛋白亚单位的基因转移到了细胞核内,卸下微小的一点基因负担,同时获取微小的一点基因效率。

线粒体突变:结束的开始

mtDNA 突变随时间而累积。除了原始序列的随机突变,或原始 DNA 的重组以外,尚有原始序列缺失以及错误信号指令都将导致缺陷蛋白的产生。

如果突变影响了线粒体 ETC 中诸多蛋白亚单位中的任何一个,那么自由基漏出率增加,呈现出快速急剧失控的状态。不幸的是,机会是倾向于自由基损害 ETC 蛋白基因的。这是因为 mtDNA 紧邻细胞最初产生自由基的地方而存在。线粒体 DNA 也缺乏像 nDNA 那样的保护性组蛋白,严重缺乏修复机制,且没有多余无用的 DNA(基因是紧密结合在一起的,所以任何位置出现突变都可能造成负面影响)。因此,这些基因遭到损害只是一个时间的问题,而这将会破坏 ETC 的功能及氧化磷酸化。

自由基的死亡信号

直观地看,似乎自由基从呼吸链的漏出率与呼吸率相符合——但并非如此,当然,能量需求和利用,解除偶联以及其他变化都会成为电子漏出率的促成因素(与呼吸率紧密相连的因素),但是最终却取决于电子(和氧)的可及性。

我们知道线粒体损害的最初原因是线粒体自身产生自由基造成的,当前的证据显示自由基主要由复合物Ⅰ,Ⅲ产生(复合物Ⅰ似乎是在原料供给大于需求时产生自由基,而复合物Ⅲ似乎是在 ATP 没有足够快速地耗尽时产生自由基)。

在正常的氧化磷酸化期间,线粒体内所有氧耗的 0.4%–4.0% 转换为超氧化物自由基。超氧化物在超氧化物歧化酶的作用下转变为过氧化氢(H_2O_2)。之后 H_2O_2 在谷胱甘肽过氧化物酶(体内基础的抗氧化物酶之一)或过氧化物在还原蛋白Ⅲ的作用下转化为水。然而,当这些酶不能将过氧化物自由基足够迅速地转化为水(或因这样或那样的原因过氧化物极大增加时),线粒体内的氧化损害就会发生并累积。

在实验研究方面,超氧化物已显示其对铁–硫簇的损害,铁–硫簇位于 TCA 循环内被称之为顺乌头酸。其暴露的铁与 H_2O_2 反应产生氢氧自由基。而且在线粒体内通过一氧化氮(NO)合酶产生 NO,NO 也可以自由地从细胞质扩散入线粒体内,NO 与氧反应产生另一个自由基,被称为过氧亚硝酸盐。上述这两种自由基与其他自由基一起对线粒体和其他的细胞成分产生巨大的损害。

然而,这些都取决于(食物)原料与氧的可及性。比方说,发展中国家的某人正处于饥饿时期。此人因为原料缺乏所以几乎没有电子在 ETC 中传递。即使可获得许多氧,但仅仅因为缺乏电子,所以很少有自由基漏出。

接下来是一个食物充足的精英运动员在训练,此人的肌肉细胞有大量的原料,但是其能量需求较高。电子在 ETC 中顺利传递给氧,然而 ATP 持续消耗导致相对很少自由基漏出。

然而,对于食物充足而久坐不动的人是怎样的呢? 这种情况下,线粒体有大量的原料,但细胞并没有使用其生产的 ATP,ATP 维持高水平而无逆转。由于 ATP 需求降低,ETC 被过多的电子所堵塞。此时除了有大量的高反应性电子外还有大量的氧,因此出现了较高的自由基漏出率。此时的自由基爆发将超出自身的抗氧化防御体系,同时使线粒体内膜的脂质氧化。此氧化导致从线粒体内膜释放细胞色素 C(通常其将电子从复合物Ⅲ传递给复合物Ⅳ)并进入膜间腔。此刻 ETC 的电子传递完全停止。而 ETC 的上游部分充满了电子,这些电子持续漏出并形成了更多的自由基,一旦这一应激状况超过了阈值,线粒体外膜的通道开放,同时开启了细胞自杀的第一步。

死亡或生存:线粒体控制生存与死亡

在能量产生后,也许线粒体的下一个最重要的功能是调控死亡,当细胞过度疲劳或遭受损害超出其修复能力时, 细胞被迫进行自杀或凋亡。如果调控凋亡的机制失败,一个严重后果就是癌症,这是凋亡对于多细胞生物体的构成及完整性至关重要的原因,这一过程受控于线粒体。

从遗传学的角度看,多细胞生物是由完全相同的细胞组成,这些细胞为生物体的整体利益而从事着专一的工作。此观点很独特,因为所有生物都有着与生俱来的不惜一切存活下来的渴望。因此,多细胞生物中的细胞为什么以及如何顺从地沿一定的方向到达那一刻——在多数情况下——为了整个生物体的更大利益而自杀? 这个过程可能经过了数百万年的进化,而且细胞从事这种无私行为归属于线粒体的范畴,如果没有这个过程,多细胞生物就会在全身各处产生大量肿瘤,而且在生命的极早期死于癌症。

为了在群体中生存,并从中取得所有利益,每个细胞需要以得到更大利益的方式谋取生存,同时一些自私的利益需要抛弃。不幸的是,因为自私的细胞有时会躲避监视并逃脱对他们的死亡惩罚, 从而导致时常出现癌症发生。这些癌细胞会疯狂地复制,而不考虑他们在群体中的行为后果。因此,命运发生转折是显而易见的,这些违规的细胞最终将他们的群体带入死亡,而它们自己最后的结局也同样如此。

为防止这种情况发生,线粒体经过进化在细胞程序性死亡方面扮演着重要角色。它们是通过吸收不同来源的各种信号完成此项任务的, 如果各种信号所代表的总体情况表明细胞不再正常工作,或其更大的利益受到限制,那么线粒体就会启动细胞自杀程序。此程序的开始,除线粒体外还涉及另外被称之为内质网的某些膜受体和通路的激活,在许多凋亡类型中最主要的线粒体凋亡通道(mAC)被某些刺激所激活。开放mAC 会引起线粒体外膜通透性增加,因而丧失其电荷和质子梯度。这会导致自由基的突然爆发并氧化内膜的各种脂类。例如,在心磷脂被氧化时,它可与复合物Ⅳ结合在一起,从而使复合物Ⅳ离开其内膜中的位置,因而使 ETC 关闭。

自由基爆发还可释放细胞色素 C(和其他分子)与胞质中的其他成分结合形成"凋亡体",从而激活细胞死亡之酶,半胱天冬酶。记得,细胞色素 C 负责将电子从复合物Ⅲ输送至复合物Ⅳ,通常情况下,细胞色素 C 被牢固结合在线粒体内膜的外侧。然而一旦在细胞内释放,就会结合一些其他的分子形成能激活半胱天冬酶的复合物。

细胞色素 C 从内膜的固有位置释放是凋亡的关键一步。本质上,是它推动凋亡程序到无法挽回的地步。然而,有趣的是,仅仅是给健康的细胞注射细胞素 C 也将会造成细胞死亡;接下来是一个至理名言的完美例子,"一知半解是一件危险的事"。ETC的组成部分中有两个本身并非复合物:CoQ10 和细胞色素 C。CoQ10 是一个具有神奇疗效的天然健康产品,已显示补充它对许多健康问题是有益的。然而,如果我们认为补充细胞色素 C 也同样有益(认为它有助于将电子转运至复合物Ⅳ),那么细胞将会自杀(这就是为什么不能补充细胞色素 C 的原因)。

一旦半胱天冬酶被激活,它们就会井然有序的将细胞分解。这时尽管细胞萎缩并分解成碎片,而细胞器却保持相对完整并被膜所包裹。相邻的细胞或巨噬细胞会安全地消化细胞碎片,并对一些组成部分进行回收和再利用。如果进行得恰当,凋亡就是一个精心策划的细胞自我毁灭的过程,在人体内每天静悄悄通过此过程失去 100 亿个细胞。

凋亡的调控是复杂的。在死亡机关开始运行前必须启动许多检测点。实际上,所有这些步骤会受到抵抗凋亡的其他蛋白的阻止,从而防止错误的警报。然而,一旦半胱天冬酶被激活,就不会有机会阻止这一过程的发生。无疑有数千种通知细胞死亡的方式,例如,被激活的免疫细胞发出信号启动癌细胞凋亡,来自紫外线(UV)辐射、环境毒物和污染、病毒和细菌、各种物理的应激和创伤以及炎症导致的 DNA 突变。然而,所有这些触发因素会激活半胱天冬酶的瀑布反应。换句话说,所有这些信号会以某种方式在半胱天冬酶这里汇聚;由于线粒体内膜去极化和释放细胞色素 C 造成自由基爆发而将这些酶激活。

大量研究显示了凋亡除了控制癌症生长和平衡细胞分裂以外的价值。它也是贯穿整个大自然所发生的关键事件。例如,在人类胚胎发育期,有大量的神经元成批死亡。在大脑的某些部位早期发育阶段所形成的神经细胞在出生前有超过 80% 消失(比例类似于从胚胎发育到出生期卵母细胞的损失)。所有这些神经元的死亡使得大脑与其高度的精密相连。在特殊神经元之间直接形成功能连接,构成神经元网络,而其他神经元连接被清除,如果某些神经元连接没有被清除,那么就会在大脑的不同区域之间出现一些不寻常的连接,这些连接通常彼此之间不能直接交流。结果可以解释某些孤独症谱系案例中"高功能"患者在阅读文字时看到的是颜色和贴图,或特殊的数字与特殊的情感联系在了一起。

莱恩的书中举例描述了从手到手指的形成中我们是如何不能出现其他形态的原因,实际情况下,在手发育后,凋亡控制并消除了手指间的细胞,如果失败,结果就是"有蹼的手"。人体的塑造是减法,而非加法。

相比之下,坏死细胞死亡,或细胞坏死,是细胞出现肿胀和破裂,细胞器分解,以及炎症发生。这一过程也开始于出现线粒体内膜通道的开放,该通道被称为巨型通道(也称为线粒体通透性转运通道或 mPTP)。最近以来发现了介于凋亡和坏死之间的第三种死亡机制,确切地说称为坏死性凋亡(一种程序性坏死形式),其涉及 mPTP。

细胞死亡究其本身而言是复杂的,而且更为复杂的是研究表明凋亡之后紧接着是坏死的发生,反之亦然,因此看起来几乎是同时发生了这些独立的细胞过程,然而,在每个案例中,如果不考虑细胞死亡的路径,那么就是线粒体扮演了关键的角色。

被抛弃的衰老理论

无论寿命多长,所有动物都会衰老,只是快慢不同而已,那些代谢率高的动物衰老会加快并在短期内出现退行性疾病。那些代谢率低的生物会经历一系列同样的事件,但时间会更长。

一般来说,较大的动物其代谢率也比较低,因而寿命也会更长。对鸟来说却是意外,莱恩说过鸟类有较高的代谢率而寿命却很长,并且与衰老相关的退行性疾病的风险也比较低。鸟类动物线粒体产生的自由基相当少,这一事实——我很快会谈到——对衰老、退行性疾病的风险和死亡本身有着直接的启示作用。

如果根据静息代谢率绘制一张动物寿命图,平均来说,一只鸟的寿命要超过具有相似静息代谢率的哺乳动物的3倍或4倍(至少)。在莱恩的书中,将鸽子与老鼠作了一个比较。鸽子与老鼠虽然都有相似的静息代谢率,但鸽子大约能活35年,而老鼠只有3年或者4年的存活期。然而超过老鼠寿命的鸽子并没有减慢其生活节奏——保持了原来的生活节奏。莱恩还指出,我们人类实际寿命比我们原本"应该"的寿命要长。显然我们的寿命比其他具有相当静息代谢率的哺乳动物会长3或4倍。

还有,重要的是衰老和退行性疾病可以是分开的。虽然大多数哺乳动物随着其衰老会出现日益增加的退行性疾病,但并非所有的哺乳动物都会这样,这使我们有少许宽慰,因为它使我们构想了一个很少患有或没有退行性疾病的长寿蓝图。一个长寿、健康的生命——难道不是我们都想要的吗?

如果或当哺乳动物确实发生这些疾病,疾病的发展并不取决于固定的时间段,而是取决于哺乳动物的寿命——而那本身对每个哺乳动物种类来说是固定的。正因如此,实验室中将老鼠用于人类疾病的模型研究——老鼠罹患相似的老年病,但所有老鼠存活寿命均在 2 年到 3 年内(没有超过几十年的)。这些老鼠也会患糖尿病,出现肥胖,发生癌症、心脏病以及失明和痴呆。许多鸟类也会患有这些疾病,但只有在几十年后才发生,这就是为什么实验室中不会把鸟类用作人类疾病模型的原因。

有趣的是,早在我决定写这本书之前,在我上中学的第一年我写了一篇文章,主题是我提出了一个理论——我应当增加却没有增加任何证据——与死亡和衰老相关的退行性疾病是不"正常"的,而人类意味着实际上可以无限期地健康生活下去。假定死亡和疾病是进化的发明与创造。以牺牲个人为代价从而确保人类物种的生存。我们衰老和死亡得越快,我们就必须繁殖得越快。如果我们不衰老或死亡,我们就没有繁殖的动力;没有衰老或死亡,将会把整个物种的生存推向危险的境地——我们将不会较好地适应变化的环境。还有,一个物种的生存期越长,它们世代相传的周期就会越长。一定时期内物种"传代"的次数越多,由基因组合(来自父母)得到的好处的可能性就会越多,并且基因库中增加的随机有益突变的可能性也就越大——这种基因多样性的增加使某些人类群体将经受住任何环境改变而生存的可能性也增加。因此我的理论是,衰老作为一个有益的突变,促使我们每 15 年到 30 年繁殖一次。我知道我的理论漏洞百出,这可能是我很少获得及格分数的原因。然而有谁能猜想到十几年后我以相关的思想来写本书,但是这一次——从我的错误中吸取教训——是由跨越数十年的重要科学证据和多学科所支持。

有关衰老的理论有无数个。例如,内分泌理论指出衰老是由循环中的激素如睾酮或雌激素水平下降引起。然而,这究竟是衰老的原因,还是结果?为什么首先是这些激素水平开始下降?

另一个是磨损理论,它明确指出细胞经过多年后只是自然地恶化。如果这有道理的话,它是一个广为接受的理论,但是为什么细胞会恶化?为什么不同的物种以不同的速率积累磨损?

还有端粒理论呢?端粒——是染色体末端的"帽子",它在我们生命中逐渐损耗——显示了它在不同的物种之间有不同的类型,甚至人类不同的组织之间也不同,因而它们不可能是衰老的主因。另外,在这一点上该理论也是漏洞百出。

如果你总是问"为什么",显然大多数理论无法验证因果关系或成为假设他们试图验证的牺牲品。一个好的理论必须克服大量的显著差异、悖论以及逻辑空白。它还必须解释不同物种之间相互矛盾的现象。这将我们带到了自由基理论,即来自于自由基的破坏造成了衰老并决定了寿命;这的确解释了许多差异和悖论,甚至解释了为什么鸟类尽管有较快的代谢率但它们的寿命比其他的哺乳动物要长的事实。在这一理论中,认为自由基是来自于线粒体 ETC 的同时,也认为进入体内的那些自由基是外部来源的。

如同所有的理论,自由基理论历经多次挑战,每次经历挑战,该理论就会得到纠正变得更加强大。然而,这一理论却没有解释运动悖论——尽管运动员比久坐不起的人消耗更多的氧(产生更多的自由基),然而对运动员的观察发现他的寿命似乎更长更健康。该理论也没有得到应用。如果自由基从 ETC 漏出引起衰老,从逻辑上可以解释的是它可以增强抗氧化系统并在第一时间阻止自由基的破坏从而延长寿命。因此,寿命长的哺乳动物必须有一个较好的抗氧化系统。基于此,鸟类动物体内必须有高水平的抗氧化物,而鼠类很少。因此,合理的观点是如果我们想长寿和健康,我们都要增强自己的抗氧化防御能力。然而,后续的研究并不支持这一理论,鸟类体内抗氧化物水平很低(寿命长),而鼠类体内抗氧化物丰富(却寿命很短)。而且,实验室研究发现抗氧化剂不能延长寿命。几十年来,研究者对所有各种恶化的生物系统给予抗氧化剂都没有成功。或许至多是减少某些疾病的风险,甚至改善某些其他疾病的症状,但却从未使寿命最大限度的延长。当然,有不同意见认为可能是抗氧化剂的剂量错了,或特殊的类型不对,或分配错误,或时间错了。然而,事实上抗氧化剂不可能解决我们之前所认为的它们可能解决的问题。许多独立的研究认为实际上内源性抗氧化物水平和寿命的最大限度呈负相关。简而言之,即抗氧化物浓度越高,寿命越短(实际上,大量研究已显示氧化应激确实会延长寿命)。

幸运的是,膳食补充剂企业已认可了这一观点,因而我们没有再听见很多抗氧化剂像以前一样的作用。甚至在几年前,ORAC(氧自由基吸收容量)——一种在试管中对某种物质抗氧化能力的检测——受到精明的市场营销人员的炫耀,因为抗氧化剂被认为可以治愈一切。然而我们知道,用试管作为检测设备无法达到检测生物系统中物质的效果。新的研究显示,许多"抗氧化剂"确实有治疗效果;然而其机制并非其抗氧化作用,而是他们能够修饰与作为靶标的疾病相关的基因表达(即,将相关基因打开或关闭)。尽管我发现这很神奇(而且我将就此顺便谈论一下),但至于将此完整地进行讨论,就不在此书的范围内了。

然而,剩下的问题是很难拥有线粒体靶向的抗氧化剂(这是制药研究最热门的领域)。这就产生了线粒体的衰老理论,而该理论本身自从 20 世纪 70 年代早期的初始阶段开始已经发生了重大改变。它是现代能解释衰老的最强大的理论;它也解释了为什么后来我们的生命中会出现退行性疾病,解释了运动悖论并躲过了毁灭其他理论的所有陷阱。

线粒体衰老理论

现代版的线粒体衰老理论最初是由澳大利亚教授和科学家安东尼·林南(Anthong Linnane)提出的,可追溯到 20 世纪 80 年代末。从那时起,该理论已经历过一些进一步的修正,但它本质上忽略了自由基的外部来源。它的主要观点是线粒体是人体内与衰老相关自由基的主要来源。

自由基并非我们想象的那样对细胞产生很多伤害。我们可以产生大量抗击自由基的抗氧化物酶,当然,如果细胞真的受到伤害,还会有修复机制,这些都在不停地工作着,然而与衰老相关的自由基确实对线粒体产生特异性地伤害,尤其是易受损害的线粒体DNA,这些DNA不具有细胞所具有的其他修复机制。当损害累积的速度超过线粒体自身修复的速度时,线粒体开始出现功能异常,第一步就是衰老。其实,该理论说线粒体是"生物钟"。所发生的事件链像这样:自由基逃脱呼吸链(有不同的版本,有些已经讨论过)在最近的区域攻击mtDNA所导致的突变可能损害了线粒体的功能。由于线粒体功能开始衰减并最终死亡,因而作为一个整体的细胞功能和活力就会下降,如果细胞失去产生能量的功能,它们就会凋亡,继而就会损害组织或器官的功能和活力。

随着在线粒体内随机突变的累积,产生了生物能嵌合体——所有细胞之间产生的能量有很大差异,这取决于它们线粒体的损害程度(有些产生的生物能量相对较少,有些产生中等量的能量,而有些则产生大量的能量)。对于一个健康的幼儿,我们看不到嵌合体状态,因为几乎所有的细胞都产生高水平的能量。然而在40岁之后就会出现显著的嵌合体状态,其影响程度取决于特定组织中生物能量衰退的速率。

从生物学的观点来看,有些组织表现的衰老很快,其他一些速度适中,而有一些则很慢。这一效果也说明了为什么两个人的生物学年龄可以差别很大,即便他们的实际年龄相同。

林南的理论认为突变引起的生物能下降是退行性疾病和老年人普遍衰弱的一个主要因素。近期来自众多学科的研究汇聚在作为衰老问题核心的线粒体上,并给予了高度重视,同时也加强了这一理论。如果线粒体衰老理论正确,细胞活力的基础就在于线粒体。

然而,通过进化,每一物种自由基漏出的速率被设定在一个最佳水平上。正如莱恩所讨论的,鸟类尽管代谢率快,但自由基漏出却很少,因而寿命长。那么因此他会问,为什么所有物种不都具有密封良好的线粒体?鼠类当然应该首先获益于减少自由基的漏出而不是消耗大量资源来产生大量的抗氧化物质。对我来说这是有道理的。然而,答案就是线粒体理论与自由基理论的根本(radically一词同自由基相似,你将会看到这是一语双关)区别之所在。

记得为什么我们的线粒体内有一个独立的DNA拷贝?它是为了氧化磷酸化的需求,因为ETC组成部分失去平衡会导致呼吸无法产生能量以及自由基漏出。通过就地局部存在的基因,每个线粒体可以根据自己的需要(不是其他线粒体的需要)继续控制自己的呼吸。

还记得自由基为ETC产生更多组成部分的信号,这可能是为什么老鼠需要更多自由基漏出的原因:如果老鼠的线粒体之所以密封更加紧密,是因为它的自由基信号被大量的抗氧化物削弱,则老鼠将需要一个更为优良的探测系统。

因此,如同我们把森林起火看作是一件坏事(就像自由基),适量的火在维持生态中起到重要作用(火可以在数分钟至数小时之内将有机物质分解,否则需要数年或数十年;它们清理土地给新的植物创造空间;有些植物如短叶松,需要火来融化那些具有保护作用的树脂)。同时,灭火者(抗氧化物)也有他们的任务,但是如果他们过于机警,森林就没有机会再生以及更新。那么就出现了用火灭火(诸如使用促氧化剂,或增强氧化)。如果使用得当,它会是一个有价值的工具(即,可控制的使用氧化剂,如,作为治疗用的大剂量静脉用维生素 C 等等)。然而,如果使用不当,火便会失控。

尽管我们并不十分清楚自由基是如何工作的,但我们也确实知道这一体系很像是一个恒温器在工作,它需要自由基有某种程度的变化。如果从 ETC 漏出的自由基速率没有变化,那将没有自我调节(好比房间的温度不变,就不会发生温度的自我调节)。

然而,当自由基不能传递信号,或传递了一个错误的问题,那么自由基会启动凋亡程序。当只有一个或少许线粒体发生这种情况,由于信号不够强大因而无法使细胞进行凋亡。然而,如果大量线粒体同时崩溃,那么信号会跨越极限阈值从而使细胞知道时间已到。因此那些自由基理论和较早版本的线粒体衰老理论都表明自由基是有害的,而现代版本的线粒体衰老理论意识到自由基是在完成一个重要的传递信号的任务。

尽管如此,这并不能把我们所认为的自由基漏出与衰老和寿命相关的观点转移。众所周知在 mtDNA 控制的线粒体突变随年龄而积累。这种积累值得注意是因为一个细胞控制范围内的突变常常会传播到组织中的所有的细胞内。当此处控制区域发生突变,它可能会影响转录或复制因子的结合——但它不会影响基因序列。根据突变所造成的影响,线粒体将或多或少地对自己进行复制。因此,如果突变使线粒体对于传递复制的信号反应缓慢,当传递来的信号要求线粒体开始分裂,"正常"的线粒体将分裂或复制,但有缺损的线粒体可能不会或很小程度上进行分裂或复制。相对于正常的线粒体,有缺损的线粒体数量会持续减少,最终会被细胞成分的常规转换所完全取代。如果突变使线粒体对相同的信号反应过快,它们的 DNA 将会繁殖下去,最终有缺损的线粒体会取代细胞内正常的线粒体。重要的是要注意到这种突变如果对线粒体功能不是特别有害(如,ETC 组成部分仍然正常)那么它们更有可能占领组织内的所有细胞;否则细胞只有死亡。

相比之下,线粒体在编码区的突变在特定细胞内可以扩大,但很少超过组织中百分之一的细胞。理由是这些突变很可能影响线粒体呼吸,因为他们编码的 ETC 是重要的蛋白亚单位。结果将是自由基漏出增加,但不像正常情况下的自由基信号是为了构建更新的复合物,而是最终信号无法去纠正这一缺陷,其原因是因为所有的新蛋白也是有缺陷的。这听起来是灾难性的,不是吗?幸运的是,现代版本的线粒体衰老理论不是这样的。而是有缺陷的线粒体释放纠正缺陷的信号到达细胞核,然后细胞核使细胞进行适应性调整。

从线粒体发出信号到细胞核称为逆行反应,因为它与正常的指令链(从细胞核到细胞的其他区域)是相反的。总体目的是纠正代谢缺陷。逆行信号将能量产生转换为无氧呼吸(能量产生不利用线粒体和氧),而且这种转换激发了更多线粒体的产生,或线粒体的生物合成,这也可以保护细胞抵抗将来的代谢应激,最终这是细胞真正要纠正任何生物缺乏的唯一选择。

线粒体总体数量是不断变化的。如果能量缺陷相当轻微线粒体将会分裂繁殖,细胞会扩增损害最小的线粒体——只是因为这样可以达到最好的整体效果——而且有缺陷的线粒体最终将死亡。死亡的线粒体将会被分解(一种有序的线粒体凋亡形式,称为线粒体自噬),而他们的成分将被回收利用。最终,受损和功能障碍最严重的线粒体将从线粒体总数量中被清除掉。在这种情况下,大多数细胞理论上通过持续纠正缺陷可以几乎无限延长寿命。

你也许想我是在展示年轻的基础。也许吧,但是如果像那样简单,我的身体仍然处于 20 多岁(至少是自愿),那是绝不可能的。在大多数破坏性的线粒体突变被清除后,没有办法将线粒体恢复至年轻时的状态——至少不会自然恢复。也许未来我们能够从我们的干细胞中提取未受损害的静止的线粒体并将他们渗入每一个其他的细胞中,但我觉得我们离那个阶段还有几年的时间。然而,看起来似乎有可能的是我们能够减慢衰老的过程,以及延缓或防止与衰老相关的线粒体衰退的疾病。

随着我们的衰老,细胞会越来越多地依赖有缺陷的线粒体。然而,情况并没有急剧失控。细胞和线粒体通过调整他们的功能继续保持控制状况,并创建一个新的平衡。大多数寻找被破坏的蛋白质、脂质和碳水化合物证据的研究都没有发现在年轻和老年细胞之间有严重的区别。而我们却发现了操纵基因谱系受到影响的证据,且这有赖于转录因子的活性。而有些最重要的转录因子的活性取决于它们的氧化还原状态(他们是否被氧化或还原),许多转录因子被自由基氧化又被专门的酶还原,正是这种在两种氧化还原状态之间精确的平衡决定了他们的活性(氧化还原医学领域也是一个正在成长的研究学科)。

氧化还原—敏感的转录因子其功能象雷达,可以将明确的威胁警示给细胞,并使之采取适当的行动,它们氧化所发生的改变将阻止任何进一步氧化。例如,Nrf-1 是一个细胞核(意思是来自细胞核)转录因子,能协调线粒体生物合成所需的基因表达。如果细胞内变得更多被氧化,Nrf-1 就会被激活。它相应地会刺激线粒体分裂繁殖,目的是恢复氧化还原状态的平衡。Nrf-1 还会诱导其他保护细胞的基因表达直到更多线粒体生成。

细胞内环境变得越为氧化,那么就会有更多的还原—敏感的转录因子改变核基因的活性使之离开日常的管理工作从而转向保护细胞免受应激的危机管理。这一改变创建了细胞内新的平衡,使得更多资源离开它们原始的工作而专门进行危机管理。新的平衡可以稳定数年,甚至数十年。只有当受损最小的线粒体要进行复制的时候,通常就没有明显地线粒体突变或损害的信号释放了。我们不会立刻死亡,但我们也许会发现我们会更容易疲劳,或需要更长的时间从疲劳中恢复,或更为健忘。

　　线粒体衰老理论解释了为什么我们不会看到像自由基理论或其他最初线粒体理论所预测的急剧的和灾难性的破坏。自由基被用来释放危险信号从而使细胞得以调整。线粒体衰老理论也解释了为什么细胞不会有更多所需要的抗氧化物;如果有太多的抗氧化物细胞不再对氧化还原状态的改变敏感。没有自由基,整个体系将衰败,线粒体将无法适应变化的环境和需求。当然,这会导致高突变率并迅速结束我们所有的一切。

　　不幸的是,经过数十年持续对新平衡的适应,细胞最终耗尽了健康和正常的线粒体。之后,当细胞释放信号让线粒体复制的时候,别无他选只有增强有缺陷的线粒体。最后,细胞被这些有缺陷的线粒体所占据。有趣的是,如果我们对功能障碍的器官或组织进行检测,实际上看不到富含有缺陷线粒体的细胞——任何时候我们只会看少数受影响的细胞。当细胞最终达到充满有缺陷线粒体的时候,它们就会接收到信号通过凋亡将它们自己从群体中去除。这一事实意味着我们不会发现在衰老组织中高度有缺陷的线粒体,而是由此造成的缓慢但持续的组织密度和功能(例如骨质疏松症或肌肉减少症)的丧失——衰老、疲劳,以及最终死亡。

　　更为复杂以及具有些许希望的是,近期有研究显示线粒体修复 mtDNA 的损害比之前所认为得更好。每个线粒体中有 5~10 个 mtDNA 拷贝数意味着在任何时候一个特定基因的良好拷贝仍处于工作状态。那个拷贝被用来作为受损基因的重组(修复)模板。然而,对于线粒体衰老理论的最新版本来说这一发现的意义尚待确定。

　　虽然现代线粒体衰老理论与新出现的科学数据并不相符,但它对于与衰老相关的退行性疾病的病理,以及如何预防或治疗这些疾病提供了深刻的诊断和分析依据。

延长哺乳动物的最大寿命

　　每一种哺乳动物都有一个理论上的最大寿命潜能(MLP)。尽管重大医疗与公共卫生事业的进步使人的平均寿命出现了惊人的增加,然而人类 120 岁的 MLP 尚未达到。其他哺乳动物特定种类的 MLP 也未能令人信服地延长,唯一例外的是正在研究的热量限制。热量限制可使 MLP 延长,热量限制的动物在任何特定的年龄其生物学上会更为年轻,这一事实表明至少有些基本的衰老过程其速度被热量限制所降低。

　　迄今为止,在所有被检测的动物种类中,包括无脊椎动物、鱼以及温血动物如哺乳动物,只有热量限制显示可以延长 MLP。有关热量限制的研究更增加了线粒体衰老理论的分量。为什么这样说呢?回想一下我早前举的例子:在发展中国家饥荒时期的一个人经历了食物缺乏,因此几乎没有电子沿 ETC 传递。即使有大量可获得的氧,但仅因为缺乏电子导致极少电子漏出。然而饥荒,也意味着营养不良。热量限制与饥荒不同,因为一个人虽然可以明显降低所消耗的热量,但确保所消耗的食物是营养丰富的。结果是由于电子数量减少,漏出的自由基也极少。

这一概念也有助于解释相反的一面。摄入过多的热量会诱导过多的食物进入体内,最终会有过多的电子进入线粒体 ETCs。过多的电子造成极高的漏出率,这就是为什么肥胖(当一个人摄入比代谢消耗更多的热量)与无数退行性疾病有关的原因。根据我刚才讨论的,虽然人类尚未达到增加 MLP,但有极大的希望实现。如果线粒体确实是衰老的关键,如果一系列的事实表明拥有最好的 mtDNA 的线粒体用来作为产生更多线粒体的模板,而细胞比之前我们所想的能更好地修复受损的 mtDNA,以及有缺陷的线粒体不断被清除,那么至少理论上,细胞应该能够无限期地继续存活下去。

退行性疾病和最终结局

我们尚不清楚究竟什么是释放凋亡的信号,但可能涉及两个相关因素:线粒体功能障碍所占的百分比和与需求相关的细胞内 ATP 的总体水平。在细胞收到凋亡信号的时候,组织以及最终整个器官发生变化取决于组成细胞的类型。如果一种细胞类型是可以常规由贮存未受损线粒体的干细胞所替代的话, 将不会有任何负面影响。然而,如果是一种常规无法替代的细胞,如神经细胞,随着每个细胞的死亡,组织开始萎缩而剩余的细胞面临着器官功能所需的巨大压力。随着存活细胞进一步被推向他们自己代谢的极限,他们会更有可能受无数外来因素的负面影响,这些外来因素会对它们施加额外的压力。随着我们的衰老,此过程因剩余越来越少的细胞做大量工作而加速。记住,这解释了为什么我们没有看到线粒体出现急剧失控——细胞含有的有缺陷的线粒体在不断被清除。然而,在任何特定的器官内有功能的细胞数量将会减少,这就是众所周知的萎缩。

这就是退行性疾病如何占据全面优势的情况。当胰腺的 β 细胞质量下降,胰岛素水平就会下降;当心脏损失了肌肉细胞,它的收缩功能就会下降;当脑内神经元开始死亡,就出现了痴呆。每种情况都有一个极限。比如,损失少量细胞不可能造成心力衰竭,但如果损失很多,心功能就会受到损害。

如果你认为有关退行性疾病这一过程的讨论与衰老的讨论很相似的话, 那就对了。它们不仅过程相同而且表明了衰老与退行性疾病是如何相关联的。更为重要的是,如果我们目标针对这一潜在的衰老过程,那么理论上我们能够延长 MLP 并延缓所有与衰老相关的退行性疾病。

重要的是要注意尽管自由基的漏出率与寿命紧密相关,但真正重要的是产生的自由基是如何突破凋亡极限的。有些物种,如老鼠,可以快速大量漏出自由基。这些细胞已接近他们的极限,因此不久他们即会收到凋亡的信号。对于人类,则需要许多年的时间我们的细胞才能达到它们凋亡的极限。如果我们能够进一步减慢自由基从线粒体的漏出率,我们就会显著延缓退行性疾病的发生或甚至可以将它们一起清除。此时此刻，改善线粒体功能和延缓受损看起来是最有希望地——而且是现实地——解决退行性疾病和衰老的方法。想到我们很快可能找到长寿和健康的答案是多么令人兴奋。

制药企业每年花数十亿美元进行研究，然而只是对症处理。药物几乎都用于身体出现症状之后，很少来预防疾病。如果这是真的，即在衰老和退行性疾病中我们线粒体的质量是唯一最重要的因素——以及如果不能将我们的线粒体的时钟倒转——那么预防疾病应当从儿童期开始。

正如我之前提到的(见第27页"被抛弃的衰老理论")，即使从事膳食补充的企业也走在了一条全都是抗氧化剂营销的错误道路上。抗氧化剂的狂热促使这些补充剂成为治愈大多数疾病的良药，而且虽然这种狂热正在失去动力，但抗氧化剂仍然是向充满希望的消费者过度兜售的时髦词语。还有我较早前提及的，尽管根据某些研究，抗氧化剂确实在治疗某些疾病方面有一些好的作用，但是其他的研究也发现大剂量抗氧化剂会有潜在危害。只是因为它们作为天然和健康的产品来销售，并不意味着对你来说不加区别的使用或超量使用是一件好事。如果他们干扰了线粒体恒温器，细胞就无法准确地对应激反应进行校准。从长远看不是件好事，它破坏了大自然的保护程序。线粒体恒温器也解释了为什么尽管抗氧化剂可能会延长某一患病人群的生命(与同样患病而未接受抗氧化剂治疗的人相比)，但他们却无法延长一个物种的MLP。抗氧化剂可能对细胞外的成分，细胞膜表面，以及甚至细胞质都是有益的，但它绝不可能解决自由基漏入线粒体基质的问题。

然而，所有关于线粒体的不断扩展的知识给予了我们治疗疾病新的希望。如果所有导致与衰老相关的退行性疾病的遗传和环境因素都汇聚于线粒体，那么我们就仅仅专注于这一细胞器。当更新的研究揭示了线粒体与其他细胞器，如过氧化物酶体和内质网的内在相互作用时，我们似乎离立即瞄准许多疾病背后的潜在机制更接近了一大步。

热点在这里：质子梯度解偶联

最后，如果不了解线粒体在产热中的作用，那么对线粒体的讨论是不完整的。质子梯度不仅用来产生能量，有时利用产生的能量解除偶联，同时质子梯度消散而成为热量。具体说，电子传递和质子泵送持续正常进行，但质子不再通过ATP酶反流回去，因此ATP不会生成。而质子却通过膜中的其他孔道(被称为解偶联蛋白或UCP)返回，因而质子梯度中所含有的能量释放为热量。

实际上，这也是温血动物进化的过程，它是非颤抖产热的源泉(不需要颤抖而产热)，这主要发生在被称为棕色脂肪组织中(或更普遍地称为棕色脂肪)。相比冷血动物如爬行动物来说，温血动物鸟类和哺乳动物能从体内产生热量，称为内温性。其实，这是"温血"的定义——从内部产生热量的能力(温、冷血动物的实际血液温度是相似的)。

许多生物(包括蛇,鲨鱼,甚至某些昆虫)都是内温性的,他们一般来说,在活动期间使用肌肉产生热量。哺乳动物,如人类在严寒或剧烈运动期间通过肌肉颤抖产生内热,然而鸟类和哺乳动物还可以根据他们的内脏器官,如脑和心脏的活动来产生热量。

如何成为这样是另一个有趣的讨论话题,你在莱恩的书中可以看到,但结论是内温性除了在体能方面(即温暖的肌肉反应更快)的显著优势,及有利于对寒冷环境的适应外,它还通过在低能量需求期间维持电子传递的方式以保护线粒体免受损害。

然而这是怎样做到的?如果因为能量需求降低,ADP变得稀少,而且ATP酶停止工作。此时沿ETC传递的电子就易于逃脱并与氧发生反应,从而产生超氧化物自由基。我们可以回顾一下,那个河中水电站的比喻。在能量需求降低时,通过涡轮(ATP酶)的水流(质子)减少,大坝背后的水库因而面临洪水泛滥(自由基产生的风险)。通过打开溢流通道(UCP)就可以把洪水泛滥的风险降至最低。

为进一步说明,举一个运动员的例子,他刚刚训练结束后,狼吞虎咽地吃了一顿,然后坐下来休息。训练活动需要消耗巨大能量,但是由于食物中摄取的糖和脂肪因而使能量迅速得到补充。因为不再需要消耗更多能量,线粒体内充满了从食物中摄取的电子。从之前的讨论看,我们知道这是一个埋伏隐患的情况。当ETCs充满了电子(电子传递因能量需求减少而减慢),电子会容易逃脱成为反应性自由基,它可以持续损害细胞。

为尽量减少这种情况,运动员可以起身再次运动以消耗一些多余的能量,但还有其他选择将能量消耗,从而维持整个体系不出现外溢。这可以通过使用UCPs达到目的,UCPs可作为溢流的阀门或通道。这就是质子梯度解偶联,使电子传递不再与ATP的产生相关联。当质子穿过这些UCPs时,储存在质子梯度中的能量消散为热量。以这种方式造成对质子梯度的消除,电子在ETC中的传递可以保存下来,由于质子没有溢出梯度,质子泵送可以持续进行,结果是自由基产生较少。

处于休息状态的哺乳动物,最多只有25%的质子梯度消散为热量。实际上,小哺乳动物,如老鼠,甚至人类婴儿,需要用棕色脂肪来补充他们正常的热量产生。棕色脂肪有大量线粒体和UCPs,因为几乎所有质子回漏都通过UCPs产生热量,所以随着哺乳动物体表面积与体积之比的增加(小动物和人类婴儿比大型哺乳动物丢失热量更快),棕色脂肪变得更为必需。

能够操控棕色脂肪、UCP以及一般的代谢率——同时能尽量减少自由基产生——对预防大量的健康问题具有重要意义(我将在第三章第109页讨论"按摩与水疗")。至少,操控棕色脂肪对帮助人们预防肥胖是一个很好的方法。尽管如此,我仍然觉得吸引人们去思考的是如果没有线粒体和它的质子梯度解偶联,温血动物不可能会进化,我们很可能还处于具有所有局限性的爬行类动物的生活方式。

还有一个有趣的事是诸如北极熊类动物生活在与骆驼 [在第 12 页讨论的"烫手山芋游戏":电子传递链(ETC)] 极度相反的环境中是如何存活下来的。北极熊生活在北冰洋,他们大多数时间消耗在冰川上。他们分布在美国(阿拉斯加),加拿大,俄罗斯,冰岛以及挪威恶寒地区,温度低至-55 ℃,风速可达每小时 50 千米。

因为皮下有厚厚的脂肪层(也称为鲸脂),北极熊不仅是游泳健将(因为他们利用脂肪和两层浓密、油性、防水的皮毛保持漂浮状态),而且因为具备大量棕色脂肪,他们还能产生巨大热量以维持他们身体的温暖。

由于北极熊含有大量棕色脂肪,因而他们摄取食物中的大约一半用于维持身体温暖这个唯一目的。北冰洋越冷,它们就必须吃得更多以保持温暖。所有这种脂肪累积,脂肪消耗(主要是海豹鲸脂),以及为保持温暖的脂肪燃烧意味着北极熊很少需要喝水——而它们是通过食物和累积的脂肪燃烧(最终结果产生水,ETC 产生水的部位是复合物Ⅳ,与骆驼相似)满足对水的需求。研究显示当你看见一只北极熊在喝水,这意味着他处于极度疲劳和饥饿状态。还有一个有趣的事是随着地球变暖和气候变化及其结果造成的海水栖息地的丢失,使得北极熊不得不消耗更多能量在浮冰之间游过更远的离岸距离以捕获海豹,同时剩余较少的脂肪产热。而且科学家还观察到他们——在没有海冰时——在陆地上觅食,由于陆地上很难找到猎物,因而他们会吃鸟蛋,而这并不能为他们提供近乎足够的脂肪来支撑他们自己。

根据莱恩的说法,棕色脂肪也解释了为什么在不同的种族之间健康风险也有某些区别的原因。正如我们谈论的,线粒体是退行性疾病和衰老的关键所在,不同的人种之间解偶联所进化的程度也不同。例如,当我们看一下遥远北方的因纽特人,他们含有相对多的棕色脂肪。这不需要一个高智商的人就能明白为什么——长期不断地暴露于寒冷的温度,使这些人像北极熊一样有大量必要的热量以保持温暖。由于含有大量的棕色脂肪,因纽特人的线粒体不会漏出许多自由基,因而这类人的退行性疾病如西方人常见的心力衰竭,发病率较低。

另一方面,那些非洲人的后代,他们的线粒体是在赤道太阳的灼热下进化的,受益于过多的热量产出,因而他们棕色脂肪相对较少。他们的线粒体是"绷紧"的,更多的质子梯度用来产生 ATP 和能量而不是热量。遗憾的是,也有大量的自由基产生——研究显示非裔美国人比大多数其他人群发生退行性疾病的风险更高。对那些母系可追溯到赤道文明（记住,线粒体通过母系遗传）的人类来说运动和体力是至关重要的——这些人必须确保在不停地消耗 ATP。当然,线粒体只是整体情况的一部分,还有许多其他生理的、表观遗传的,以及社会经济的因素导致这一人群中退行性疾病的高风险——然而,使人大开眼界的是让我们知道如何通过分析线粒体遗传学的不同来解释其中的某些现象。

我并不代表其他任何人讲话,我只代表我自己,但我发现这些内容真的很神奇!

我希望你也有相同的感受。因此,既然已经把线粒体的历史、进化以及重要性介绍给你们了,接下来就线粒体所涉及的人类疾病让我们讨论一下我们的发现。

第二章 原力的负面

与线粒体功能障碍相关的健康问题

在前面的内容中，我们探讨了由线粒体产生的能量是如何成为健康与幸福的基础，以及对体力、耐力，甚至意识状态的必要性。我们知道线粒体功能的微小缺乏会引起衰弱、疲倦，以及认知障碍，我们也知道干扰线粒体功能的某些化学物质被认为是剧毒物质。的确，线粒体功能损害，目前被认为是一系列看似无关的退行性疾病甚至衰老过程本身的主要因素之一。

在本章节中，我将更多地阐明有关"原力"的负面——与线粒体缺陷或损害相关的不良后果。然而，我应当明确的是我的讨论绝非近乎完美。实际上，我只将我研究的一部分写进这本书，这只是冰山一角。我讨论的范围很广泛，希望使你们能够理解线粒体在我们生活中的重要性和扮演的重要角色——在健康与疾病两方面。我在这里所涉及的有些疾病是遗传的（所包含的这组疾病统称为线粒体疾病），而其他一些疾病是通过表观遗传学获得的（来自病毒感染，对环境毒物的暴露，过多的热量摄取，自然衰老过程等所有的一切）。

生物能量学回顾

生物能量学是研究人体内能量的科学，理解这一概念至关重要，因为能量的产生和利用是许多疾病的主要问题，而线粒体在这些疾病中扮演了重要角色（我将很快就此进行讨论）。

尽管科学家对 ATP 知之甚多，而医生及其他医疗保健工作者就有关生物能量学在实践中的应用却普遍知之甚少。让我们先看一下心脏，心脏使用大约 0.7 克 ATP 用来供心脏每分钟 60 次的收缩速率或每秒钟收缩 1 次。以这种即使对"健康"的人来说也相对缓慢的心率，心脏每天将跳动 86 400 次。因此心脏在一天内需要 60 000 克 ATP——补充其能量池 10 万次！然而心脏是如何应对这惊人的 ATP 的生产？

在我们理解 ATP 再循环的过程之前，我们首先需要了解 ATP。ATP 由三个主要化学基团组成：腺嘌呤（嘌呤基），D–核糖（戊糖，或五碳糖），以及三个磷酸基。当一个磷酸从 ATP 中被酶所去掉时能量就被释放到细胞中，并且将结合状态的化学能转化为机械能。当去掉磷酸后,剩下的是 ADP。你可以回忆一下早前我们在第一章中所讨论的(见"ATP 合成酶:ETC 与氧化磷酸化偶联"第 17 页)通过利用线粒体内膜上的 ATP 酶,使磷酸再次与 ADP 结合从而再次合成 ATP。

只要给每个细胞提供两种基本原料——来自食物中的电子和我们呼吸的空气中的氧——那么这一循环在我们体内的每个细胞中每秒钟就会畅通无阻地发生数百万次。这种持续不断的"再循环"可维持细胞充满能量。然而,这两种基本原料中的任何一种出现供不应求,细胞功能就会出现损害。

一个典型例子就是心脏骤停或医学界称之为心肌梗死(MI)后经历的缺氧。MI 发生于为心肌细胞供血和氧的动脉出现阻塞时。心肌持续不停地按照自身的规律用氧,但发生了缺氧——危险的供不应求。

尽管不可能准确确定是否划分了 ATP 池的分布范围,或是否 ATP 在自由地流动,但科学证据显著表明有局部高浓度的 ATP 分布区域从事特定的工作(如心肌收缩或离子跨膜移动)。然而,不论 ATP 出现在哪里,一旦 ATP 释放了能量并转换为 ADP 之后,ADP 必须再循环转变为 ATP,这再一次将任务留给了所需的线粒体来完成。

但有少量 ADP 保留在细胞质(细胞的液体部分),在这里可以转化为 ATP(而不是进入线粒体进行再循环)。这里的 ATP 一般与细胞膜有关,并提供所需的能量以控制离子的跨膜转运。

如果线粒体产生细胞所需 90% 的能量,那么 ATP 是如何转运到细胞自身其他的地方?在线粒体内形成的 ATP 必需返回细胞质才能使能量得以利用。同时 ADP 也必须从细胞质返回线粒体再循环,从而转换为 ATP。然而,ATP 和 ADP 都无法通过线粒体膜,因此这些化合物通过利用另外一种被称为的 ATP-ADP 易位酶进行线粒体跨膜"交换"。这种酶维持 ATP 从线粒体流出到达能量最需要的地方,同时维持 ADP 流入线粒体。这个过程很像能够回收材料的生产厂,例如,回收纸,可以使旧纸产生新纸。为了使整个系统运转顺利,新纸必须运输出去得到使用,然后再一次回收产生新纸。如果没有旧纸的回收利用,我们将会缺乏原材料。如果我们无法将新产生的纸运出,由于新纸无法使用,也就不会出现更多的原材料。如果没有足够的原材料我们可以使用原浆,然而,生产原浆是一个长期和密集加工的过程,一棵树需要数年才能长成,而且为生产纸需要丰富的森林资源将树转化为我们所需的原材料。同样,我们需要利用 ATP 并将之分解为 ADP——我们也需要 ADP 返回线粒体作为我们的原材料来产生新的 ATP。我们确实可以从头开始合成更多的 ADP,然而就像一棵新树的成长,它是一个缓慢而效率低下的过程。

食物和氧:能量产生的原料

生命的基本需求——我们吃的食物和呼吸的空气——最终成为提供给线粒体产

生能量的原料。最易获得的主要原料来源是葡萄糖,它是从我们所吃的食物中提取的简单6碳糖。当我们有充足的食物已经满足即时的能量需求时,其余的则以糖原的形式贮存起来。由于大多数人并非整日在不停地进食,因而这些贮存的糖原根据需要就可以被启用并分解为葡萄糖。此过程第一步叫糖酵解,此反应发生在细胞的胞质部分。因为这一过程许多是在邻近细胞膜的细胞质中发生的,所以科学家们认为这一通路产生的ATP主要是用于离子跨膜转运。尽管糖酵解可以迅速产生大量ATP,但尚不能提供足够的能量以维持细胞长期的功能。如果我们直接从容易获得的葡萄糖开始这一过程的话,只可以产生2分子的ATP。如果从糖原开始,则可以产生3分子的ATP。

在正常糖类代谢过程中,6碳葡萄糖转化为2个被称为丙酮酸的3碳分子。然后丙酮酸进入线粒体参与第二个能量产生通路:TCA循环或Krebs循环。

只要供给细胞足够的氧,丙酮酸可以通过TCA循环转化并进一步分解,最终的化合物会进入第三个通路:ETC(电子传递链)。

然而,如果细胞缺氧,如在过量剧烈的体力活动期间或动脉严重堵塞时,那么TCA循环不能有效地运转,同时丙酮酸就被转化为乳酸(lactate)。乳酸使细胞pH值下降(意味着酸性增加),并相应将需要更多能量的信号传递给细胞。然而,如果乳酸水平过高,就会造成细胞窘迫;宏观层面上,在体力活动时,我们会有烧灼感和疼痛感,或心脏供血减少时(称为心脏缺血)出现的胸痛(心绞痛)。

因此,尽管糖酵解是必要的,以及葡萄糖对多数普通人群是容易获得的,但这实际上并非产生能量最有效的路径,而且葡萄糖也不是理想的原料来源——脂肪酸是。脂肪酸在β-氧化中代谢,脂肪酸燃烧所产生的能量占细胞产生的所有能量的60%-70%。这就是左旋肉碱(在第三章"左旋肉碱"第94页,将更详细讨论)进入视野的地方。长链脂肪酸是不能直接进入线粒体内膜的,但脂肪酸必须进入到线粒体基质才能进行β-氧化。有趣的是左旋肉碱是唯一能够转运长链脂肪酸进入线粒体基质的分子,没有它,机体就不能利用长链脂肪酸产生能量。

β-氧化产物(如同来自糖代谢的产物丙酮酸)进入TCA循环。TCA循环的作用是去除脂肪酸和丙酮酸中的电子并将他们转移到其他携带电子的分子中,如NADH和$FADH_2$,然后进入ETC。

最终结果是每个葡萄糖分子总共产生38个ATP分子(2个来自糖酵解,36个来自TCA/ETC),然而每个被称为棕榈酸酯的16碳脂肪酸分子可以产生129个ATP分子。你会清楚地看出为何健康、功能良好的细胞更愿将脂肪酸作为原料的原因。

仅从这些数字上我们可以清楚地了解到没有左旋肉碱转运脂肪酸我们就只能利用可提供38个ATP分子的葡萄糖产生ATP。没有另一个关键的营养物质CoQ10(从复合物I和II转运电子到复合物III的分子)以及氧,我们只能通过糖酵解产生2分子的ATP。这可以让你一瞥那些特殊营养物质在线粒体最佳功能方面所起的重要作用

（如果你愿意，我先做一点铺垫）。在具备适当营养物质的条件下，ATP产生的每一步都能达到最佳效果，相反如果缺乏适当的营养物质，细胞就会被迫以一种更加低效的方式产生ATP，从而损害整个细胞的活力。

ATP的产生与周转

尽管CoQ10和左旋肉碱对线粒体健康是一个强大的营养素组合，然而如果机体没有足够的ADP作为原料，他们也不可能产生ATP。毕竟，ADP不能凭空产生。

正常情况下，在每个细胞ATP周转每秒钟可出现数百万次。然而，如果供氧中断或减少，或有线粒体其他功能障碍，那么氧化磷酸化（ATP在线粒体中产生）会减速或停止，造成细胞利用ATP的速度远超ATP被补充的速度（记住，ATP主要产生于氧化磷酸化——否则只产生2分子的ATP）。

如果出现这种情况，细胞内ATP浓度会降低，而ADP浓度会增加。为维持产生ATP并恢复ADP与ATP的正常比率，细胞会将两分子ADP结合产生一分子ATP和一分子AMP（单磷酸腺苷），此过程被称为腺苷酸激酶反应。

然而，随着此过程中细胞内构建的ADP数量的减少，AMP的数量却在增加——当供氧受限时其数量将增加至极高水平。问题是细胞需要维持一个相对稳定的AMP、ADP和ATP之间的比率。因此为减少AMP数量（相对于ADP和ATP），细胞必须降解和去除过多的AMP。这一反应是通过两个化学途径完成，其终末产物作为非必需物质最后从细胞中去除。虽然去除多余的AMP恢复了AMP、ADP、ATP的比率，但这些化合物的绝对数量变得更低——换句话说，因为失去了重要的建筑材料，细胞产生的总能量会更少。打个简易的比方，就是电池与电容。两个AAA电池都能给同一个设备充电因为他们具备为此设备充电的相同的物理尺寸和所需要的相同规格。然而根据他们的电容他们充电所持续的时间会大不相同。例如，一个1200毫安一小时的电池比一个540毫安一小时的电池容量会更大，充电时间会更长，即使他们都是AAA电池。

这些建筑材料被称为嘌呤，他们从细胞中丢失将是灾难性的。幸亏机体会迅速启动嘌呤库进行重建，但此过程缓慢且只能从5碳糖D-核糖开始。

从D-核糖开始有两种化学途径可以恢复嘌呤池。第一种叫从头开始途径，这一过程缓慢。实际上，经计算，通过该途径使人的心脏产生所有心脏自己的ATP需要100天的时间。机体不能经此通路以足够快的速度产生D-核糖（此通路的起点）从而在疲惫状态下进行更多的利用。还记得我们的纸循环比喻吗？从头开始构建新的D-核糖类似于植树并在多年后取得收获（与回收再循环容易获得的旧纸相比）。

第二种途径叫嘌呤补救。在这一途径中，细胞并非去除AMP降解的最终产物，而是保留他们作为构建原料以加快D-核糖的生产。然而，即使具备这一途径，D-核糖是否能够获得又是其限速因素。

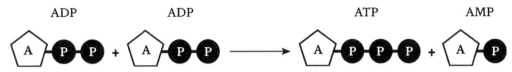

图2.1 两个 ADP 结合产生 ATP。此过程被称为腺苷酸激酶反应或肌激酶反应,同时也产生 AMP。

简单的方法是将 D-核糖作为补充剂给予。由于机体在这种情况下不能产生自己的 D-核糖,因此这条途径——不再受 D-核糖可获得性的限制——可以全速进行运转。

具备较大能量池的重要性在于它有助于将缺氧(例如,在心脏病发作或脑卒中期间血流减少导致的缺血)造成的损害降为最低。我们知道,在线粒体功能障碍不能产生足够能量时细胞就会死亡。在缺血期间,细胞内氧浓度水平下降,线粒体不再通过氧化磷酸化产生能量。在细胞通过 2 分子 ADP 结合形成 1 分子 ATP 进行弥补时,AMP 浓度增加了,继之细胞需要将 AMP 分解并去除。如果一开始能量池水平较低,那么在缺血期间将迅速枯竭。能量池大小决定了一个经历缺血的器官持续受到损害的程度,不论该器官是脑、心脏,或是机体任何其他的部位。

恢复血供对缺血病人绝对是最重要的目的。血流恢复(因此,氧水平也恢复)越快,从能量池中丢失的嘌呤就越少。

很容易理解,在诸如心脏病发作或脑卒中这样的急症中需要尽快恢复供血。然而许多疾病是因不太严重的血流受限造成了低氧或氧水平降低。由于心脏动脉斑块堆积导致血流受限从而发生缺氧。当血流受限时,ATP 不能迅速产生。细胞将以加快的速度耗尽自己的能量池(尽管比完全缺血程度减低)。

在这些情况下,细胞就不能提供足够的能量以维持所需。我们以不同的名字来称呼这些疾病。如发生在心血管系统,我们称之为冠心病(CAD)、心绞痛,或充血性心力衰竭(CHF)。

沿着这条思路,我将开始讨论与心血管疾病有关的健康问题。

线粒体在心血管疾病中的作用

心血管疾病是一大类健康状况问题, 对大多数阅读本书的读者来说可能很感兴趣,因为心血管疾病是全球头号杀手(常常与癌症交替出现在前两名的位置,这取决于你所关注的国家)。诸如心绞痛、高血压、充血性心力衰竭、心肌缺血,以及舒张功能障碍等所有这些疾病根源在于线粒体的能量。这些疾病不仅来自线粒体的能量缺乏,还由于从细胞中漏出了 ATP 的构建材料嘌呤。有趣的是,当嘌呤从细胞中漏出时,它们会代谢为尿酸,因此病人体内的高尿酸反映了 ATP 代谢功能障碍(例如,这对临床医生治疗痛风是一个重要的知识点)。

心脏需要 2 周的时间(有些情况需要数月)通过自然的内在机制产生足够的 ATP

以抵消由心脏缺血造成的 ATP 缺乏。还有,由于心脏在不断消耗 ATP,因此很难迅速弥补这一能量缺乏,而且大多数心脏缺血的病人需要靶向营养治疗以帮助恢复能量平衡。我将在第三章进一步深入讨论营养治疗。

对平滑肌的了解

心血管系统中有很大一部分涉及平滑肌(不受意志控制的肌肉),因此我们先来复习一下平滑肌的重要作用以及他们在功能正常或异常情况下的表现。平滑肌存在于心血管系统的血管壁,但也存在于机体中的其他器官和管腔壁中,包括胃、肠、膀胱、呼吸道、子宫、阴茎以及阴蒂海绵窦。平滑肌细胞束还附着于皮肤毛发以及眼部的虹膜和晶状体。

平滑肌细胞受自主神经系统支配(自主神经系统属神经系统中非意志控制的部分,支配食物的消化)。除受自主神经系统控制以外,平滑肌细胞还受到激素以及其他局部化学信号的控制。平滑肌细胞还会根据负荷或长度的改变产生张力性或时相性收缩。相比之下,骨骼肌受意志控制,当我们要活动自己的上臂或走路时可以有意识地使这些肌肉细胞进行收缩和舒张。

平滑肌细胞收缩(肌肉细胞缩短)是一个受到严格调控的过程。有些平滑肌细胞在没有外来刺激的情况下维持一个低水平的收缩状态。这就是我们所称的平滑肌张力,而且其损害是多样的。当我讨论与之有关的疾病如高血压时(见第 88 页"辅酶Q10")请记住这一点。

如不考虑外来刺激,平滑肌细胞收缩是由钙离子进入胞质启动的(钙离子来自于肌浆网——肌细胞中的一个储存钙的附膜结构),钙离子进入胞质后与被称为钙调素的钙信使蛋白结合。由此激活肌球蛋白(另一种依赖 ATP 的可收缩蛋白)在横桥周期中附着于肌动蛋白上。

另一方面,舒张的启动,源于钙离子从胞质中的去除和酶(被称为肌球蛋白磷酸酶)的激活从而使肌球蛋白失活。

平滑肌舒张的重要性

许多人并没意识到肌肉舒张(肌细胞伸长)需要相当多的能量。无论是有意识进行的骨骼肌舒张还是自主平滑肌舒张,整个过程都需要降低钙离子浓度。所有钙离子必须移出胞质进入肌浆网。然而,这一过程需要利用动力泵,因为钙离子是逆浓度差向上游移动——逆浓度梯度需要能量。当然,能量来源于 ATP。附着于肌浆网膜的酶被称为钙—镁—ATP 酶(Ca-Mg-ATPase),当被激活时,可结合两个钙离子,然后将钙离子转运至肌浆网内并释放出来(隔离起来,为下一次的收缩刺激信号作准备)。

　　动力泵也有两个 ATP 结合区域,两个区域必须有 ATP 附着,动力泵才能工作。然而,情况错综复杂。第一个 ATP 结合区域对 ATP 有高度亲和力,因此,附近任何 ATP 都可以轻易在该区域结合。一旦结合,ATP 即释放能量,同时 ATP 转化为 ADP。第二个 ATP 结合区域对 ATP 亲和力不强。实际上,ATP 与第二个区域结合的唯一目的是确保 "高浓度 ATP 存在"以希望 ATP "掉"进结合区域。构建高浓度 ATP 显然需要产生大量的 ATP。

　　人死后肌肉变僵变硬的僵尸状态就是一个肌肉舒张比收缩需要更多 ATP 的典型例子。死亡后肌肉得不到原料和氧的供给,ATP 的产生停止。没有足够的 ATP,钙离子不能泵出胞质,肌肉不再"放松"。

　　镁离子对 Ca–Mg–ATP 酶的活性也是必要的, 镁离子可结合到 Ca–Mg–ATP 酶的催化部位以介导化学反应。没有镁,该酶失去作用,同时平滑肌不能舒张(可导致诸如高血压、心脏问题,或呼吸受限等情况的发生)。对于那些已听说过镁对肌肉功能和舒张有大量好处的人来说并不知道镁为什么和如何产生这些作用。现在,你就知道了。

心脏生理学基础

　　现在我们讨论心血管系统的其他部分:心脏。人的心脏为四腔心——上面两腔(称为左、右心房)和下面两腔(称为左、右心室)。收缩指的是心跳时心室收缩将血液射向动脉的阶段。收缩可将心室内大多数血液射出,所泵出血液(与"松弛"后开始收缩时的血容量相比)的百分数称为射血分数(正常范围 50%–70%)。尽管很容易看出心脏收缩是需要能量的,但这一阶段在一个心跳周期中所需的能量是最少的。一般来说肌肉细胞(不仅是平滑肌细胞),包括心脏,即使能量水平极低也能收缩(只是不能再舒张而已)。

　　收缩期之后是舒张或"松弛"期,在此期间,血液充满心室腔。舒张期一般持续不到三分之一秒但 ATP 的需要量最多。有两个理由,我们刚刚讨论过。首先,所需的能量用于将收缩时期形成的联系分开,使肌肉回到其松弛状态。其次,钙离子从胞质中移除需要能量。

　　没有足够的 ATP,钙离子不可能从心肌细胞质泵出,心脏不再舒张和充满血液。这种情况称为舒张功能障碍。舒张功能障碍开始阶段的特征为心室壁肥厚(称心肌肥厚,或心肌增大,通常特指左心室)或僵硬。心室肥厚合并僵硬使血压升高,减少了每次收缩所泵出的血量(射血分数降低),使心肌难以松弛和适当充盈(由此造成恶性循环)。

　　尽管心脏收缩功能看起来似乎正常, 但舒张功能障碍是一个即将到来的严重心脏问题的早期信号——充血性心力衰竭。保护病人心脏的舒张功能是心脏病专家的主要目标,解决办法是确保具有丰富的 ATP 能量池。

在心跳时另一个能量密集的过程是保持适当的离子平衡。心肌细胞中离子的适当流入和流出对维持正常的跨膜电解质梯度是必要的。跨膜电解质梯度负责维持正常的心律,当这一梯度被破坏,结果是心跳不规则或"漏搏"(心律失常)或其他类型的异常收缩或节律。

所有这些高能量需求必须由小小的 ATP 池供给。结果是必须不断补充 ATP 的供给——这再一次成了线粒体的工作。我希望现在你能够理解线粒体在头号死亡原因中所起的重要作用;然而你将很快看到他们的作用远不只心血管系统,而是在机体必需的各个功能系统中都起到了至关重要的作用。

线粒体在神经系统,脑以及认知健康方面的作用

对有高能量需求的机体组织来说,唯一依赖的是由线粒体释放的能量,因而最容易出现由线粒体功能障碍所产生的症状。由此,中枢神经系统是最先出现生物能量缺乏的系统之一。神经元(神经细胞)需要大量的能量以执行它们的特殊功能。

实际上,虽然大脑只占人体重量的 2%(当然其重量因人而异),然而,在休息状态下,大脑所消耗的能量却占人体所需总能量的 20%。大脑是一个由无数神经元组成的巨大球团,因此很显然这一器官会因线粒体功能障碍而受到破坏,而线粒体对营养素的反应最好。

卒中:使大脑线粒体窒息

血液通过循环系统不断给每一个存活细胞提供氧、葡萄糖和营养素。大脑消耗很大一部分机体循环血流(14%)和氧(20%)。然而,尽管大脑有着超常的能量需求,但大脑的能量储备实际上却非常小。大脑的代谢在能量补充前只能坚持产生一分钟的能量。因此,神经细胞尤其会受到缺血(血流减少)和缺氧(氧水平降低)的损害。

当通过大脑部分组织的稳定的血流停止——如形成血凝块或出血——脑细胞代谢迅速遭到破坏。当氧供消耗殆尽,细胞代谢短期变为无氧代谢,但在没有血供的几分钟之后,神经元会出现不可逆的损害。

然而,在卒中时血流并非被均匀切断。而是循环中血流中断的中心部位损害会更严重,血流几乎完全中断。此处的细胞会迅速坏死。记住,与凋亡(有序的程序性死亡)不同的是,坏死是无序的死亡。细胞会分解,其内容物溢出到邻近组织中,并通过引起炎症反应而加重病情。

卒中发生后的一个严重后果是周围邻近区域的细胞在数小时或数日后死亡。这种情况为什么发生以及如何发生仍是个谜;然而,这种继发性脑损害是可预防的。越来越多的研究表明对于原发和继发脑卒中损害的焦点——以及可能的干预或治

疗——在于线粒体。

有趣的是实际上血流减少导致的线粒体损害比血流完全停止造成的损害更大。血流完全堵塞虽然可切断氧供,但相应地也减少了氧化应激和自由基的产生。而当血流只是减少的情况下,依然持续有少量的氧供,因此除了那些由卒中造成的细胞呼吸损害外还可进一步产生自由基。这些额外产生的自由基也可以解释数日后所出现的继发性损害。

早在 1992 年发表的论文表明从可逆性缺血到不可逆缺血的转变取决于线粒体的功能状态。更具体地说,线粒体恢复氧化磷酸化的能力决定了其功能的恢复。

由于线粒体对血流减少的高度敏感性,即使血流出现少量减少,大脑线粒体也会首先表现出受损的征象。在卒中期间及卒中后对线粒体造成的伤害有许多后果,包括对生物能的损害,自由基造成的破坏,钙失调,兴奋性毒性增加,以及促使程序性细胞死亡。不幸的是,作为线粒体损害的典型特征是,线粒体脑损害可进一步造成那些缺血脑细胞中线粒体损害,从而导致卒中后细胞损伤的恶性循环。

不管怎样,我们的基本目标是恢复脑内血流和氧水平。有道理,对吧?好,别太急。虽然恢复血流是基本目标,但这会迅速转变成危险的情况。当血流和氧在受损区恢复时,将对线粒体甚至造成更大的伤害,称之为缺血—再灌注损伤(IRI,或简单地说再灌注损伤)。IRI 也常见于心脏外科手术后。在某些情况下,如计划性心脏手术,我们可以为 IRI 作准备,并采取措施减少这种损害,包括通过诸如营养治疗的干预以便为应对这种增加的应激情况提前为细胞和线粒体做好准备。在大多数情况下,如心脏病发作或脑卒中时没有提前预警,因此就没有预防性的准备工作。让我来解释一下所有这一切是如何展现的。

虽然脑内血流减少,但 ATP 仍然如常的被用于常规的细胞活动,只是不再产生 ATP,因此细胞只能使两个 ADP 相结合产生 ATP。正如早前讨论的,结果是 AMP 浓度增加,继之 AMP 从细胞中消除,从而使细胞的总体能量池容量减少。而且,缺乏氧与原料会使线粒体进入低效利用状态,酷似休眠。当血流恢复时,出现的是一个完整的风暴事件:大量的原料与氧急剧涌入大脑,而线粒体却滞后"苏醒"并缺乏构建 ATP 的材料(因为这些材料已作为 AMP 从细胞中被清除)。因此即使线粒体已苏醒并全速运转,仍然会缺乏 ATP,因为嘌呤核苷酸已丢失(意味着 ADP/ATP 循环减少)。结果是大量高效率地产生自由基,而不是恢复正常的功能。这种高效产生的自由基促使那些早已接近不可逆损害或死亡的细胞跨过底线,导致通常所见的 IRI 损害。

由卒中导致神经损害的程度取决于由 IRI 造成的继发性脑损害。在医学研究领域争论的问题是这种延迟的神经元死亡是坏死还是凋亡——或介于两者之间。近期的大量证据表明在神经元延迟死亡中凋亡是主要因素。尽管这种细胞自杀,以一种整齐、有序的方式清除受损的细胞,但卒中可能会意外触发健康细胞凋亡。不论细胞以何种方式死亡,最大限度地保护细胞功能使神经元延迟死亡的可能性降至最低是至关重要的。我将在第三章讨论的是,通过营养线粒体我们就会在这些事件中让线粒体有最大的存活机会。

线粒体参与神经退行性变

在 1999 年,一系列发表的回顾性文章所总结的越来越多的证据是有关线粒体在神经退行性变中的作用。在卡萨里奥(Cassario)及其同事的一篇综述中写到,"越来越清楚地表明,在这些必要的细胞发电机上微小的功能改变就会导致潜在的神经元功能的改变。"作者概括的神经退行性变的理论是基于 mtDNA 突变,生物能量下降,以及自由基损害导致的恶性循环——这与目前所见的大量其他疾病并经过近 20 年的进一步研究所证实的发病机制是相同的。

这些发表的研究证实了异常线粒体动力学在神经细胞死亡以及老年痴呆、帕金森、亨廷顿和其他神经退行性疾病发病中的作用。虽然许多健康问题、衰老,以及一般的神经退行性变有着相似的基本原理,但是大脑生理在某些方面是独特的,而其病理方面却表现出一些有趣的机制和特征。

大脑特别容易受到自由基的损害（由于其丰富的氧供和内含大量的脂肪酸）,因此认为大脑抗氧化系统尤其强大似乎是合理的。可惜并非如此,这一精密器官对自由基损害却相对防御不足。结果是随着时间的推移大脑细胞逐渐累积氧化损害。人人都是如此,然而对于那些在神经退行性变方面对遗传或环境易感的人来说需要受到特别的关注。

大多数脑内脂肪酸包含在神经细胞膜内,神经细胞的延伸突起(如轴突和树突)内以及线粒体内。随着衰老,有更多的脂肪因暴露于脑内丰富的氧供和自由基而被氧化,因而大脑对退行性疾病的易感性增加。当我们衰老时,保持线粒体健康在预防慢性智力减退方面是一个重要的策略。

兴奋性毒性

在 20 世纪 80 年代末,国家卫生研究院的科学家推断当神经元能量水平下降时可出现兴奋性毒性(毒性来自于神经细胞的过度刺激)。后续的研究已经将此证实,正如研究所显示的 CoQ10(记住,这是将电子从复合物 I 或 II 运输到复合物 III 的化合物,因而被用于营养补充剂)可通过增加神经细胞能量来抵抗兴奋性毒性。

神经递质谷氨酸正常情况下传递兴奋性冲动。然而,在神经退行性变中,大脑变得对谷氨酸长期过度敏感,谷氨酸因而变成脑细胞的缓效"兴奋性毒素"。对线粒体来说,这意味着它们将沿着产生更多能量的方向上进行——更多能量意味着超出神经元的实际所需。这种高效能量的产生所带来的是更高效自由基的产生。随着时间的推移,加速了这些线粒体的死亡。最终,这一系列的事件链导致了神经元的功能障碍。

线粒体在神经信号传导中的作用

脑细胞之间以不同的力量或强度进行交流。有时他们的声音洪亮清晰,但有时他们又微声细语。多年来,科学家们提出的问题是神经元为什么和怎样如此频繁地改变他们交流的强度。由孙(Sun)及其同事发表在2013年夏季的研究表明线粒体的快速移动并产生能量爆发或许对神经元之间的交流进行调节。

整个机体内的神经元网络对人的思想、运动,以及所有感觉的控制是通过在细胞之间被称为突触的传递点发送和接收数以千计的神经递质(脑的化学物质)实现的。这些递质由神经元上的微小凸起发出,这些微小凸起被称为突触前膨体,沿轴突呈线性排列。突触前膨体通过调节所释放的神经递质的数量和方式来帮助调节释放信号的强度。

神经递质的产生、包裹和释放以及这些化学物质的接收或去除都需要能量。先前的研究表明线粒体沿轴突迅速移动、跳动,某种程度上可以从一个膨体到另一个膨体。此研究显示这些移动的线粒体可能控制着从膨体中发出信号的强度。研究人员使用了先进的技术观察到当膨体释放神经递质时线粒体出现移动,而且只有当线粒体出现在附近时膨体才不断释放强烈的信号——当线粒体消失或离开膨体时,信号强度即发生变化。这些结果说明,如果在突触区线粒体呈现稳定状态可以促使神经信号的稳定性和强度。这就是我们所需要的资料以证实线粒体参与了神经退行性疾病以及任何需要有效和恰当传递神经信号递质疾病(如抑郁、ADHD 等等)的发生机制。

为进一步检验,研究人员通过改变伸展蛋白的水平以操控线粒体的运动,伸展蛋白是一种有助于将线粒体固定在轴突内细胞骨架上的一种蛋白。去除伸展蛋白可造成线粒体迅速移动,同时来自这些神经元的电记录仪显示所发出的信号出现了强烈的变化。反之,增加伸展蛋白水平则减慢了线粒体运动的速度,同时导致膨体内发出相同强度的信号。先前的研究已表明轴突内所有线粒体中大约 1/3 可移动;其余处于静止状态。神经细胞之间的信息传递显然是由发生在大量突触部位的高度动态事件所控制。

研究人员也发现即使线粒体在膨体附近,如果阻止线粒体中 ATP 的产生就会减少所发出的信号强度。在整个神经元中与线粒体能量产生和运动有关的问题涉及了老年痴呆、帕金森、ALS(肌萎缩侧索硬化),以及其他主要的神经退行性变的疾病;这个 2013 年的研究为我们在这些疾病中靶向线粒体和细胞能量提供了关键要素和更多的理由。

阿尔茨海默病：不要忘记线粒体

阿尔茨海默病（老年痴呆症，以下均为该名称，作者注）是成人起病的痴呆症中最常见的；80 岁老年人中有 30% 发生老年痴呆症。其病理是复杂的，我们也无法分清该病的因果关系，然而最近的研究已经发现了涉及该病的许多发病机制。

在细胞水平上，出现了大量神经元的消失和广泛不溶性纤维沉积（被称为老年斑和神经纤维结节）。在斑块的中央是一个毒性蛋白，被称为 β 淀粉样蛋白——老年痴呆症的标志——可在几个方面攻击细胞。β 淀粉样蛋白可产生自由基，损伤 mtDNA，破坏细胞的生物能量，以及改变蛋白的适当折叠从而形成了神经纤维结节。然而，有证据表明 β 淀粉样蛋白的形成是大脑抵抗氧化应激的方式（老年痴呆症的结果，并非原因）。由于艾米·伯杰（Amy Berger）在近期所著的书《阿尔茨海默病的解药》中所做的杰出工作，从而使根据最新的资料和研究对该病目前的状况进行评估，同时提供饮食和与生活方式相关的解决办法。尽管有些研究似乎是矛盾的，但伯杰的结论是老年痴呆症是一种代谢异常性疾病。根据我对此书的研究，我同意我们长期所持的有关老年痴呆症的观点正在崩塌，而且当前大多数研究表明在预防和处理老年痴呆症方面我们需要更多地关注线粒体。

根据一些研究结果，老年痴呆症的残疾程度与大脑生物能量破坏的水平相关。实际上，近期研究表明细胞能量的产生状况相比老年斑在老年痴呆症方面可能是一个更好的标志。尤其在这项研究中，发现临床残疾的程度与老年斑的密度并不相关，而与涉及细胞能量学的线粒体异常相关。

无论 β 淀粉样蛋白是氧化应激的因或果，而另一个被称为过氧硝酸盐（由一氧化氮形成）的强效自由基可氧化神经细胞膜的脂质。由此产生高度毒性的副产品羟基壬烯醛（HNE），在老年痴呆症病人脑内多个部位发现了该物质的过量存在。HNE 不仅能直接杀死脑细胞，而且间接使脑细胞对兴奋性毒性更加易感。（简短旁注一下，CoQ10 和维生素 E 能够保护细胞膜免受脂质过氧化的损害，而且已发现 CoQ10 可减少过氧硝酸盐的损害以及血流中 HNE 的形成）

当前研究尚未明确引起老年痴呆症的单一的根本原因，但应万涛（Wan-Tao Ying）在 1997 年提出了一个有趣的多因素理论。根据这一理论，老年痴呆症由四个因素相互作用产生：APP（淀粉样前体蛋白）、钙、自由基损害，以及生物能量缺乏之间的失衡。应万涛引述的研究显示各种因素之间是一种相互强化与被强化的关系。

过食与老年痴呆症

在 2012 年有关衰老的梅奥（Mayo）临床研究所提供的资料表明对于 70 岁及以上

的人,如果每天消耗 2100~6000 大卡发生轻度认识损害(MCI,老年痴呆症前兆)的危险性翻一番(相比每天消耗少于 1500 大卡的那些人)。

之前的研究已注意到不同饮食类型和 MCI 风险性之间存在相关性(例如,具有健康地中海饮食的老人很少发生 MCI,而且也不太可能由 MCI 发展为老年痴呆),这是第一次研究发现在每日过量热卡消耗与 MCI 之间存在相关性。所有这些研究都表明了我们需要确保营养丰富的饮食,同时把来自食物的空热量如添加的糖、白面包,以及咸味食品降至最低。

多余的热量还与无数其他退行性疾病相关。反之,如之前所述,限制热量(在确保满足营养所需的情况下减少热量)与寿命的延长和可能减少的退行性疾病风险相关。这里强调了自由基和生物能量作为应万涛的多因素理论的组成部分。(我将在第 105 页,第三章"生酮饮食和热量限制"中进一步详细讨论热量限制)

当前在老年痴呆症领域已有大量的研究,我希望我们很快就会更清晰地知道如何才能帮助那些患有老年痴呆症的人。

帕金森病:重新思考左旋多巴的治疗

近期帕金森病动物模型的研究表明,即使在那些其他强效抗氧化剂不起作用的案例中,CoQ10 仍可以保护脑细胞免受神经毒性和兴奋性毒性的损害。这一发现意义重大,因为它将重点关注引向线粒体功能障碍和细胞能量在帕金森病中的重要性。后续研究进一步证实了细胞能量产生异常在帕金森病的发展中起到了巨大作用。

在帕金森病中,细胞死亡主要指黑质——大脑中协调运动的区域——的神经元死亡。这些神经元产生神经递质多巴胺;这些细胞死亡使多巴胺贮存耗尽,最终造成肌肉僵硬、震颤,以及启动动作困难。

研究显示黑质属于大脑中含有大量 mtDNA 突变的区域,人体证据表明患有帕金森病的人表现出一些缺乏症。最为特征性的缺乏之一是复合物 I(ETC 的第一个复合物)的活性减弱。在老鼠研究中,可以观察到阻碍复合物 I 会直接导致以剂量依赖的方式给予多巴或多巴胺的治疗。其他老鼠研究已显示在线粒体中剂量依赖性增加羟自由基时给予多巴治疗。这些研究首次提示增加我们所认为缺乏的物质的量可能不是问题的答案。

如之前所讨论的,当电子漏出并与氧发生反应时产生超氧化物自由基。复合物 I 的缺乏增加了电子的漏出,因而使超氧化物的产生增加,最终使 ATP 产生减少(你或许还记得复合物 I 是最初产生超氧化物自由基的地点)。随着超氧化物被抵消,过氧化氢在此期间产生。当过氧化氢被分解时,产生的是羟自由基而不是水。这与所观察到的当阻止复合物 I 时羟自由基的产生增加是一致的。问题是为什么产生的是羟自由基而不是水?答案与铁的还原形式(Fe^{2+})有关,还原铁催化过氧化氢分解为羟自由基。因此,应当更加关注组织的铁贮存与帕金森病(发生率与发展)的相关性。

而且,如之前提到的,在帕金森病中对线粒体功能障碍的研究已经对治疗该病的传统药物左旋多巴提出了严肃的拷问。传统药物左旋多巴被认为能够改善帕金森病的症状(至少是暂时性的),然而它并不能改善其基础的病理。越来越多的证据表明左旋多巴实际上可能加重帕金森病的某些基础的病因。基于此,到了应重新考虑左旋多巴治疗的成本与效益的时候了。事实上,众所周知,左旋多巴的治疗最终将是无效的,疾病的症状将会"卷土重来"。症状的短期缓解值得加速疾病的发展和增加疾病的严重性吗?

帕金森病人的线粒体也显示了复合物Ⅲ(第二个超氧化物产生的最为明显的地点)活性的某些(虽然是轻度的)障碍。

还有受到关注的是 α-酮戊二酸脱氢酶复合物(KGDHC,在线粒体基质中 TCA 循环的一种关键酶)的相对缺乏。KGDHC 产生复合物 I 的底物 NADH,已发现在帕金森病人黑质区的侧面 NADH 严重耗尽。有趣的是,老年痴呆病人皮层区也出现了 KGDHC 水平的降低。

杰出的神经病学专家 M·弗林特·比尔(M.Flint Beal)花费数年时间证明了 CoQ10 具有神经保护的特性,并可能对诸如帕金森、亨廷顿等疾病有所帮助,而且越来越多的科学证据支持他的假说。研究已明确来自早期、未经治疗的帕金森病人血小板线粒体中复合物 I、Ⅱ 和Ⅲ的活性已经减弱(与年龄匹配的对照组相比)。

他的研究团队还发现给予中、老年大鼠 CoQ10 能够将此营养素恢复至年轻大鼠的水平。结果显示在大脑皮层区域的线粒体中 CoQ10 水平可升高 10-40%。在后续的老鼠研究中,口服补充剂 CoQ10 可减轻化学诱导的神经毒性(在实验动物中已证明可引起帕金森综合征)。在暴露于诱导帕金森的化学物质几周后,纹状体的多巴胺浓度和多巴胺能轴突的密度出现了减少,然而对于预先用 CoQ10 处理的那一组,上述浓度和密度水平都明显升高(分别为 37% 和 62%),因此证实了生物能缺乏是该疾病的一个组成部分。

抑郁

有最多可达 20% 的人群经历某些与压力相关的疾病,包括抑郁。然而尽管有数十年的研究,我们仍未能完全理解这一脑功能障碍的疾病。有关将抑郁看作是躯体疾病的观点有反对意见,部分是因为缺乏可重复的、敏感的和特异的生物学标志物。然而,有证据表明线粒体功能异常和自由基损害或许与脑功能异常和各种情绪障碍如抑郁有关。在特殊组织中对线粒体功能异常的评估可以拓宽研究有关抑郁的视野,超越相关神经递质和受体位点的理论,而且可以解释抑郁所持续的症状和体征。

越来越多的证据表明线粒体在抑郁病因学上的意义。认为应激反应(对不断变化的环境的适应)与能量获得(线粒体功能)之间的平衡对心理健康是至关重要的。更具体地说,应激可激活脑的不同区域,并改变其结构和功能(称之为神经可塑性)。这将以代谢消耗为代价,当然,这由线粒体来负责提供这一额外的能量需求。

具有最佳线粒体功能状态的人能够应对应激诱导的神经可塑性所产生的能量需求,这意味着这些人患抑郁症的风险相对较低。另一方面,对于线粒体功能障碍的人来说,应激导致大脑能量供给的缺失最终会损害神经可塑性,这样,迟早会因为适应反应的迟钝而使人易患临床抑郁症。

我并不是说所有线粒体疾病的患者都有抑郁症, 也不是说所有抑郁症患者都有一个基础的线粒体功能障碍。然而,线粒体功能障碍可能是某一个亚组病人抑郁的原因。果真如此的话,这不仅对抑郁的理解而且对其治疗也具有深远的影响。

注意力缺陷/多动障碍:请注意线粒体

注意力缺陷/多动障碍（ADHD）是一种显著影响越来越多人群的异质性疾病。ADHD 定义为由注意力不集中、冲动和多动导致的持续、发展、不恰当、跨情景以及损害的程度。有几个研究已将 ADHD 与氧化应激和自由基损害的标志物联系在一起,而且越来越多的证据也证明了 ADHD 与众所周知对线粒体造成不利影响的环境污染物有关。是否由污染物,疾病,或易感遗传学,自由基损害的增加及其对线粒体的影响所诱发或许对有些——可能是许多——ADHD 案例是一个重要的因素。这表明治疗线粒体功能障碍对有些 ADHD 患者可能是有益的。

我们知道,由自由基损害造成的线粒体功能障碍必将导致能量缺乏,而由此可引发通过星形胶质细胞(中枢神经系统的主要非神经元成分)的神经元信息传递异常和无效。星形胶质细胞在通过对快速放电的神经元补充乳酸的方式提供能量方面扮演着重要角色。星形胶质细胞还可以为少突胶质细胞提供乳酸,在那里乳酸被用来作为生产髓鞘的底物,从而可以快速进行神经传递(正常情况下,髓鞘可使神经信号传递加快)。星形胶质细胞上存在主要的脑神经递质受体对星形胶质细胞直接参与了神经递质的功能增加了强有力的证据。

根据一个被称为能量缺乏模型的生物能量学理论,ADHD 行为症状的产生与星形胶质细胞—神经元之间乳酸转运的损害直接相关。这一转运的基础是星形胶质细胞从血液中摄取葡萄糖,糖原的储存,以及葡萄糖转化为乳酸的过程。

这一点至关重要,因为正如我所说,大脑在休息时可消耗机体 20% 的能量。其能量需求是巨大的。神经元的活动触发了葡萄糖从血液中摄取进入星形胶质细胞。它还触发了星形胶质细胞将储存的糖原分解为葡萄糖。该葡萄糖(来自血和储存的糖原)通过代谢转化为乳酸,之后转运给神经元。然后神经元使乳酸进入 TCA 循环继而进行氧化磷酸化并产生 ATP。

乳酸对于快速放电的神经元来说是必需的能量来源，而且作为能量的原料比葡萄糖更有效。为什么？因为它代谢后产生 ATP 更为迅速(已发生糖酵解)，而且与葡萄糖不同的是，其代谢不需要 ATP(记住：从葡萄糖转化为乳酸需要 2 分子的 ATP)。由于神经元高度的能量需求，因而当需要快速神经活动时，迫切需要利用最有效的能量供给，而且大脑已经有很多方法做到这一点。

然而，对于 ADHD，由星形胶质细胞产生的乳酸在短时间能量需求增加时不足以为快速放电的神经元提供能量。没有充足的乳酸会造成局部和短暂 ATP 产生缺乏，破坏了跨神经细胞膜离子梯度的储备(跨膜离子浓度梯度储备需要能量)，并减慢了神经元的放电速度。所有这一切的结果是高要求认知功能不稳定的表现。

在快速放电之后是缓慢非同步放电，其能量需求减少。因此可以进行能量储备的补充和功能的恢复。当诊断为 ADHD 的病人从事需要快速和准确的复杂任务时，短暂的能量缺乏(尽管其后有正常的能量补充)造成了在这些病人身上所见到的行为反应的多样性。

谷氨酸，一种主要的兴奋性神经递质，在星形胶质细胞中可刺激糖酵解(葡萄糖的利用和乳酸的产生)。然而，谷氨酸有其不利的一面，任何对味精(MSG，谷氨酸钠)敏感的人都知道。当谷氨酸兴奋神经元时，神经元长时间暴露于谷氨酸会迅速导致能量储备的耗竭。对 MSG 敏感的许多人(不仅是 ADHD 病人)据说在出现心跳加速和多汗(称为兴奋)之后是极度的疲劳(能量耗竭)。星形胶质细胞正常情况下保持低水平的谷氨酸，而这是通过膜电压(跨神经细胞膜电化学梯度)获得的。然而，在 ADHD，由于维持电化学梯度的能力受到破坏，从细胞外液去除谷氨酸受到阻碍。无法保持细胞外液低水平的谷氨酸不仅破坏了谷氨酸的神经递质功能，而且也影响了神经可塑性、学习和记忆。过度兴奋(意味着线粒体被推到产生能量的极限，继而造成过多自由基的损害，同时这一系列事件可导致凋亡)也可造成细胞死亡。已知 ADHD 病人的大脑灰质减少；因线粒体功能障碍导致细胞死亡最终会造成任何受影响的器官萎缩。

这一过程也有助于解释为何传统医学领域给 ADHD 病人开具苯丙胺处方。例如，哌甲酯(利他林)已显示在大脑区域可以通过星形胶质细胞增加葡萄糖的利用。该药可帮助已出现葡萄糖利用减少和能量供给受损的 ADHD 病人，还可能帮助因长期乳酸缺乏而髓鞘化不良的其他人。然而，本质上大多数人都会同意苯丙胺只给那些精神不太好的孩子——尤其当学校一贯教育孩子们毒品是如何有害时，它所发出的是混淆的信息。有更好的方式，我将在第三章讨论。

慢性疲劳综合征、肌痛性脑脊髓炎和纤维肌痛

尽管慢性疲劳综合征(CFS)、肌痛性脑脊髓炎(ME)和纤维肌痛都是不同的独立

的疾病,但是由于在症状学方面的相似和显著的重叠,我们常常将它们一起讨论。就本书而言,我也将它们放在一起。然而,在诊断这些疾病方面,对纤维肌痛而言疼痛是主要因素——具体来说,当按压机体的某些部位(称为压痛点)时出现的疼痛和压痛。大多数其他症状(如疲劳、认知障碍、头痛,以及睡眠障碍)对上述三种情况都是共同的。

我们现在知道,问题的出现是因为细胞能量产生出现紧缺。遗憾的是,大多数 CFS 患者持续存在一个能量需求超过供给的状态。已对 CFS 各种可能的疾病根源做过研究的莎拉·麦吉尔(Sarah Myhill)博士及其团队成员的调查结论是 CFS 是线粒体功能障碍的结果。

在持续能量供给不足的状态下,有些 ADP 可以结合在一起产生 ATP,但这种结合也会产生 AMP——正如我之前讨论的。记住 AMP 最终会从细胞中清除,这意味着构建 ATP 的重要原料的丢失。在能量池减少的情况下为了快速满足细胞的能量需求,机体会通过糖酵解(或无氧代谢)从葡萄糖直接产生少量的 ATP,这虽然能更快的产生能量,但其效率远不如有氧代谢。转变成无氧状态恰恰是 CFS 患者体内所发生的情况。

遗憾的是,正如麦吉尔指出的,这一转变会造成两个严重的问题。第一,乳酸(无氧代谢的产物)迅速堆积——如同某人在短时间赛跑必须迅速产生能量——造成被称为"乳酸烧伤"的疼痛。人体通过转变为无氧代谢来满足高能量所需,但之后却付出乳酸堆积的代价。第二,以这种方式利用葡萄糖意味着极少可能(如果有的话)制造 D-核糖。所以 CFS 患者从不可能完全恢复并继续进行能量池及其容量的重建。

对那些想进一步深入研究 CFS 的人,除了阅读麦吉尔的书《慢性疲劳综合征和肌痛性脑脊髓炎的诊断及治疗》以外,去麦吉尔的网站上还可以阅读更多的内容,里面有大量有用的信息。你得知已踏上跟踪证据的道路是件有趣的事,线粒体功能障碍解释的不仅是肌肉酸痛和压痛以及严重的持续性疲劳,还解释了 CFS 患者如何以及为什么会经历心血管功能障碍,他们为什么不耐热然而在应当出汗时却不出汗,为什么消化功能一团糟,以及为什么脑雾是常见的问题。如一个多米诺骨牌击倒下一个,一切都从线粒体功能障碍开始。

II 型糖尿病

通常所指的糖尿病是一种以长期高血糖为特征的代谢异常。早年,诊断糖尿病意味着死刑判决,然而随着先进医疗的研究,糖尿病不再是曾经认为的恐怖疾病。但是,重要的是要记住如果不予治疗,糖尿病可导致许多并发症,包括心血管病、神经病、中风、肾衰竭,甚至昏迷。

糖尿病有两种主要类型,I 型和 II 型。I 型的发生来自于机体免疫系统不恰当地攻击和破坏胰腺中产生胰岛素的细胞。I型是一种自身免疫性疾病,这种免疫破坏的后果是因缺乏胰岛素从而无法控制血糖水平。另一方面,II型的发生来自于机体无法有效地利用其所产生和释放的胰岛素。这里我们大多讨论的将集中在II型,因为II型占糖尿病案例的95%。

尽管糖尿病的管理已经走了很长一段路,然而,近期证据表明线粒体功能障碍作为该疾病的核心问题使我们进一步认识到如何阻止其进展,甚至将其逆转! 我将在第三章(参见第105页"生酮饮食和热量限制")讨论糖尿病的逆转,这是我们这一代人如何因关注线粒体功能和健康对以往认为不可逆转的疾病所产生巨大收益的最好的范例。

II型糖尿病的线粒体损伤

最近,已明确线粒体在II型糖尿病的发病机制中扮演了一个重要角色,II型糖尿病与胰岛素释放和对靶组织作用受到损害相关。有证据表明线粒体在这两个过程中都有一定的作用,而且线粒体缺陷在病程的早期已经显示出来。

另一方面,I型糖尿病主要是由于自身免疫对胰腺β细胞的破坏。线粒体在其中也具有重要作用——可能在发病机制方面,当然也在其治疗和长期结局的预防方面。

无论什么病因,两种糖尿病(以及其他少见类型,如线粒体糖尿病,这将在下一节讨论)都与长期相似的并发症有关,因为它们似乎都是由在线粒体水平的致病过程所导致。

线粒体功能对糖尿病人不同的细胞和组织有不同的含义,但就这一点,科学界强调的是除了糖尿病主要并发症的靶器官(肾、视网膜、神经,以及血管细胞)以外,还有负责胰岛素分泌的主要细胞类型(胰腺β细胞),胰岛素作用的靶标(骨骼肌和心肌细胞,以及肝细胞)。

已知II型糖尿病是一个进展性的疾病,公认的观点是病程早期靶细胞对胰岛素敏感性受到了很大损伤(称为胰岛素抵抗),而随着时间推移血糖水平的恶化与β细胞功能障碍相关。结果是分泌胰岛素的能量减弱无法满足因胰岛素抵抗而强加的需求。

无法满足需求相应会导致高血糖(即血糖水平增高),这就是主要的医学问题所在。研究显示高血糖诱发内皮细胞(沿血管壁排列的细胞)线粒体超氧化物的产生,内皮细胞是诸如心血管疾病等糖尿病并发症的重要中介物。内皮细胞超氧化物的产生也导致动脉粥样硬化、高血压、心力衰竭、衰老,以及脓毒症。

更进一步讲,糖尿病的血糖水平升高将会"糖化"蛋白质,称之为AGEs(后期糖化终产物)。这些蛋白质功能已发生改变,从单纯的功能丧失(即使听起来是良性的,但依然十分危险),到更为严重的对细胞功能的损害。这些糖化蛋白也可结合线粒体并损害其功能。

另外,II型糖尿病患者骨骼肌的ETC性能已经减弱,线粒体较正常为小。线粒体损伤也似乎是这些细胞中脂质堆积的主要原因。PPARG 共激活剂 1(PGC1)是位于线粒体基质中氧化脂质的关键因素,而 II 型糖尿病患者 PGC1 的表达减少。堆积的脂质转化为毒性化合物,损伤线粒体并导致胰岛素抵抗。

当堆积的脂质造成某些细胞的功能损害时称为脂毒性。与其他脂质相比,游离脂肪酸对细胞更具毒性。几个研究者已确认脂毒性和脂质堆积可加速 II 型糖尿病的进展。骨骼肌中脂肪酸代谢能力的缺陷是 II 型糖尿病的共同特征。在正常生理情况下,脂肪通过在线粒体中的 β–氧化进行代谢。然而,当线粒体损伤时,脂肪不能正常代谢因而出现脂肪酸的堆积。

脂肪酸特别易于氧化损伤,导致脂质过氧化物(或脂肪酸自由基)的产生。这些脂质过氧化物对细胞具有毒性作用并且是高反应性的,自由基对蛋白质和 mtDNA 可造成损伤。这里,再次出现了危险的正反馈循环。脂质堆积成为脂毒性的原因并通过氧化损伤造成线粒体功能障碍。另一方面,线粒体损伤促使脂肪堆积而不能代谢,因而进一步增加了脂肪堆积。

为防止这一正反馈循环的发展,正常情况下健康细胞中具有保护机制。位于线粒体膜上的解偶联蛋白 3(UCP3)就扮演了一个主要角色,其本质上充当了一个溢流阀,使过高的质子梯度不能减慢 ETC 速度。然而研究表明功能异常的 UCP3 导致自由基损伤细胞,这与胰岛素抵抗和 II 型糖尿病有关。这是糖尿病研究的一个活跃领域。

所以至此,事件的链条看起来是这样的:(1)线粒体在靶细胞,如骨骼肌细胞中出现损伤造成脂质堆积;(2)脂质堆积导致胰岛素抵抗;(3)由于胰岛素抵抗,胰腺中的 β 细胞必须增加代谢以产生更多的胰岛素(然后包装和分泌——所有这些要消耗能量);(4)尽管短期内这种代谢增加在某种程度上有助于控制血糖,然而随着时间的推移由于长期高代谢和高能量需求,这些 β 细胞内线粒体的损伤就会累积;最终(5)β 细胞死亡,造成胰岛素水平下降和血糖升高,这就是通常所见到的长期存在的无法控制的 II 型糖尿病。

线粒体糖尿病

通常在中年出现的线粒体糖尿病是源自于线粒体缺陷的一种形式,因此这种糖尿病为母系遗传,并且有趣的是,常常与听力损害(尤其是高频)有关。这类糖尿病的特征是胰岛素分泌下降而非胰岛素抵抗,说明主要问题在于胰腺 β 细胞的线粒体。

线粒体糖尿病的基本临床病理学类似于 I 型糖尿病,然而却并非因免疫反应损害 β 细胞导致。

此类糖尿病源于 mtDNA 突变。导致线粒体糖尿病最常见的突变是编码"转运 RNA"的突变。转运 RNA 缺陷损害多种线粒体蛋白的合成,最终导致线粒体功能障碍。线粒体糖尿病尽管罕见,但其表现常常与 II 型糖尿病相似,因此为了恰当治疗,必须恰当诊断。（你可以了解到常常误诊的原因是其病理学类似于Ⅰ型糖尿病，而其症状却类似于Ⅱ型糖尿病。）

药物引起的线粒体损伤及疾病

随着越来越多治疗药物的使用，越来越多的健康问题与线粒体功能障碍有关——而且越来越多地表明线粒体功能障碍的病因是由于药物的毒性作用。尽管如此，负责药品审批的美国食品和药品管理局，加拿大卫生部，或其他监管机构尚未要求对线粒体的毒性作用进行检验。药物可直接或间接损伤线粒体（见表2.1）；它们可以直接抑制ETC复合物（13个关键亚单位）的mtDNA转录，通过其他机制损伤ETC组成部分，或抑制糖酵解和β-氧化的任何步骤中所需要的酶。药物还可以通过自由基的产生，减少内源性抗氧化物如超氧化物歧化酶和谷胱甘肽的数量，或耗尽机体ETC复合物的构建或适当功能所需的或线粒体酶所需的营养物质。

实际上，对线粒体的损伤或许能解释许多药物的副作用。巴比妥盐（用作镇静剂或抗焦虑药）是首次被记载的通过抑制复合物Ⅰ以阻碍线粒体功能的药物。与之同样的机制也解释了鱼藤酮（一种农业杀虫剂）是如何导致线粒体损伤的（顺便说一下，这碰巧使之成为引起我们所研究的动物帕金森病的有用的化学物质）。其他药物可以螯合辅酶A（如，阿司匹林、丙戊酸），抑制CoQ10的生物合成（如，他汀类），耗尽抗氧化防御系统（如，对乙酰氨基酚），抑制线粒体β-氧化酶（如，四环素及其他几种抗炎药物），或既抑制线粒体β-氧化又抑制氧化磷酸化（如，胺碘酮）。还有其他化学物质损害mtDNA转录或复制。严重情况下，能量产生的破坏可导致肝衰竭、昏迷，甚至死亡。

许多精神类药物也可损伤线粒体功能。这些药物包括抗抑郁药、抗精神病药、治疗痴呆药物、治疗惊厥药物、情绪稳定剂如锂，以及治疗帕金森病药物。

治疗AIDS（艾滋病）的抗反转录病毒药物的不良反应是抑制负责mtDNA复制的酶。对该酶的抑制会造成mtDNA、ETC的13个重要亚单位的减少，以及最终导致细胞能量产生的减少。由这些药物引起的线粒体功能障碍可以解释许多对这些药物所报道的不良反应，包括多发性神经病、肌病、心肌病、脂肪变性、乳酸酸中毒、胰腺炎、全血细胞减少，以及近端肾小管功能障碍。

对乙酰氨基酚，是解热止痛的非处方大众药。此药在美国是药物引起肝衰竭的主要原因。每年因急、慢性对乙酰氨基酚中毒引起超过450人死亡。对乙酰氨基酚在肝脏中代谢，当它开始被酶清除时，会代谢为一种有毒的中间产物，之后被谷胱甘肽中和，最终由尿液排出。因此，对乙酰氨基酚的毒性作用最早影响的是肝脏谷胱甘肽的消耗、自由基的累积，以及线粒体功能的减弱。由于谷胱甘肽耗竭是引起肝细胞死亡的机制，因此，对乙酰氨基酚的解毒剂就是可以增加谷胱甘肽的普通营养补充剂，称为N-乙酰半胱氨酸（谷胱甘肽的前体物质）。

表 2.1　引起线粒体损伤的药物记录

药物类型	药物
抗酒精中毒药物	双硫仑(戒酒硫)
镇痛(止痛)和抗炎药	乙酰水杨酸(阿司匹林)、对乙酰氨基酚(泰诺林)、双氯芬酸(扶他林、伏他洛尔、得克炎、双氯芬酸钠、凯扶兰)、非诺洛芬(纳芬)、吲哚美辛(消炎痛、吲哚E-Rm,吲哚-SR)、萘普生(萘普生钠、那普洛辛)
麻醉剂	丁哌卡因,利多卡因,异丙酚
抗心绞痛药物	哌克昔林,胺碘酮(可达龙),二乙氨基乙氧基己糖醇(DEAEH)
抗焦虑药	阿普唑仑(赞安诺)、地西泮(安定、地西泮直肠凝胶)、巴比妥、布他比妥(合用可待因)、环己巴比妥(海索比妥)、甲基苯巴比妥(甲苯巴比妥)、戊巴比妥(宁必妥)、苯巴比妥(鲁米那)、普里米酮,丙泊酚,司可巴比妥(速可眠)、他布比妥(另丁烯丙巴比妥)、硫代巴比妥
抗心律失常药	胺碘酮(可达龙)
抗生素	四环素,抗霉素 A,氟喹诺酮(环丙沙星、吉米沙星、左氧氟沙星、莫西沙星、诺氟沙星、可乐必妥)
抗抑郁药	阿米替林(Lentizol)、阿莫沙平(Asendis)、西酞普兰(环丙咪唑)、氟西汀(氟苯氧丙胺、百忧解、Symbyax、Sarafem、Fontex、Foxetin、Ladose、Fluctin、Prodep、Fludac、Oxetin、Seronil、Lovan)
抗精神病药	氯丙嗪,氟奋乃静,氟哌啶醇,利培酮,喹硫平,氯氮平,奥氮平
癌症(化疗药)	丝裂霉素 C,利福霉素,阿霉素(也称为多柔比星和羟基柔红霉素以及包含在以下化疗方案——ABVD、CHOP,和 FAC 中的药物)
降胆固醇药物	他汀类:阿托伐他汀(立普妥,Torvast)、氟伐他汀(来适可)、洛伐他汀(美降之,Altocor)、匹伐他汀(Livalo,Pitava)、普伐他汀(普拉固,Selektine,Lipstat)、瑞舒伐他汀(可定)、辛伐他汀(舒降之,素果,Lipex)利胆药:考来烯胺(贵舒醇)、氯贝丁酯(Atromid-S)、环丙贝特(Modali)、考来替泊(Colestid)、考来维仑(Welchoe)
抗痴呆药物	他克林(Cognex)、加兰他敏(利忆灵)
抗糖尿病药物	二甲双胍(Forfamet,格华止,格华止 XR,Riomet)、曲格列酮,罗格列酮,丁双胍
抗癫痫/惊厥药物	丙戊酸(德巴金,德巴金糖浆,Depakote,Depakote ER,Depakote 喷雾剂,双丙戊酸钠)
抗 HIV/艾滋病药物	立妥普,双汰芝,恩曲他滨,拉米夫定(硫酸阿巴卡韦)、Epzico,Hivid(ddc,扎西他滨)、抗反转录酶(AZT、ZDV、齐多夫定)、三协维,抒发泰,威泰(ddI、去羟肌苷)、威杏 EC,韦瑞绕,赛瑞特(d4T,司担夫定)、塞进,Racivir
情绪稳定剂	锂
抗帕金森病药物	托卡朋(Tasmar)、恩他卡朋(COMTam,也在组合药物斯达力沃中)

线粒体损伤的机制和受影响的组织取决于所用来治疗的药物。例如,丙戊酸消耗左旋肉碱导致肝脏 β–氧化的减弱,因而促使脂肪肝的形成。表 2.1 中的抗精神病药物可抑制 ETC 功能。抗焦虑药物地西泮也显示可抑制大脑线粒体功能,而阿普唑仑却在肝脏产生抑制线粒体功能的作用。长期使用糖皮质激素已显示可造成线粒体功能障碍和对 mtDNA(以及 nDNA)的氧化损伤。

以我的方式,应当研究所有药物对线粒体功能的影响。实际上,所有化学物质,不论它们是杀虫剂、食品添加剂,或个人护理品(以及任何其他东西)都应当研究它们对线粒体的影响。例如,经常被用于糖果和男士剃须凝胶的人造蓝色素可抑制氧化磷酸化。表 2.1 所列出的是截至目前能引起线粒体损伤的药物记录。

线粒体疾病

不好意思的是,我得承认我曾经是电视节目《单身汉》的狂热观众,令人兴奋的是在第 17 季的节目里(2013 年 1 月播出)看到了肖恩(Sean,单身汉)和带了两个患线粒体疾病女儿的艾希莉(Ashlee,一名"参赛者")去约会。对于多数人来讲,如果看了这个节目,很可能是第一次听说线粒体疾病。然而,随着基因检测和基因测序技术变得越来越容易、便宜和更加快速,这类疾病越来越得到认识。

在 20 世纪 80 年代,对人类线粒体基因组完整测序之前,罕有线粒体疾病的报道。从那以后,对许多病人的 mtDNA 进行测序成为可能。由此出现了病例数量的飞涨,报道约 1/5000(或甚至 1/2500)的人天生有线粒体疾病(这实际上也是低估,因为有许多不需要医学干预的轻微类型)。而且,被认为是线粒体疾病这种状况的数量也在激增,因而揭示了这种疾病奇特的本质。

线粒体疾病表现出的特别复杂的基因和临床特征涉及了一个极其广泛的确诊类别。遗传类型虽然有时遵循孟德尔规律,但并非总是如此。[孟德尔规律支配"正常"核基因遗传类型。根据从每一个父母那里(给予每个后代每个基因的两个拷贝数)遗传同一基因的两个随机拷贝数之一的概率,可以很容易地计算出遗传性状或所遗传疾病的可能性。]当线粒体疾病由核基因缺陷造成,其遗传方式遵循孟德尔规律。然而,涉及线粒体正常功能的有两套基因组,mtDNA(只遗传自母亲)和 nDNA(遗传自父母双方),因此,遗传类型的范围广,从常染色体隐性到常染色体显性再到母系遗传。

更为复杂的是,细胞内 mtDNA 和 nDNA 之间存在无数的相互作用。结果是同样的 mtDNA 突变在同一家庭中的兄弟姐妹之间会有完全不同的症状(即使他们都有相同的 mtDNA,但 nDNA 不同),而不同的突变也可导致相同的症状。即使患有相同疾病的双胞胎也可有根本不同的症状(症状与所受累的组织有关),具有不同突变的个体却会表现出相同症状的疾病。

然而,母亲卵子中 mtDNA 的变异惊人的高,这一事实阻碍了对遗传规律的预测。

能够说明这组疾病奇怪特性的是,即使具有相同线粒体基因突变的兄弟姐妹之间,症状的出现也会有几十年的变化。更有甚者,偶尔会有在已经(或应当)遗传这种疾病的个体中,疾病甚至会消失。这一个体是幸运的,然而,一般情况下线粒体疾病会随着时间的推移而进行性恶化。表2.2 和2.3 概括了与线粒体功能障碍相关疾病的症状,以及涉及线粒体功能障碍的遗传病。

当前,有超过200 个线粒体基因突变类型,而且已发现更大范围的常见退行性疾病涉及一个或更多的线粒体基因突变(这意味着我们需要对庞大数量的线粒体疾病进行重新分类)。

正如我们所知道的,这些突变致使线粒体不能完成产生能量的工作。当细胞内产生的能量越来越少时,细胞就会停止工作或死亡。所有细胞(除红细胞外)都含有线粒体,因此线粒体疾病易影响机体的多个系统(或者同时,或者在不同的时间进行性加重)。当然,有些组织和器官比其他组织和器官更需要能量。当一个器官的能量需求不再被充分满足时,线粒体疾病的症状就表现出来。它主要影响的是大脑、神经、肌肉、心脏、肾脏以及内分泌系统——所有的细胞高能量需求的器官。

在基因层面,情况会日益复杂。通过理解 mtDNA 遗传缺陷的水平来确定一个人体的生物能的基线。随着人们一生中额外的 mtDNA 缺陷的增加,他们的生物能容量也会下降直到超过一个器官的阈值,从而使该器官开始出现功能障碍或易出现退行性变(每个器官有不同的阈值——不久我将进行讨论)。

另一个基因方面的难题是每个线粒体包含有多达 10 个拷贝的 mtDNA,而每个细胞和组织包含有很多线粒体,这意味着在每个细胞、组织,或器官中无数不同拷贝数的 mtDNA 有无数不同的缺陷。对于一个特定组织或器官出现功能障碍时,其 mtDNA 缺陷一定达到了一个临界值。这叫阈值效应。某一个器官或组织比其他器官或组织对有些突变、能量需求,以及对自由基损伤的敏感性更加易感。所有这些因素结合在一起决定了如何对基因损伤做出反应。

例如, 如果只有 10%的线粒体出现功能障碍, 那么健康的 90%会掩盖有缺陷的 10%的部分。或者也许是轻微的、不严重的突变,但在线粒体中占有相当大的百分比。在那些情况下,细胞可仍然正常生活。

然后有一个分离的概念。当细胞分裂时,其线粒体被随机分配到两个子细胞中。其中一个子细胞会被分配给所有有缺陷的线粒体,而另一个子细胞可获得所有健康线粒体(或两者之间的任何组合)。有缺陷线粒体的细胞将会通过凋亡而死去,留下的为健康细胞(这就解释了线粒体疾病有时是如何随机和意外地消失)。这种现象,即在一个细胞内并非所有 mtDNA 拷贝数是相同的, 被称之为异质性 (意指混合性 mtDNA)。异质性的程度因人而异,即使在同一个家庭内也有所不同。在一个人体内异质性的程度也会因不同的器官系统,甚至因不同的细胞而不同,从而可能出现大量疾病的症状与表现。

表 2.2 症状、体征，以及与线粒体功能障碍相关的疾病

器官系统	疾病症状
肌肉	肌无力，衰弱，痉挛，肌痛，上睑下垂，眼肌麻痹
脑	发育迟缓，孤独症，痴呆/老年痴呆症，惊厥，神经精神障碍，非典型脑瘫，偏头痛，卒中
神经	病理性神经疼痛/衰弱，炎症性脱髓鞘多发性神经病，深部肌腱反射消失，神经性胃肠问题(GERD、便秘、假性肠梗阻)，昏厥，无汗或多汗，异常体温调节
肾脏	范可尼综合征，蛋白质(氨基酸)、镁、磷、钙，以及其他电解质的丢失
心脏	心脏传导缺陷(心脏阻滞)，心肌病
肝脏	低血糖，糖异生缺陷，非酒精性肝衰竭
眼	视神经病和视网膜色素沉着
耳	感觉神经性耳聋，氨基糖苷敏感
胰腺	糖尿病和胰腺外分泌功能衰竭
系统性	发育障碍，身材矮小，疲劳，呼吸问题

在发育中的胚胎，随着细胞的分裂，具有不同突变的不同线粒体最终将被分配到具有不同代谢需求的不同的组织中。如果有缺陷的线粒体碰巧被分配到的细胞最终发育成为代谢活跃的组织，如心脏或大脑，这些个体的生活，即便有，也很可能生活质量较差。另一方面，如果有缺陷的线粒体最终定植在代谢较不活跃的细胞，如皮肤细胞(也会不断脱落)，那么这些个体或许永远不会知道他们具有线粒体疾病的遗传印迹。虽然，在《单身汉》中一个受线粒体疾病影响的女儿表面上看起来"正常"，而另一个女儿受影响的程度却非常显著。

由于来自正常代谢的自由基的产生，某些特定的线粒体突变随着年龄增长而自发地累加，从而在受累细胞中产生了线粒体异质群。下一步的发展取决于许多因素。例如，如果受累细胞是快速分裂的细胞，如具有产生并分化为组织的干细胞，那么有缺陷的线粒体被复制后其优势将会扩散传递。如果受累细胞在细胞分裂中不再活跃，如神经细胞，那么突变将局限在那个细胞内。我并不排除偶尔会发生随机的有益突变的可能。然而,线粒体疾病遗传的复杂性有助于解释由线粒体突变导致的生物能的下降如何在衰老的整个过程中有如此复杂多样的影响。

我们也一定记得还有大量其他基因涉及线粒体的正常功能。如果突变影响基因编码 RNA,后果常常是严重的。如果突变影响的是来自于受精时父母一方的 nDNA 中的线粒体转录因子,那么其影响将波及体内所有的线粒体。然而,如果突变影响的某些线粒体转录因子只活跃在特定组织中,或只对特定的激素有反应,那么其影响是组织特异性的。

考虑到如此大的差异程度,令人难以置信的广谱线粒体疾病就是问题的本身,从而几乎无法预测线粒体疾病在任何一个个体中将如何进展。很难将线粒体疾病全部命名,同时还有许多尚未发现的线粒体疾病。即使许多常见的退行性疾病(如,各种心血管病,癌症,各种类型的痴呆)当前也正在被认为是特定的线粒体疾病。

尽管无法治愈遗传性线粒体疾病,许多人——尤其是那些轻症患者——如果将线粒体疾病很好地控制,他们或许会有一个正常的生活质量和寿命。

涉及线粒体功能障碍的获得性疾病

随着我们对线粒体功能及功能障碍了解范围的扩大,我们开始意识到许多人们所熟知的疾病其核心问题是线粒体功能障碍。一些近期数据表明目前发现多达每2500人中就有一人患线粒体疾病。当你考虑到以下疾病时,现实的预测是我们会看到所报道的线粒体疾病(遗传性或获得性)的发病率可能会激增到超过二十分之一,甚至十分之一。

* II 型糖尿病
* 癌症
* 老年痴呆
* 帕金森症
* 双相情感障碍
* 精神分裂症
* 衰老
* 焦虑症
* 非酒精性脂肪肝
* 心血管疾病
* 肌肉减少症(肌肉质量和力量的损失)
* 运动不耐受
* 疲劳,包括慢性疲劳综合征,纤维肌痛,肌筋膜痛

表 2.3　涉及线粒体功能障碍的遗传病

疾病	症状
卡恩斯–塞尔综合征（KSS）	眼外肌麻痹,心脏传导阻滞,感觉神经性耳聋
勒伯尔遗传性视神经病（LHON）	青年期视力丧失
线粒体脑病，乳酸酸中毒，和卒中样发作（MELAS）	不同程度的认知损害和痴呆,乳酸酸中毒,卒中,以及短暂脑缺血发作
肌阵挛样癫痫伴碎红纤维（MERRF）	进行性肌阵挛样癫痫
Leigh 综合征	亚急性硬化型脑病,惊厥,意识改变,痴呆,通气功能衰竭
神经病变,共济失调,视网膜色素沉着,上睑下垂（NARP）	痴呆,以及首字母缩略词所代表的症状。
肌神经源性胃肠性脑病（MNGIE）	胃肠假性梗阻神经病变

何时线粒体疾病为原发病

当线粒体疾病出生时就存在,即为原发病。对于病情较轻的年轻人,可能学会了应对和适应他们现有的能量,却并未意识到他们甚至已患有线粒体疾病。虽然这些年轻人从未真正擅长过需要耐力的体育运动, 但他们也许会说他们有一个正常和健康的童年。

有些更为显著的线粒体疾病的常见症状包括发育迟缓或倒退, 癫痫发作, 偏头痛,肌无力(可能只是偶尔出现),肌张力差(肌张力低下),平衡不良(共济失调),疼痛性肌肉痉挛,体力活动无法跟上同伴(耐力低),慢性疲劳,腹部问题(呕吐、便秘、疼痛),体温问题(多汗或少汗),呼吸问题,眼睛无法直视(斜视),眼球运动减弱(眼肌麻痹),视力丧失或失明,眼睑下垂(上睑下垂),听力丧失或耳聋,年轻时存在心/肝/肾疾病,身体局部颤抖(震颤)。虽然这些症状有的在普通人群中是常见的,但是线粒体疾病的患者常常在年轻时就会受到多种症状的困扰。

同样,许多常见的健康问题会被误诊。尽管诊断与症状学有关,但其根本问题实际上可能就是线粒体疾病。例如,线粒体缺陷可能促使某些病人心脏病的诊断。近期对扩张型心肌病的研究发现大约四分之一(25%)的病人心脏组织中有 mtDNA 突变。

其他病人可能有遗传性 CoQ10 缺乏并出现大脑、神经和肌肉的功能障碍,通常包括劳累以及痛性发作。这些病人似乎对补充 CoQ10 有效,但这些是有限的观察,因为这种疾病是在婴儿期诊断的。原发性 CoQ10 缺乏症是 nDNA 突变引起的线粒体疾病之一。

表 2.4 概括了在儿童和成人由 mtDNA 突变引起线粒体疾病的特征。

表 2.4 由 mtDNA 突变(母系遗传)引起的线粒体疾病的特征

儿童	
心脏	双心室肥厚型心肌病,心律失常,心脏杂音,猝死
皮肤	红斑(发红),脂肪增多症(良性脂肪沉积),网状色素沉着("黑点"病),多毛症(毛发过度生长),白癜风(斑片状脱色),秃发(毛发丢失)
内分泌	糖尿病,肾上腺衰竭,生长障碍,甲状腺功能减低,性腺功能减退(性腺不能产生足够的激素),甲状旁腺功能减低
胃肠	发育不良,吞咽困难(不能吞咽),胃肠动力问题,呕吐,假性梗阻
血液	贫血,全血细胞减少(红、白细胞降低)
肝脏	肝衰竭
肌肉骨骼	衰弱,肌病(肌肉乏力)
神经病学	肌病(来自神经功能障碍的肌肉乏力),发育迟缓,共济失调(肌肉运动不协调),肌肉疼挛,肌张力异常(不自主肌肉收缩),肌无力(肌张力低下),延髓征,舞蹈征(异常运动障碍),痫性发作,肌阵挛(不自主痉挛),卒中
眼	视神经萎缩,视网膜色素变性(视网膜损伤),上睑下垂(眼睑下垂),复视(双重视野),白内障
耳	感觉神经性耳聋
肾	肾小管缺陷,肾病综合征,肾小管间质性肾炎
呼吸	中枢性低通气,窒息(呼吸暂停)
成人	
心脏	心力衰竭,传导阻滞,心肌病,猝死
内分泌	糖尿病,甲状腺疾病,甲状旁腺疾病
胃肠	便秘,肠易激综合征,吞咽困难,厌食,腹痛,腹泻
肌肉骨骼	横纹肌溶解(肌纤维破裂),肌肉乏力,活动不耐受
神经病学	偏头痛,卒中,痫性发作,痴呆,肌病,周围神经病,共济失调,言语障碍,延髓征,肌阵挛,震颤
眼	视神经萎缩,白内障,进行性眼外肌麻痹,上睑下垂,色素性视网膜病,视力丧失,复视
耳	感觉神经性耳聋
生殖	孕中期到孕晚期流产,性腺功能低下
呼吸	呼吸衰竭,夜间低通气,反复吸入,肺炎

线粒体疾病的治疗

最新的医学、科学,以及遗传学的进展使我们对线粒体疾病的诊断和治疗有了更好的了解。遗憾的是,仍然没有治愈的方法,而且目前的治疗也无法确保症状的缓解或生活质量的改善。

治疗效果的不同取决于个体受影响的确切的疾病及其严重性。还有,治疗无法逆转任何已存在的损伤(如大脑畸形或由卒中造成的伤害)。一般来说,轻症患者比重症患者容易获得更好的疗效。

近期的研究显示有几种营养补充剂有助于缓解症状并改善功能。个案报道及先行研究发现有些线粒体疾病患者对长期 CoQ10 治疗有效,已报道结局乐观的疾病包括线粒体脑肌病、乳酸酸中毒和卒中样发作(MELAS),卡恩斯—塞尔综合征,以及伴有耳聋的母系遗传糖尿病。意大利一项针对线粒体病患者的研究检测了患者大脑和骨骼肌中的生物能活性,显示通过 CoQ10 治疗具有积极的效果。经过 6 个月的 CoQ10 治疗(仅仅 150mg/天),所有患者大脑生物能已恢复正常,骨骼肌生物能明显改善,其他大量研究也证实了 CoQ10 在线粒体疾病中的价值。通常,它是与其他营养素一起开具处方的,即以一种被称为"鸡尾酒"的形式,因此先进而博学的医生会推荐其中某些或所有这些补充剂:肌酸、维生素 C、维生素 E、α-硫辛酸、硫胺素(维生素 B1)、核黄素(维生素 B2)、烟酸(B3)、左旋肉碱,或左旋精氨酸。其他包括 D-核糖、PQQ、镁,以及中链脂肪酸。

常规进行运动和体力活动可对每个人的身体、大脑以及精神状况提供巨大有益的帮助。然而,对那些线粒体疾病患者来说,体力活动成为构建细胞内更多线粒体(线粒体能量产生)的一种极为重要的方式,由此可为细胞产生更多能量,使体力活动耐力增加。最终,运动可改善每个线粒体疾病患者的生活质量。

由 mtDNA 突变引起的遗传病举例

以下疾病由 mtDNA 突变引起,它们通常为母系遗传。

* 线粒体脑肌病、乳酸酸中毒、卒中样发作(MELAS)
* 肌阵挛样癫痫伴碎红纤维(MERRF)
* 神经病变,共济失调,色素视网膜病
* 母系遗传 Leigh 综合征
* 勒伯尔遗传性视神经病(LHON)
* 慢性进行性眼外肌麻痹

* 母系遗传糖尿病及耳聋
* 非综合征性母系遗传耳聋
* 卡恩斯—塞尔综合征(KSS)
* 皮尔逊综合征

由 nDNA 突变引起的线粒体病举例

已知这些疾病由 nDNA 突变引起,即它们由母亲或父亲遗传,通常符合孟德尔遗传规律。

* 常染色体隐性眼外肌麻痹(控制眼球运动的肌肉瘫痪)
* 肥厚型心肌病(心脏增大、受损)
* 肌神经胃肠性脑肌病
* Leigh 综合征
* 线粒体耗竭综合征
* 常染色体显性视神经萎缩

年龄相关性耳聋

年龄相关性耳聋(称为老年性听力低下或老年性耳聋),可影响大约三分之一年龄在 65 岁及以上的人群,原因在于衰老的机体内所出现的变化。例如,循环功能障碍限制了血流在整个人体的流动,包括限制了血流在大脑和听力系统的流动,这些在晚年都是常见的。有许多理由可以解释为什么随着人体的衰老循环功能下降,包括心脏病、动脉硬化、糖尿病,以及久坐的生活方式。

令人担忧的是,在今天几乎有一半的婴儿潮一代人患有某种程度的耳聋。尽管这一状况的出现几乎不易察觉,但其最终结果是与周围环境交流的能力受到损害从而显著降低生活质量。事实上,有可能解释"认知负荷"的是来自于最新研究发现的听力损害与认知下降有关。有可能随着听力的下降,人们认知能力减弱,原因在于人在对话中,大脑会消耗更多能量努力去听正在说的内容,而不是处理正在讲话的内容。

然而线粒体如何能解释这一现象?越来越多来自动物研究的证据已经表明自由基的累积效果能够引起 mtDNA 的损害,从而最终造成耳蜗细胞的凋亡。已知暴露于噪音环境中可引起耳蜗中自由基的过度产生,同时遗传学研究已确认了几个突变基因,包括那些与抗氧化防御系统及动脉粥样硬化相关的基因。抗氧化防御系统的遗传变异也有助于解释老年人中与年龄相关耳聋的发病及其程度所存在的广泛多样性。

引人注目的是，一流的耳鼻喉科专家的基础研究与临床工作显示采用综合治疗方法包括选择最佳营养与生活方式有可能减缓——有时甚至逆转——听力丧失的进展。在麦克尔·塞德曼（Michael Seidman）《现在拯救你的听力》一书中揭示了年龄相关性耳聋与自由基损伤和线粒体功能障碍相关。

在建立这一关系后，塞德曼采用在老鼠中限制热量的方式以验证这一理论。限制热量饮食（我将在之后的第105页，第三章"生酮饮食和热量限制"中详细说明）被证明可减少自由基产生和线粒体损伤。与被允许自由饮食的老鼠相比，限制热量的老鼠以及采用抗氧化剂（包括褪黑素和维生素 E、C）处理的老鼠——这两组老鼠的年龄相关性耳聋的进展都出现了减缓。

另一项研究显示，与对照组（研究期间出现了听力的进一步下降）相比，给予乙酰左旋肉碱或 α-硫辛酸的老年大鼠的听力得到了改善。我们对这些营养素的功能如何与线粒体相关的理解间接证实了细胞器参与了年龄相关性耳聋。随着采用补充剂处理后老鼠听力的改善，研究者发现整个老鼠体内线粒体损伤的水平进一步下降。营养补充剂实际上可减少所有部位的自由基损伤，其产生抗衰老的效果不仅可以改善听力，还可以延续到其他细胞乃至整个机体。

发表于 2013 年的一项研究，针对的是一个匈牙利家庭，在此家庭中有大量的家庭成员患有无法解释的耳聋。由于是基于母系遗传，研究者分析了家系的 mtDNA，发现了导致听力损害的主要原因。它是 mtDNA 的遗传突变，这给有关线粒体在耳聋患者中至少扮演部分角色的理由增加了很大的分量。

线粒体、皮肤老化和皱纹

谈论这一话题似乎有点肤浅或政治不正确，然而，你的脸是你最宝贵的财产之一。遗憾的是，当我们变老时，大多数人将呈现的是一张遭受时间蹂躏、自由基损伤，以及过度的太阳暴晒的脸。尽管有些人感觉既年轻又精力旺盛，然而他们的脸或许会传达一个完全不同的情形。

皮肤不仅是人体最大的器官，同时它也最为复杂，它由保护内在肌肉和器官的多层上皮组织构成。皮肤也有许多功能：抵抗病原微生物的侵袭，提供绝缘，温度调节，以及感觉；也有助于产生维生素 D。表皮（皮肤最外层）提供防水屏障以抵抗外部环境，同时还含有大量角蛋白（一种由角质细胞产生的纤维蛋白）以及黑色素（皮肤的主要色素，由黑素细胞产生）。

表皮之下是真皮。真皮除了为表皮提供必需的支持外，还含有神经、腺体，以及称为胶原蛋白和弹性蛋白的必需蛋白。胶原蛋白是皮肤主要的结构蛋白，而弹性蛋白则为皮肤提供弹性。真皮层还含有必要的脂肪和糖胺聚糖，糖胺聚糖是大型类糖分子，可以结合并保持水分——所有这些均有助于维持皮肤的湿润。

目前新兴的研究表明线粒体能量产生遭到破坏在皮肤老化方面扮演了重要角色。例如，老年人的成纤维细胞出现了显著的线粒体功能障碍。成纤维细胞对年轻、健康的皮肤是必要的，它们可以产生胶原蛋白和弹性蛋白。

如果线粒体功能障碍，成纤维细胞就不足以产生所需能量以完成它们所必须制造胶原蛋白和弹性蛋白的基本的与皮肤相关的功能。科学家们相信成纤维细胞的这种能量缺乏促成了可见的皮肤老化特征，这可能是许多抗衰老乳霜及调配剂目前含有 CoQ10 这种 ETC 必要成分的原因。

而且，多年累积的自由基损伤(无论来自何处，包括来自过度日晒的紫外线)能够引发线粒体功能障碍。这种功能障碍最终导致皮肤健康及外观的巨大改变，表皮对组织修复和更新的能力减弱，胶原蛋白变得稀疏和不易溶解，弹性蛋白纤维开始缓慢降解并遭到破坏，皮肤遭受太阳损伤的区域使异常结构的弹性蛋白累积。由于脂肪含量随衰老而减少，糖胺聚糖不再与水进行正常的相互作用。这些与年龄相关的改变其最终结果是皮肤变得容易起皱、干燥、松垂、弹性减弱、迟钝，以及愈合反应差。

不孕不育和线粒体

一般情况下，我们所讨论的大多数有机生物，包括哺乳动物，来自父亲的 mtDNA 是不能传递给后代的。只有早已存在于卵母细胞的母系线粒体可以传给后代。因此，对女性线粒体的研究使我们对线粒体功能障碍及后果有了更为深刻的了解。

众所周知，随着女性年龄的增加，不孕的风险上升。而且，如果女性在较大年龄时怀孕，出生缺陷的风险会更高。可惜，关于生育能力的"年龄较大"指的是超过 35 岁(尽管在其他方面仍然"年轻")。

线粒体在不孕不育方面如此重要的原因是每个卵母细胞含有大约 10 万个线粒体——尽管缺乏需求，但数量巨大(卵母细胞中大多数在它们存在的大部分时间里处于休眠状态，大概是为了尽可能长期保护线粒体免受伤害)。相比之下，精子细胞只有几百个线粒体。

精子为了游动需要非常高的代谢水平。遗憾的是，在精子短暂的寿命内，高代谢率造成显著的自由基损伤，而且已知在精子的 mtDNA 中很快会累积突变。通过消除这一有缺陷 DNA 的潜在来源，卵母细胞会防止这样的突变传递并影响到后代。

在受精后几分钟内，如果当来自精子的线粒体进入卵母细胞，在精子线粒体周围的局部反应随即触发，自噬体吞噬父系线粒体使之降解(称为自噬)。由此确保只有母系遗传的 mtDNA。然而，在自噬受到损害的情况下，父系线粒体及其基因组甚至可以保留在胚胎发育的第一阶段。

为何线粒体混合在一起会是灾难性的以及为何卵母细胞会消除父系 mtDNA 的另一个原因是负责能量产生的蛋白质的构建方式。记得 mtDNA 只编码 13 个与 ETC

相关的蛋白。相比之下，核 DNA 编码超过 800 个涉及呼吸链的蛋白。而且，即使 mtDNA"正常"，新组成的 nDNA（之前不存在，是父母双方 DNA 的混合体）本身不仅必须"正常"，而且也必须与相对应的 mtDNA 进行有效的信息交流。

例如，为正确构建复合物 I，在 mtDNA 与 nDNA 之间需要有清晰的信息交流。然而，这正是由 mtDNA 来负责，因为 mtDNA 编码复合物的关键亚单位，并使其嵌入线粒体内膜。一旦嵌入，其作用如同灯塔吸引由 nDNA 编码的其他亚单位。如 mtDNA 和 nDNA 配合良好，复合物就可以正确构建并数量充足。由此得以产生足够"干净"（意指泄漏的自由基少）的能量，同时线粒体得以生存。只要细胞内这些种类的线粒体充足，细胞就可以存活。

另一方面，如果它们配合不佳，能量产生不理想，线粒体就会死亡。如果细胞内这些类型的线粒体够多的话，细胞会死亡。因此，在受精卵中确保只有一套线粒体存活可使整个过程顺利进行。

高育龄女性的卵母细胞显示有导致功能损害的 mtDNA 突变的累积。由于胚胎中快速的细胞分裂需要大量的能量，因此 mtDNA 突变与正常和健康的生育能力不相适应，因而这些卵子的受精将会迅速停止（即，导致流产）。

据此，三十多岁（甚至四十多岁）在其他方面健康的不孕女性可能成为一种称为核基因组转移操作程序的候选人。记住，来自健康和有生育能力的女性提供卵母细胞并将其细胞核去除（保留其他所有成分，包括健康的线粒体），然后将无生育能力的女性受精卵中的细胞核转移至健康供体的卵子中。

如之前所说，由于出生的孩子有三个父母的伦理问题，这一操作程序在世界大部分地区受到禁止。虽然近期证据表明了即使母系中有缺陷的线粒体实际上已被清除，线粒体疾病仍然会重新回来，但是从这一人类生殖实验所产生的一个好处是它本质上证实了与年龄相关的线粒体功能障碍作为不孕不育的关键因素所起的作用。

这一证据的重要性在于目前科学家已经瞄准了目标——线粒体——并开始研究能够改善细胞能量的合适的药物：能够在不使用供体线粒体的情况下恢复为年轻、健康和完整的线粒体的药物。

净化：只选择高质量的卵子和线粒体

精子使卵子受精之后成为的"合子"通过细胞分裂经历了巨大的增长。如之前所说，这需要惊人的巨大能量。然而，在细胞分裂时，线粒体却不分裂。而是线粒体最初的数量（大约 10 万个）随着每一次细胞分裂而分为若干部分，使得在受精后几周，每个细胞只有大约 200 个线粒体。这也是大自然预先安排好的。尽管有缺陷的线粒体可以躲在每个细胞的健康线粒体海洋里"滥竽充数"，但当线粒体数量减少至约 200 个时，每个线粒体只好"自力更生"。有缺陷的线粒体不再依靠努力工作的"同志们"。一旦暴露,这些功能障碍的线粒体将被清除,如果结局只是一个细胞死亡,这并非一件大事,然而,当足够多的细胞内有足够多的有缺陷的线粒体,妊娠就会终止。

在所有有缺陷线粒体和细胞被清除后(假如尚未造成流产),随着胚胎的发育,每个细胞中线粒体的数量将会正常的成倍增加。

如果胚胎为女性,她将开始以惊人的速度产生自己的卵母细胞。实际上,在妊娠5个月时,她已经产生了大约700万个卵母细胞!从此顶峰开始机体开始净化。到她出生时,已下降至200万个卵母细胞。为什么?自然选择——只有那些生长最为活跃的才能存活下来。在胎儿发育期,机体将mtDNA与新组成的nDNA进行比较以确保不匹配的卵母细胞被清除。从未停止——净化持续进行。到青春期,当她在生物学上足够成熟可分娩自己的孩子时,她的卵母细胞下降至大约30万个。到此时,只有最出类拔萃的(依据的是健康的卵母细胞)才能保留下来。从妊娠到青春期,她的身体选择只有最健康的卵母细胞从而将给她最好的机会怀胎上自己健康的后代。从那开始,生命的循环周而复始。

改善生育的辅酶Q10(CoQ10)

生物学上,我们生育能力最强的年龄是在少年和20岁出头。在这些最佳生育年龄之后,我们身体发生的其他变化为我们最终离开这个世界做好了准备——为下一代创造空间并释放有价值的资源。其中所发生的一件事是我们身体产生的CoQ10开始越来越少。记得,CoQ10在ETC中是一种将电子从复合物Ⅰ(或Ⅱ)转运至复合物Ⅲ的化合物。当我们产生越来越少的这种必要的化合物时,我们所产生的细胞能量也越来越少,由此开启的一系列事件最终将导致我们的死亡。

然而,在我们最终死亡前,我们会经历各种各样的症状,对于女性的症状之一是不孕不育。如果CoQ10相对缺乏,卵子不能产生足够的能量,结果当卵子受精时,受精卵(胚胎)就会终止分裂。

有些情况下也许有足够的细胞能量产生使胚胎保留在流产阈值之上,那么胚胎将继续发育和成熟。然而,有些在躲避了流产的情况下,细胞分裂时仍然因缺乏充足的细胞能量而使染色体不能恰当地分离。例如21-三体(更通俗地称为唐氏综合征),就是21号染色体有三个拷贝数。这个例子表明为什么高龄女性分娩有出生缺陷的孩子风险更高。

CoQ10缺乏——单独或与mtDNA突变相结合或mtDNA与nDNA之间的不匹配——被认为在与年龄相关的女性不孕不育所占相当大的百分比中起重要作用。动物研究已显示了乐观的结果,基于此,推荐对年龄相关不孕不育女性给予包括补充CoQ10的多种生育治疗——即使缺乏对人类的研究。然而,就在我写本书的时候,我已得知至少有一个人体临床试验正在加拿大多伦多进行。

眼疾

随着我们的衰老,我们出现与年龄相关眼疾的风险会更高,可以预测这些眼疾中有许多线粒体的成分在内。这些眼疾包括与年龄相关的黄斑变性、白内障、青光眼、糖尿病性眼病,以及其他。我在这里将讨论其中几个。

与年龄相关的黄斑变性

在与年龄相关的黄斑变性(AMD)发病机制中自由基损伤似乎是最主要的因素,AMD 在发达国家影响了许多老年人,是致盲的首要原因。

有几个研究发现 mtDNA 损伤的增加和并发 DNA 修复效率的下降——以及两者同时存在都与 AMD 的发生和病情阶段有关。由于 mtDNA 修复是由 nDNA 编码的蛋白完成,因此某些核基因突变会影响修复 mtDNA 的能力。

目前已认为 DNA 修复不佳并视网膜细胞对环境应激因素(如紫外线,蓝光,空气污染)敏感性增强构成了 AMD 的发展。总之,科学数据表明细胞对线粒体和核 DNA 损伤的反应在 AMD 发病机制中扮演了一个重要角色。

而且,视网膜比人体内其他组织需要更大比例的能量(每个细胞),同时视网膜也是人体内每个细胞所需线粒体密度和能量最高的部位。两者对 AMD 都具有重要意义。

随着衰老, 高能量需求和持续来自紫外线及蓝光造成的伤害会产生残疾及大量自由基损伤。对人类来说,当我们 70 岁时,这些伤害可导致眼中的光感细胞数量下降至 30%,并造成进行性视力下降。

青光眼

青光眼是第二个致盲原因。它常常以无症状的方式进展直到损伤视神经。有高达 50% 的青光眼病人尚未确诊, 在 80 岁及以上的人中有多达 1/10 的人遭受此病的折磨。与线粒体相关的自由基损伤可影响眼的引流系统,眼引流系统的完整性是保持正常眼压和液体流出眼外所必需。

令人鼓舞的研究已显示可以通过自然干预防止甚至逆转青光眼的几个根本致病因素,为数以百万具有此广泛、衰弱疾病风险的人提供了新的希望。更为鼓舞人心的情况是研究表明在青光眼和老年痴呆症之间存在着共同的联系。为什么? 因为,如同我们较早前讨论的,已知老年痴呆症存在线粒体缺陷,对此病中的认知障碍进行生物能量的靶向治疗显示疾病的症状及进展得到了改善。因此,我们用于治疗老年痴呆症的方法也应当能够同样用于治疗青光眼。

干细胞需要健康线粒体

我们的身体一生中拥有保持组织更新的强大能力。这种持续自我更新的过程有赖于我们自身的干细胞库。

就在几年前发表的文章报道了线粒体功能对干细胞的维持是如何之重要。随着与年龄相关的线粒体功能障碍变得更加明显，自由基损伤增加并伴随着干细胞的破坏。

有趣的是，研究者已发现随着年龄增加，干细胞数量并非下降，而是它们失去了修复的潜能。这种干细胞功能的下降伴随最终器官功能的障碍和疾病发病率的增加，这与卵母细胞和女性不孕相似。（随年龄增加卵母细胞数量并不下降，而是由于细胞能量产生的下降使它们失去了繁殖的潜能）

卡塔伊斯托（Katajisto）及同事于2015年发表了通过观察在子细胞形成期间线粒体如何分开，这一研究证实了这一点。研究者们在干细胞样细胞分裂期间跟踪新、老细胞器的生命轨迹发现了老的线粒体并非平均分配到子细胞中。获得较少老线粒体的子细胞可保持干细胞的特性，或干细胞性。而且，抑制线粒体分裂会破坏各种程序并导致子细胞丧失干细胞特性。从这一研究来看，似乎干细胞样细胞非平均分配新、老线粒体有其内在机制，使至少有一个子细胞可保持一个巨大的健康线粒体库，其结果将是尽可能长期维持干细胞的特性。

因此，线粒体功能障碍成为退行性循环的基础，它剥夺了老年人自身干细胞更新所带来的益处。将线粒体融入干细胞的研究使科学家们认为改善线粒体的健康状况（同时还有其他细胞调节）会产生先进的治疗策略，使老化的组织恢复活力。

癌症：了解病因可使我们向治愈迈出更近的一步

如果不讨论癌症，那么对线粒体的讨论是不完整的。正如尼克·莱恩（Nick Lane）在《能量、性、自杀》中写到，癌症是一个人体内冲突最极端的例子——单个细胞变得"自私"，躲避了机体系统的控制，像细菌一样繁殖起来。

癌症常常是基因突变的结果（虽有例外）。通常，细胞在转变成恶性细胞之前必须在特定的基因中累积8至10个突变——单一突变是罕见的。单个细胞在向恶性细胞转变方面，其自身利益优先于它所处机体局部群体细胞的利益。细胞中也有几个检测点，这解释了为什么细胞变为恶性之前平均需要有8-10个特殊突变。有些人可从父母遗传某些这样的突变，使他们在罹患癌症之前所必须累积的"新"突变的阈值降低——他们对癌症有遗传倾向。

正常情况下,不再向更好的方面行使功能的有缺陷的细胞通过凋亡被消除。凋亡对免疫功能至关重要,它有助于使免疫系统区别"自我"和"非我"(那些与机体自身组织发生排斥反应的细胞会凋亡)。免疫系统的细胞还会通过诱导损伤的和感染的细胞进行凋亡来施加自己的影响。通过免疫细胞的这种活跃的筛查可以在受损伤的细胞有机会存活和繁殖之前被去除掉。

在凋亡时,一系列事件会协调一致的发生使细胞毫无存活的依据。然而,对一系列事件的协调要付出代价。所有步骤均沿着需要 ATP 的路径进行——假如 ATP 的供给不能满足细胞所需,而细胞并未凋亡,那么有缺陷的细胞就有机会疯长。ATP 产生的缺陷有许多原因,其中两个原因是 mtDNA 或 nDNA 的基因突变,即(1)不再有涉及能量产生的功能蛋白的构建,或(2)造成涉及凋亡瀑布的许多蛋白中任何一种蛋白的缺陷。因此,线粒体功能可对凋亡进行绝对控制以及预防癌症的发生,另外,因为 nDNA 编码许多线粒体蛋白因而说明了 nDNA 突变所起的作用。

许多人仅仅知道线粒体对人类健康和衰老的重要性,但当他们发现线粒体在癌症的形成中是至关重要的一部分时会感到震惊。更为震惊的是线粒体功能障碍和癌症之间的关系早在 1930 年就被发现了,当时是德国科学家奥托·瓦尔堡(Otto Warburg)通过观察各种类型的肺癌提出了假说:无氧糖酵解的增加是由于这些肺癌细胞中呼吸容量受到损害(他后来因此研究而获得诺贝尔奖)。无氧糖酵解的增加改变了细胞的生物能量学,这一转变已经许多研究证实,这些研究显示了 TCA 循环活性及氧化磷酸化的减弱,糖异生的增加,乳酸产生的增加,以及脂肪酸氧化的减少。有些优秀的参考文献将所有证据进行了归纳总结并得出了近一个世纪前瓦尔堡所知道的结论:癌症是一种代谢病——就像我在本书中所谈及的所有其他内容一样。这是一个需要进一步阅读有关书籍的有趣的领域,我推荐由特拉维斯·克里斯托弗森(Travis Christofferson)著的《被真相绊倒》一书。

线粒体作为癌症的临床标志物

大量线粒体及其 DNA 使之成为令人瞩目的癌症分子标志物。已发现癌细胞中突变的 mtDNA 比突变的 nDNA 多 220 个以上。从各种癌症患者的尿液、血,以及唾液标本中很容易检测到突变的 mtDNA,并已用于肝细胞癌和乳腺癌的标志物。最近,已开展了快速测序的方案用于检测来自病人的肿瘤和血液标本中的 mtDNA 变异。

已发现线粒体中有超过 1000 个不同的蛋白,而且蛋白组学的进步有可能对线粒体蛋白表达进行定量分析。实际上,美国国家标准与技术研究院最近已创建了线粒体蛋白组学数据库,而且对线粒体蛋白质谱在正常细胞和癌细胞中的研究将有望确定癌症临床检测的标志物,同时促使我们理解不同的蛋白表达如何会影响这些疾病的发展。

线粒体作为治疗的靶标

正常细胞 mtDNA 结构和功能与癌细胞 mtDNA 结构和功能之间有许多独特的区别,这一事实提示了使用抗癌药对癌细胞进行靶向治疗的可能性。一种化疗方法是采用离域亲脂阳离子(DLCs)因线粒体膜电位增加而选择性在癌细胞中累积。在实验室和生物系统中这几种化合物已显示了有至少某些程度上杀死癌细胞的功效。某些 DLCs 已用于光化学治疗(PCT),这是一个研究性的癌症治疗,涉及对光反应药(也称为光敏剂)的光活化并被癌细胞选择性摄取和保留。PCT 作为治疗癌症的一种方式,已引起了巨大的研究兴趣,这些癌症部位包括通过机体表面或通过体内光纤内镜传递的光所到达的皮肤、乳腺、膀胱、大脑或其他任何组织。阳离子(或正电荷)光敏剂作为潜在 PCT 药物前景特别看好。像其他 DLCs 一样,这些化合物因线粒体基质中存在负电荷而被浓缩在癌细胞的线粒体内。由于局部的光辐射,光敏剂被转化为更为有活性和高度毒性的药物,这样增强了对癌细胞的选择性毒性作用,从而提供了一种高度特异地杀死癌细胞而不伤害正常细胞的方法。

一个备选方法的策略是使用蛋白输入机制在线粒体内释放大分子物质。例如,某种具有功能域的短肽可作为导航装置,当它一旦内置进入靶细胞,很容易穿透线粒体膜成为有毒物质破坏质子梯度。

研究者还试图发展能被吸引到线粒体的药物和 DNA 释放系统。近期资料显示脂质体(由磷脂膜包绕另一个分子组成的微小囊泡,这里作为化疗药物)可通过已知的残余物附着到线粒体表面上而呈现出线粒体特异性。此类研究的目的是有朝一日创建线粒体特异性载体,以有效地将药物释放入细胞器从而摧毁功能障碍的线粒体或补充具有健康基因组拷贝数的线粒体(瞄准青春之泉的另一个努力？)。

衰老是一种疾病

我以衰老作为本章节的结论性内容。是的,我之前已谈过这一内容,但是我在这里是与所有其他"疾病"一起得出结论。为什么？因为如果线粒体功能障碍是所有与年龄相关退行性疾病的核心，以及我之前已确定的线粒体功能衰退是整个衰老过程的重要部分,那么衰老本身就是一种疾病(正如我在医学院的文章里所写的那样)难道没有道理吗？使这个思想列车更为激动人心的是如果它是疾病,我们应该能够"治愈"它。对吧？实际上,衰老已被认为是最后的疾病,因为 100% 的人会衰老(如果人们不首先死于其他疾病)。

遗憾的是,与所有这些退行性疾病和衰老相关的机制是复杂的,数量是巨大的。例如,存在复合物蛋白亚单位的突变(nDNA 或 mtDNA),超级复合物的分离,自噬缺陷,分裂或融合缺陷,转录缺陷,蛋白转运或通道缺陷,蛋白组装或折叠缺陷,通透性转运通道缺陷,半胱天冬酶或凋亡酶缺陷,TCA 循环及 β–氧化中任何一种酶的缺陷,UCP 突变,过氧化物酶体或内质网缺陷(或这些细胞器与线粒体之间信息传递错误),线粒体移动效率低下,等等。

所以在我们幻想青春之泉时,我们离找到它还有很长的路要走。好消息是最近十年我们已迈开了惊人的步伐,我们不必一蹴而就。首先,所有我们需要的是延长生命和延缓衰老。我们只需朝着青春之泉的目标循序渐进,而不是马上下赌注去发现它。为什么?科学进步在加速——由于技术会产生更先进的技术,因而加速为指数增加——由于我们能够缓慢延长寿命,也就是说 150 岁或 160 岁,当我们实际到达那个年龄时,科学和医学研究将会知道如何让我们度过接下来的几个世纪。

2013 年有关延长生命的研究得到了巨大发展,当时谷歌有限公司宣布其正组建和资助一家致力于研究衰老以及与年龄有关疾病的公司。尽管许多阅读此书的人会说这一方面——延长生命——是极不可能的,然而如果有任何组织突破可能及不可能(至少在我们的有生之年)的边界的话,似乎拥有无限资金以及创新和科学天才的谷歌,将会付出人类最好的努力。

谷歌的努力指的是这些诸如"登月计划"的项目。尽管它们并非谷歌的主要商业部分,但登月计划体现了公司质疑什么是可能的哲理,以及"10 倍思考"(至少比已有的要更强一个数量级的东西)。因此对于谷歌,这些业余项目表明没有什么是禁区——甚至死亡也不安全。

当然,尚有关于离我们延长生命还有多远的争论。仅就延长老龄并非有多大成就,而且还对社会带来沉重负担。目的应该是延长健康和有生机的年龄——或,正如引用我读过的一句话所说,"目的是英年晚逝。"如果我们能完成,还将会有实际问题需要解决。例如,世界正在与人口过剩和老龄化社会做斗争。延长寿命会使此情况恶化。为保持人口零增长,前一代人的家庭必须有许多孩子。由于卫生和健康医疗的改善使死亡率下降,因而只有让我们家庭中的孩子越来越少才能维持人口的缓慢增长。然而,即使在发达国家,我们仍会发现无数有两个以上孩子的家庭。因此你会看到要控制人口增长,需要思想上的重大转变——这甚至需要政府的干预。

然而,关于这个话题在我们进入大量的伦理争论之前,我们还是继续下去。如果有什么值得讨论的,那么从哲学的观点看讨论是非常有吸引力的,但是你应当知道在延长寿命的社团中已经在进行着非常好的和有意义的辩论。尽管"知识就是力量",未知中存在希望,然而我们依然知之甚少。

第三章 原力的培养

改善线粒体健康的营养和生活方式

为保护我们的线粒体和细胞的生物能量,我们能做什么呢? 尽管大多数哺乳动物依赖于抗氧化剂以中和它们线粒体内产生的自由基,然而,如莱恩在他的书中所讲到的,鸟类则是减慢自由基的漏出率。理解鸟类与哺乳动物的区别有助于我们深入了解解决衰老及其相关退行性疾病的最佳方法。因此,来看一下我们怎样以及是否能更像鸟类。

鸟类是如何做到的?

现已证实大多数自由基产生于 ETC 的复合物 I。来自各亚单位的自由基会直接漏入到 mtDNA 所在的线粒体基质中。每种抗氧化补充剂无法实现其疗效的原因是它需要以惊人的准确率靶向这一特定的复合物。为保护 mtDNA,下一个最好的靶标是线粒体基质。然而,抗氧化剂会改变细胞自由基的信号传导。鸟类已经进化到采用不同的更为有效的方法。我们早已知道鸟类的抗氧化物水平低,但是它们是如何首先减少自由基漏出的呢?

在这一点上我们并不知晓,然而鸟类可通过对 ETC 的解偶联来减少自由基漏出。如同我之前所述,解偶联是将电子传递与 ATP 产生相分离,使电子传递所建立的质子梯度以热量的形式得以消散。解偶联的好处是电子可以继续传递——它们不会受到阻碍——这种电子传递相应地减少自由基漏出。理论上,将质子梯度解偶联具有的更深远的益处是可以减慢所有与年龄相关的退行性疾病的进展及衰老本身。还可以有助于我们燃烧热量并降低体重。前景的确大有希望!

水杨酸(或其衍生物,如阿司匹林)就是一种线粒体解偶联剂,已显示它可以减少很多退行性疾病的风险,甚至癌症的风险。因为是线粒体解偶联剂,因而它常常被健身与减肥保健品企业用做部分配方。然而,即使低剂量的水杨酸也有负面影响——消化道溃疡是最常报道的不良反应。其他值得注意的解偶联剂有娱乐性毒品 MDMA(更为周知的是其被称为莫莉,一种迷幻药,或"e"),以引起使用者过度产热而闻名。还有二甲双胍作为一种普遍接受的抗糖尿病药物,目前正在对其治疗许多其他疾病进行研究,发表在2014年6月的研究显示二甲双胍对非洲裔美国黑人在控制血糖方面的作用一直优于所对应的白种人。基于之前讨论的有关来源于赤道的人中存在"绷紧"的线粒体,因此可以预测这种解偶联剂对这类人即将在很大程度上大有裨益。尽管似乎通过药物干预,可以引起产生解偶联蛋白,但重要的是要注意这些药物的大量不良反应。

自发的基因突变产生相同的益处一直是希望之所在。实际上在20世纪90年代末发表的研究发现几乎有三分之二百岁以上的日本老人共同存在相同的mtDNA突变。这种在复合物I中特定亚单位基因单核苷酸的改变意味着同那些没有突变的一般人群相比,这些有突变的幸运者中有50%的人更有可能活到100岁。而且,研究者发现,这些人中有50%的人不太可能在其后半生以任何原因在医院终其生命,也不太可能经历任何与年龄相关的退行性疾病!对这种基因突变效果的研究显示它会导致自由基漏出率的少量降低。尽管在任何特定的时刻此漏出率的减少并非巨大,但在整个生命过程中这种少量减少最终会产生巨大的益处。这种证据支持线粒体衰老理论同时也支持所有与年龄相关的退行性疾病可以通过改善靶标线粒体的健康而解决的这一前景。

尽管只在日本发现了这种有益的基因突变,而我们重复此研究的唯一希望是对我们自身基因进行修饰。然而,显然存在与基因修饰相关的伦理和道义的问题。因此,我们只有寻找其他替代的方法。基因修饰并非唯一的可能性。

如果自由基的产生是逃逸的电子,那么防止它的最好方法是将通过ETC的电子数量最小化(如果漏出的电子相对减少,那么因漏出而形成自由基的可能性也较小)。较少的电子通过ETC似乎是鸟类所具备的功能。问题是,人类如何将通过ETC的电子数量最小化?我们可以增加每个特定线粒体中ETC的数量以分散电子的负荷;然而此数量似乎由基因控制,因此这并不是最容易获得的方法。相反,我们可以减少电子的数量,这即是限制热量所做的工作。限制热量是目前唯一能证明延长众多哺乳动物寿命的方法。(更多有关的内容见第105页"生酮饮食和热量限制"。)

也许其他大量的方法使我们能将线粒体的健康最优化。我们可以产生更多的线粒体,我们可以确保迅速将电子从复合物中去除(给下一个到来的电子腾出空间),我们可以将质子梯度消散为热量,等等。问题是,我们如何做到这些事情?

我们知道大多数细胞产生的60%~70%的热量来自脂肪代谢。然而,没有足够的营养素如左旋肉碱转运脂肪酸进入线粒体(同时也去除有毒代谢物),那么细胞能量产生将是效率低下的——这就是我早已确立的作为结束的开始。对CoQ10同样如此。心脏病专家及代谢心脏病学领域的领导者之一,斯蒂芬·辛纳特拉(Stephen Sinatra),跟踪了20余年数百例病人CoQ10的水平,发现这种ETC的重要组成部分处于危险水平的人比最初所认为的更多。而且,他汀类药物(降低胆固醇水平的最畅销的处方药)可阻止人体合成CoQ10,只要更多的人服用这些有争议的药物,我们就有理由预测CoQ10的主要缺陷将会更为常见。如之前所讨论的,其他药物如β-阻滞剂,降血糖(糖尿病)药物,以及三环类抗抑郁药会进一步抑制 CoQ10 水平。这一切都是在随着我们的衰老体内产生CoQ10 水平自然下降的基础上。

另外,素食者和严格素食主义者在大多数情况下通过饮食得不到足够的 CoQ10 和左旋肉碱,因为大量"线粒体营养素"的主要饮食来源是肉类。(当我们吃肉时我们消化了动物的线粒体及其成分。植物含有的叶绿体与线粒体相似,但并不十分相同)

表 3.1 列出了线粒体成分所需的营养素。

你将很快看到其他营养素,如 D-核糖,是如何融入其中以及它们对因线粒体能量产生下降而导致健康问题的人如此重要。我还将要讨论镁的重要性—— 一种大众矿

表 3.1 线粒体成分所需的营养素

线粒体成分	营养素需求
TCA 循环	硫胺素(B1)
	核黄素(B2)
	烟酸(B3)
	泛酸(B5)
	铁
	硫
	镁
	锰
	半胱氨酸
	α-硫辛酸
血红素(TCA 循环及 ETC 所需的成分)	锌
	核黄素(B2)
	吡哆醇(B6)
	铁
	铜
左旋肉碱的合成	维生素 C(或左旋肉碱本身)
丙酮酸脱氢酶	硫胺素(B1)
	核黄素(B2)
	烟酸(B3)
	泛酸(B5)
	α-硫辛酸
电子传递链	核黄素(B2)
	铁
	硫
	铜
	辅酶 Q10

物质补充剂——因为镁离子总是附着在细胞内 ATP 上(它降低 ATP 的电负荷并帮助其在细胞内移动)。我要讨论的大量内容来自于辛纳特拉的学说和代谢心脏病学领域。我将阐述的问题是诸如为什么心脏病人在压力测试后的几天会感觉病情恶化。在这种测试中,病人在跑步机上以增加氧的需求并造成一种暂时的低氧状态(相对于需求而言的缺氧);当跑步机停止,氧的需求恢复"正常",低氧应当缓解。然而为什么之后的几天病人会经历疲劳、衰弱,以及呼吸气短?你或许已猜到,所有这些与线粒体能量有关!

下面讨论的是能够促进能量产生和线粒体健康的各种营养和生活方式等因素。当然,这绝非是一个详尽无遗的清单;事实上,因及时出版本书我不得不将所包含在本书内的营养素和治疗范围降至最小(因为还需二年以上的时间进行研究)。

D-核糖

在 20 世纪四五十年代,研究显示 D-核糖作为一个简单的 5 碳糖,是一个重要代谢通路的中间产物,此代谢通路称为磷酸戊糖通路。在其被发现之前认为这一独特的糖只被用做遗传分子 DNA 和 RNA 的一种结构成分。

尽管 D-核糖相对于能量合成是重要的(作为 ATP 的结构成分),但直到 20 世纪 70 年代研究者才发现在心脏缺血前或缺血后即刻给予补充 D-核糖可以使能量缺乏的心脏恢复其细胞的正常能量水平。

1991 年发表了在心脏病学方面第一个 D-核糖的临床研究。研究的理论分析认为部分缺血和缺氧的细胞仅仅是处于休眠状态,而并非真正死亡,它们正在休眠和储存能量,直到有足够的血流和氧以增加能量的产生从而再次适当地恢复功能。

这一研究的目的是帮助医生判断心脏的哪些区域需要通过搭桥手术提供新鲜血液。如果某一部分仅仅是在休眠,那么外科手术就将搭桥一新血管到达那个部位。然而,如果某区域已死亡,就不必再次将血流送达那个死亡区域。

他们的发现所得到反响显然不仅针对那些缺血和缺氧的人,而且对一般人群也是如此。研究者们发现通过给予 D-核糖和补充嘌呤池及能量储存,他们就可以"唤醒"心脏的休眠区域,从而验证了他们的假说。

从那时起,还进行了更多的研究,补充 D-核糖的好处包括促进心脏术后的恢复,改善充血性心力衰竭的心脏功能,恢复消耗的骨骼肌能量及其他。

恢复所消耗的骨骼肌能量具有重要意义。尽管在当时 D-核糖并未在心脏病学方面得到充分利用,然而它却在运动员中产生了强大的吸引力。在 2002 年至 2004 年间进行的重要研究显示补充 D-核糖会降低在固定自行车上一定活动量情况下的心率,能改善心脏舒张功能,增加活动耐力,加快骨骼肌应力能量池的恢复。

运动员心脏综合征

核糖的研究结果极为重要,因为对于诊断"运动员心脏"这些研究结果给出了一个可能的解释。运动员心脏综合征,也称为运动员心脏或运动员心动过缓,是体育医学中一个常见的问题,可出现心脏扩大,休息时心率降至正常以下。它是由进行了几个月的大量有氧训练引起。

运动员心脏尽管偶可由负重训练器引起,但常见于那些每天常规训练超过一小时的运动员,以及主要发生于耐力训练的运动员身上。尽管这种情况通常认为是良性的,但有时很难与其他严重的医学疾病区分开来。而且对于高强度训练和看似健康的运动员,它可引起心脏猝死。

为什么? 在这里让我们回顾一下这一过程。还记得如果 ATP 不能及时迅速地产生,那么两个 ADP 就会结合生成 ATP 和 AMP。而 AMP 将被分解并从细胞中被清除,从而嘌呤池的能量减少。对于嘌呤池来说,如果自然恢复容量将需要大量的时间,然而在得不到休息和没有允许心脏恢复的情况下,运动员第二天(或之后的同一天)即外出进行更多的训练,会进一步消耗嘌呤池的能量。

由于连续的运动使能量池容量连续降至最低却没有机会恢复, 于是心脏开始增大(称为肥厚)以增加肌肉的质量来弥补其效率低下。

最终,"压死骆驼的最后一根稻草"不是任何一场特殊强大的训练(尽管我们见过许多健康运动员在一次高强度训练期间出现心脏猝死的案例,如马拉松训练),而仅仅是另一个常规训练课程突破极限而心脏却不再能够——通过任何机制——补偿体力活动所强加的能量需求。心跳停止——不是因为传统意义上的心脏病发作(血流阻断)——是因为心脏已精疲力竭。尽管通常认为运动员心脏综合征为非病理性疾病,然而,根据生物能量化学的合理解释是,在极端异常情况下,会产生病理效应,甚至死亡。

对于那些最大限度提高训练效果和最大限度降低健康风险的优秀运动员来说,D-核糖也许是最重要的营养素之一。虽然有可能从一些食物(如牛奶及乳制品,蛋类,以及蘑菇)中消耗一些 D-核糖,但是你却无法从这些食物资源中将其充分获得并实现上述所提及的对 D-核糖研究的益处。

心血管疾病

基本上每个患有心血管疾病的人都会有某些程度的能量缺乏。心脏是体内代谢最为活跃的组织之一,而且,因为其能量几乎全部是通过氧化磷酸化的有氧代谢而产生,因此,它需要大量和持续的氧合血供。也许这就是为什么心脏是血流从肺中摄取新鲜氧之后所到达的第一个器官。

心脏的能量需求使之对缺血和缺氧尤为敏感,而且尽管在面对能量耗竭时有各种机制以帮助其维持能量产生,但现实情况是这些会迅速消耗殆尽——以秒为单位(这就是在心脏病发作时每一秒钟都很重要的原因)。

尽管在心力衰竭时已显示 ATP 水平最多可减少 30%,但是嘌呤池的损失却难以检测直到心功能受到严重影响。

某种程度上,由于氧水平的降低及所造成的线粒体的损失(如果没有氧就不需要线粒体),心脏的能量代谢转换为效率低下的糖酵解途径。这不仅造成乳酸堆积,而且随着能量产生效率的降低,心脏收缩功能会进行性丧失。心脏通过增大以尽力弥补这一损失,但却相应造成射血分数和舒张功能的退化,从而进一步使心脏缺氧。这一恶性循环持续存在直到进行营养干预。

同样对于那些进行医疗干预的情况也是如此。在心脏手术后或溶栓治疗后(在心脏病发作或中风的案例中),会有一个新鲜氧合血流的灌流。然而在缺血前,嘌呤池的容量已经明显减少,而且 ETC 中的电子受到阻碍。当再灌注时,我们具备了大量的氧而没有足够的线粒体或每个线粒体内没有足够的 ETC。引入富含氧的血液以应对灾难的同时所有多余的电子成为自由基产生的来源。结果是超氧化自由基(在剩余的线粒体内产生)的爆发,mPTP 开放,以及最终线粒体和细胞死亡。听起来有点熟悉?是的,这就是我们已经讨论过的(第 46 页"线粒体在神经系统、脑以及认知健康方面的作用")缺血再灌注损伤,或 IRI。

已知 D-核糖在心脏外科手术中已接受和使用;补充 D-核糖反应最为有效的器官之一是心脏。补充 D-核糖以支持心脏保护和重建其能量池的功能是任何心血管疾病恢复能量效率的第一步。研究显示它在改善充血性心力衰竭,冠心病,以及心绞痛的细胞能量学方面是有效的。

纤维肌痛症

之前谈过,纤维肌痛症是一个常见的慢性综合征,患者出现长期全身性疼痛以及关节、肌肉、肌腱和其他软组织的疼痛。许多时候,患者会非常疼痛、衰弱和疲劳,以至于无法从事基本工作,而且常伴有睡眠问题、头痛、抑郁和焦虑。

研究已提示对于纤维肌痛症患者,毛细血管(给肌肉输送血和氧的微小血管)内皮增厚。这种情况一旦出现,氧不能穿过血流—组织屏障,组织得不到足够的氧供,局部缺血就会发生并耗尽受累肌肉的能量池。细胞在缺氧的情况下会将能量的产生由来自氧化磷酸化转变为来自无氧糖酵解。结果是乳酸产生的堆积,这样加剧了疼痛、肌肉僵硬、肿痛以及极度疲劳等症状。而且,由于肌肉松弛比收缩需要更多的 ATP,因而细胞会持续收缩同时肌肉会保持紧张状态。

当然还有更多内容。例如,在收缩时细胞内钙离子的持续增加会引起细胞内钾离子的外流,同时,激活了疼痛受体。不管怎样,关键是给这些患者补充 D-核糖将有助于重建能量池,使钙泵更好地运转,从而有助于控制细胞的钙负荷,减少钾离子外流及所造成的疼痛,并松弛肌肉。报道称许多纤维肌痛症患者使用 D-核糖以支持细胞能量可以使他们能够逐渐再次从事正常的日常生活。

补充 D-核糖

D-核糖天然存在于食物中,然而从食物中摄取的 D-核糖不足以对能量池产生有意义的影响,尤其对那些慢性病患者。我们 D-核糖的主要来源是我们自身的产生,即在身体的每个细胞内从葡萄糖开始通过磷酸戊糖通路产生。然而,由于通过该路径产生 D-核糖比较缓慢,因此最好的方法是迅速使 D-核糖得以补充。一旦给予补充,(大约)高达 97% 的 D-核糖会吸收入血,最终会轻易进入组织。

D-核糖一旦进入细胞,就会被机体用于合成和补救能量池,以产生 RNA 和 DNA,以及产生被细胞利用的重要分子。在所有存在于自然界的糖中,D-核糖是唯一在这些基本代谢过程中具有功能的糖。

严格地说传统意义上并无诸如 D-核糖"缺乏",但显而易见的是在某些情况下,相对于我们获得 D-核糖的需求和速度而言是存在缺乏的。

例如,心脏缺血可损失高达 50% 的能量池。假如恢复了血流和氧供,但可能需要10 天的时间心脏才能自然地重建其能量池并恢复舒张功能——而这是在心脏得以休息的情况下。

如果没有补充 D-核糖,心脏被迫由葡萄糖产生能量(再一次,通过磷酸戊糖通路)。然而,问题是在缺血情况下,氧供短缺,线粒体无法通过氧化磷酸化产生 ATP,因而细胞必须更多依赖无氧代谢或糖酵解,这需要消耗葡萄糖。由于糖酵解速度快,因而其数量巨大,然而此过程需要持续的葡萄糖供给以确保能量的迅速转换。这种情况的缺点是细胞并不愿牺牲或捐献任何葡萄糖到磷酸戊糖通路以产生 D-核糖,因而在无外科或营养干预的情况下,病情极不可能恢复。如果给予补充了 D-核糖,能量池或舒张功能就会在一或两天内恢复正常。

谁应该补充 D-核糖

许多原因可导致能量池的消耗,而且不同的人之间能量池的消耗也是高度变化的,因而很难统一确定谁应该补充 D-核糖,例如,任何形式的运动都会使能量池消耗,但对于高强度的运动员来说,可能需要数小时的训练才会使能量池消耗殆尽,而对于久坐的人,只需要数分钟。然而我们可以概括的是体力活动会消耗能量池,随着体力活动频率和强度的增加,补充 D-核糖变得越来越重要。

进一步说, 随着我们的衰老,CoQ10 水平会自然下降（见第 88 页讨论的 "辅酶 Q10"）,同时伴有相关的症状,而这些症状通常在我们 40 多岁时开始出现。CoQ10 是氧化磷酸化所必需的成分, 那些 40 岁及以上的人通常会出现线粒体功能障碍的表现,细胞会更加依赖糖酵解以利用可获得的葡萄糖来产生能量。因此,如果没有现成的葡萄糖提供给磷酸戊糖通路,那么随着我们的衰老,补充 D-核糖变得越来越重要。

D-核糖对那些使用生酮饮食（见第 105 页详细讨论的"生酮饮食与热量限制"）或限制大量热量摄入的人来说也是有用的——有时是至关重要的。某些药物会增加对 D-核糖的需求,例如,增加心脏收缩力的药物最终会消耗心脏的能量池。正如我们已经讨论过的那些纤维肌痛症患者,以及许多其他健康问题的人将会从补充 D-核糖中获益。

如何补充 D-核糖

给予能量消耗的细胞补充任何剂量的 D-核糖都会有所帮助。然而低至 500 mg 的剂量也是有益的,尽管很可能几乎不足以真正改变健康状况。标准剂量范围是每天 3 g~5 g。

对健康人和运动员来说, 运动之前补充一剂有助于细胞在嘌呤分解后进行嘌呤的补救。运动之后补充一剂可加速再次补救的过程,从而有助于能量池的恢复。对于有慢性健康问题的人来说,足量的一剂补充常常会在几天之内使症状得到改善。如果一剂标准剂量不起作用,可增加剂量直到显效为止（即症状缓解）。即使大剂量补充 D-核糖也是安全的,已研究的许多临床试验剂量范围是每天 10 g 至 15 g,其中一个糖原累积症（McArdles's）疾病的研究使用的剂量是每天 60 g! 如果你也认为这会导致高负荷葡萄糖的话, 那么请注意 D-核糖并非像葡萄糖那样影响血糖和胰岛素水平。对糖尿病病人来说它是绝对安全的,即使在如此大剂量下。

既然是血流将 D-核糖释放至所需的组织中,对于血液流经的组织,为了使 D-核糖在血流减少的区域有足够量以发挥其功效,从而显著改善症状,因而所需补充的量是巨大的。而且,因为能量池容量在不断减少,所以确保 D-核糖对细胞的持续供给非常重要。这意味着每天需要自然地进行补充,尽管那些有慢性健康问题的人比健康人需要补充的更多。

吡咯喹啉醌（PQQ）

传统意义上认为只能在剧烈运动或严格限制热量的情况下才能产生新的线粒体（线粒体的生物合成）,这就是为什么研究 PQQ（吡咯喹啉醌）如此令人兴奋的原因。早在2010年,研究者发现PQQ不仅可以保护线粒体免受氧化损伤,而且还可以刺激新的线粒体生长。

PQQ在人类及动物中的功能及作用机制

PQQ有许多生理特性,范围包括其作为经典的水溶性维生素从而成为保护神经细胞、促进神经生长以及线粒体生物合成的辅助因子。目前PQQ是否有可能作为动物或人类营养物质中的维生素有待于进一步研究。然而,与其他化合物相似的是,强有力的证据表明PQQ在重要的细胞信号传导通路中扮演了重要角色。如果在化学配方限制的饲料中除去PQQ那么其对哺乳动物健康的重要性就会显示出来,包括在大、小鼠实验中出现的生长发育及免疫反应的损害以及生殖功能的异常。而且,饮食中不同的PQQ水平可引起线粒体含量的调节,脂肪代谢的改变,以及是否对复合物I抑制剂的不良反应的逆转。

在适当的条件下,PQQ能够催化连续的氧化还原循环(催化反复氧化和还原反应的能力),这在许多方面是一种全新的化学特性。例如,在化学试验中,PQQ的稳定性使它能够完成数个氧化还原的催化循环,而其他有生物活性的参与氧化还原循环的醌类(如,绿茶中的儿茶素)易于自我氧化或形成多聚体(如,单宁酸)从而使它们在进一步氧化还原反应中失去作用。PQQ及其主要衍生物IPQ广泛分布于动植物组织中,浓度范围从皮摩尔至纳摩尔。

从进化观点看,目前的证据表明PQQ是星际尘埃的一种成分,而且既然已假设需要强烈的氧化还原催化剂来触发早期的化学进化步骤,那么来源于外界的PQQ所产生的问题是其对更为简单的生命形式在进化方面所具有的重要意义。当你考虑到PQQ广泛的化学特性如作为氧化还原催化剂以及具有修饰氨基酸(如氧化脱胺反应)的功能时,这一理论显得尤为有趣。难道在星系的其他领域,PQQ也是我们公认的生命起源?

线粒体生物合成与PQQ

如之前所讨论,改善线粒体的能量产生对处理大量的健康问题具有潜在重要意义,因此对任何特定细胞增加线粒体数量具有广泛的益处,包括从延长寿命到改善能量的利用以及防止自由基的损害。

许多线粒体相关的事件受到过氧化物酶体增殖物激活受体 γ 共激活因子-1α (PGC-1α)和核呼吸因子的调节。PGC-1α是一种转录共激活因子用以调节涉及能量代谢的基因。与这种蛋白的相互作用及其造成的与多种转录因子的相关性,为外部生理刺激(如PQQ)和线粒体生物合成之间提供了直接的联系。的确,这样的相互作用最近已有报道。

PGC-1α 也是调节骨骼肌纤维类型的一种主要因子，而且其似乎涉及了控制血压、调节细胞胆固醇稳态以及控制肥胖的进展。而且，PGC-1α 与减少自由基和防止各种线粒体中毒相关。

PQQ 除了与 PGC-1α 相互作用外，它还通过不同于线粒体生物合成的机制来减少癌症的风险。例如，已显示 PQQ 可影响 ras(一种可潜在引起癌症的基因)的活性。给予 PQQ 可激活其他转录因子，如核呼吸因子(NRF1 和 2)以及线粒体转录因子(如，Tfam)从而增加线粒体的生物合成。

PQQ 对线粒体还有其他好处。PQQ 似乎是构建 ETC 中复合物 I 的许多蛋白亚单位之一的必需的辅助因子。由于大量内源性自由基产生于复合物 I,你可以看出为何具有丰富的 PQQ 对线粒体健康是多么重要。

明确了 PQQ 对线粒体生物合成具有强大的作用，那么不难理解的是它对各种健康问题也会产生强大的影响。对动物及人类的研究均已显示 PQQ 可改善生殖、早期生长和发育以及免疫功能。它还可以保护神经细胞防止退行性变和损伤,甚至促进生殖细胞的生长并有助于在神经细胞(对大脑记忆的重要性)之间建立新的突触(联系)。在心血管健康方面,它可以减少由缺血再灌注、心脏病发作以及中风所造成的伤害。

PQQ 是最新的维生素吗?

2003 年,日本科学家在著名杂志《自然》上发表了重要声明:他们发现了直接的分子证据证明 PQQ 是一种之前未被确定的 B 族维生素。从定义上看,维生素是人体不能产生(我们必须通过饮食获得)的化合物,它是为完成至少一种必要的化学功能而为人体所绝对必须。

PQQ 作为维生素的首要和最为显著的证据来自于动物研究, 研究者发现饲养不含 PQQ 饲料的老鼠会出现生殖和免疫功能的破坏。而且老鼠的生长也会受到阻碍,皮肤变薄且脆弱。老鼠的后代在生后头几天不太可能存活。然而,最重要的是 PQQ 缺乏的老鼠线粒体减少 30%~40%,而且,它们的线粒体异常变小,同时似乎不具有正常的功能。对补充了 PQQ 的同样饲料喂养的老鼠没有出现任何症状和体征。

然而,要证明一种化学物质是维生素是一项复杂的任务,日本所给出的 PQQ 作为一种维生素的直接证据是一个偶然发现。这是研究者在研究双相情感障碍(之前被称为躁郁症)是否涉及线粒体钙转运异常时发现的。他们正在寻找负责构建控制钙转运到线粒体内的蛋白的基因。虽然他们对双相情感障碍的研究工作没有按计划完成,但他们所发现的是 PQQ 如何在胶原(皮肤、骨骼以及结缔组织中的基本结构蛋白)产生中激活一种关键酶——之前所表明的 PQQ 缺乏的动物的脆弱皮肤和功能异常结缔组织之间的联系。在人类中也发现了同样这种 PQQ 依赖的酶。

目前更新的证据是对 PQQ 是否为维生素的质疑,然而研究还在进行,目前给出结论还为时过早。

PQQ 的其他作用

研究表明 PQQ 还具有:(1)抗炎作用,(2)有效的神经保护作用(减少刺激性中风时的脑损伤以及保护脑细胞抵抗"兴奋性中毒"时的过度刺激),和(3)神经生长因子(NGF,涉及神经细胞生长和存活的一种关键蛋白)的作用。

与此相关的是认知功能。正如我们讨论的,大脑所消耗的能量之多是惊人的,而且完全依赖于线粒体作为能量来源。一项双盲、随机、安慰剂对照的人体临床试验发现每天口服 20 mg 的 PQQ 可以改善健康成年人的短期记忆力、注意力和集中力,以及信息识别和处理的能力。如额外补充 CoQ10 可使 PQQ 作用极大地加强,合理的解释是在 ETC 中复合物 I 将电子传递给 CoQ10。如果 PQQ 能刺激更多的线粒体产生,那么复合物 I 亚单位的数量就会相应地增加,因而我们需要增加 CoQ10 的浓度以确保所有线粒体中的 ETCs 能够畅通无阻地将电子传递下去。

黑巧克力

从表 3.2 可以看出可可粉中含有高浓度的 PQQ。也许这就是巧克力有益健康的一个理由。当然巧克力中还含有大量有益健康的其他成分(如黄酮醇,可可碱,以及儿茶素),但我们绝不应低估巧克力所含高浓度 PQQ 的作用。

实际上,对巧克力所含有益健康成分的研究已表明了其在心血管和神经认知健康方面的益处,可以提高运动成绩和耐力,甚至有益于减肥。当你考虑到线粒体生物合成的益处,那么就有理由发现 PQQ 对解释这些效果所起的作用。阐明 PQQ 在巧克力对健康方面的贡献尚需更多的研究,但与此同时,适当食用巧克力似乎是善待自己的一种很好的方式。我个人常常过度地使用这种疗法。给我巧克力吃,我将听从你所说的一切。

表 3.2　PQQ 在各种食物中的含量

食物	PQQ(μg/kg 食物)
水果	
猕猴桃	27
木瓜	27
番茄	9
橘子	7
苹果	6

续表

食物	PQQ(μg/kg 食物)
蔬菜	
西芹	34
绿茶	30
青椒	28
胡萝卜	17
卷心菜	16
芹菜	6
豆类	
豆腐	24
蚕豆	18
大豆	9
发酵食品	
可可粉	800
纳豆(发酵大豆)	61
动物食品	
人乳	140–150
蛋黄	7
蛋白	4
牛奶	3

辅酶 Q10

辅酶 Q10(CoQ10)是一种抗氧化剂,膜稳定剂,也是线粒体 ETC 的重要成分。此外它还调节基因表达和调控;是解偶联蛋白和通透性转运通道的一种必要的辅助因子;而且具有抗炎、氧化还原调节,以及神经保护的效果。

CoQ10 是一种维生素样的分子,它天然存在于我们体内的几乎每一个单一细胞中。它像维生素一样是生命所必需。然而,由于我们体内可以产生 CoQ10,因此,严格来说它并不是维生素。为产生 CoQ10,细胞需要一种氨基酸,称为酪氨酸,还有至少八种不同的维生素,以及几种微量矿物质。上述任何一种物质缺乏都会损害细胞产生 CoQ10 的能力。

事实上尽管我们可以产生 CoQ10,但随着我们的衰老,CoQ10 变得更像维生素,因为年龄的老化使我们产生的 CoQ10 越来越少(体内产生 CoQ10 的速度减慢始于我们30 岁左右)。许多人认为这是大自然设计好的,因为在我们 20 多岁(25 岁以上)时,我们的主要生育年龄已经过去,当我们养育孩子并在这个有限星球上占有一席之地时,

CoQ10 的减少就是大自然为我们准备最终离开的方式。鉴于线粒体和氧化磷酸化对我们的健康与长寿是多么重要，因此通过减少 CoQ10 这一分子的产生使我们的生命机体开始收尾，从而为下一代腾出空间并释放资源。

虽然我们从食物中可获得少量 CoQ10，但真正获得的量是每天几个毫克——远远不能对我们的身体产生临床效果，而且随着我们变老，补充 CoQ10 也就变得越来越重要。可惜，对这种非常大的脂溶性分子的吸收却是一个挑战，这是限制其治疗应用的主要因素。

研究显示，油基配方（通常为软凝胶）更易吸收，水分散的脂质体或预乳化配方会更好。泛醇（还原的 CoQ10）似乎比泛醌（氧化的 CoQ10）更易吸收，而且水溶性（可溶解的）泛醇会更好。

许多熟悉 CoQ10 的人也知道 CoQ10 是一种抗氧化剂，这种抗氧化本质与它在 ETC 中参与氧化还原反应的基本功能直接相关。当 CoQ10 从复合物 I 或 II 获取电子后即被还原。因此，可以说 CoQ10 是线粒体健康的一个最重要的营养素。如果大量自由基产生于复合物 I，我们大概会猜得到在此呼吸链的下一步将会是一个瓶颈。实际上，这不仅得到了许多研究的证实，而且从治疗方面看，补充 CoQ10 可以显著改善各种疾病患者的健康状况。从某种意义上说，补充 CoQ10 本质上可以拯救生物能量的衰竭，并靶向自由基产生的主要部位。

CoQ10 甚至可以将自由基（或更具体地说是电子）进行充分利用，它可将那些漏出的电子带回 ETC 从而产生能量。然而更为重要的是这种抗氧化剂活性通过保护 mtDNA 膜，以及其他的肽和酶，从而有助于防止自由基造成的相关损害。

虽然 50% 的 CoQ10 发现于线粒体，然而它也存在于微粒体、高尔基体，以及浆膜，这表明了它作为内源性脂质相抗氧化剂的重要性。甚至在线粒体内，有多达 1/3 的 CoQ10 与线粒体膜蛋白结合，显然主要是充当了抗氧化剂的角色。长寿的哺乳动物比短命的哺乳动物具有更大比例的与线粒体膜相结合的 CoQ10。

充血性心力衰竭与 CoQ10

充血性心力衰竭（CHF）和扩张型心肌病都是因心肌衰弱不能收缩和有效泵血的疾病，可引起血流堵塞或淤积，尤其出现在下肢或肺部。由于血液得不到充分氧合（无效血流入肺），因此这种淤塞状况启动了一连串的反应，同时没有氧在最后复合物 IV 接受电子，ETC 便受到堵塞并开始泄露自由基加重了你大概目前为止所讨厌听到的恶性循环。

在医学界抵抗 CHF 的最强大的工具之一就是 CoQ10，它对 CHF 的作用是多方面的，医学文献的大量研究已显示 CoQ10 对 CHF 的较好作用，然而，在那些尤其是较早前的研究中通常所使用的剂量太小而起不到好的作用——事实是早期的配方难以吸收。新的研究正使用更大剂量和容易吸收的配方以证明 CoQ10 能够在 CHF 中较好地成为线粒体健康的最重要的单一营养素之一。

高血压

自 1970 年以来,已知 CoQ10 有降血压的作用。它有各种方式产生降压作用。首先,作为抗氧化剂,它能中和过氧亚硝酸盐自由基。过氧亚硝酸盐由称为一氧化氮的重要分子产生。一氧化氮的好处是有助于扩张(放松)血管和减少血小板"黏滞性",最终降低血压。实际上,对于血压的许多治疗,无论保守的还是传统的,都会针对一氧化氮这一通路。可惜的是,没有任何 100% 的好事,也没有任何 100% 的坏事,过多的一氧化氮产生过氧亚硝酸盐从而损害血管(包括排列在血管内壁的内皮细胞及血管周围的平滑肌细胞)。幸运的是,在健康人当中,血循环中 90% 的 CoQ10 为泛醇,这种强大的抗氧化剂形式能够最大限度地减少损害,最大限度地产生一氧化氮从而对心血管产生有益的作用。

第二,它能够防止 LDL(有害的胆固醇)的氧化,这种 LDL 一旦氧化会导致斑块聚集和血管硬化(称为动脉粥样硬化)。只要 LDL 不被氧化,它实际上是无害的(与许多人基于传统医学的观念相反)。

第三,记住肌肉舒张比收缩(记得我们讨论的僵尸)需要消耗更多的 ATP。ATP 对于舒张至关重要,而对于血管周围的平滑肌显得尤为重要。没有足够的能量这些肌肉就会保持更为紧张的状态,从而使血压上升。通过提供 CoQ10,改善线粒体能量效率,使肌肉获得所需的能量得以舒张,从而使血压恢复正常。我特别指出的"正常"是与"较低"血压相对而言,因为临床试验已显示 CoQ10 可降低血压,但不会降低正常血压或使正常血压降低。然而,我将很快谈及的是,那些服用降压药的人应当知道已有成瘾效应的报道,如补充 CoQ10 而不调整已用的降压药,有时会造成血压太低。尽管大多数有高血压的人通过补充 CoQ10 可减少他们的降压药物的剂量(有些甚至停掉),然而,最好还是与你的医生讨论一下如何利用 CoQ10 的这一作用。

最后,研究显示 CoQ10 能够通过改善血糖控制来间接影响血管功能,如之前所说,高血糖可以增加氧化应激,从而损害血管使血管硬化。

心脏手术中的心脏保护

心脏手术主要有三种类型,所有类型的目的都是要恢复对缺血心脏的血液灌流。无论是何种心外科手术过程,其特点是心脏血流得以恢复。很正确,是吗?错。记得我们较早前讨论的再灌注损伤吗?当再灌注(恢复血流)使氧合血最终到达长时间缺氧/缺血的心脏的某一区域时,曾经缺氧的细胞获得了直接供给它们高浓度氧合的新鲜血,结果是出现了超氧化物自由基的爆发。

再灌注损伤是这些抢救生命的外科手术的主要不良反应之一。然而,作为强大抗氧化剂的CoQ10,可以最大限度地减少由这些超氧化物自由基所造成的损害,因而可以改善心脏手术的效果并加速康复。

CoQ10 作为他汀治疗的辅助药物

他汀是一类广泛用于降低高胆固醇的处方药。事实上,它们是世界上最为过度开具的处方药之一。这类极具争议的药物是通过阻碍我们体内自身胆固醇的关键酶(HMGCoA还原酶)来降低胆固醇的。之所以针对这种酶是因为约80%的胆固醇由我们体内产生,而非饮食中获得。然而,同样是这个酶也涉及产生的CoQ10(还有维生素D,所有性激素,等等);与他汀相关的许多不良反应(如肌肉疼痛和肌肉损害)理论上讲是由于"诱发CoQ10缺乏"所导致。

服用他汀的病人比未服用他汀的病人在进行耐力运动时肌肉损害会更明显,从而进一步表明他汀的不良反应是由于所诱发的CoQ10缺乏引起,因为在体力活动时肌肉需要大量ATP,因此也需要大量CoQ10。至少有两个随机、对照试验显示对服用他汀的病人使用CoQ10能够极大降低肌肉疼痛的严重性。

因此,有理由推荐:对于服用他汀治疗,尤其是如果经历肌肉疼痛的几乎所有的人都应当补充CoQ10。许多先进的心脏专家和药师目前推荐在任何时候服用他汀处方药的同时也要服用CoQ10。事实上,对使用CoQ10治疗他汀诱发的肌肉疼痛理论依据相当充分,因而默克公司(Merck & Co)决定对CoQ10-他汀的联合产品申请专利。最终默克公司被颁发了这一联合产品的两项专利,该产品可用于抵消他汀相关的肌肉疼痛。

CoQ10 与其他药物的相互作用

CoQ10可能是与药品一起服用的最安全的营养素之一,其优异之处在于最需要它的人们很可能在同时使用鸡尾酒形式的不同药物。实际上,在某些病例被极力推荐CoQ10与某些药物同时使用,但也有其他一些情况必须小心谨慎。

β-阻滞剂作为一类通常针对高血压和心律失常的处方药, 已显示可消耗CoQ10——意味着那些服用β-阻滞剂的人被推荐补充CoQ10(正如在他汀治疗时补充CoQ10那样)。事实上, 同时与β-阻滞剂一起使用CoQ10已显示可减少通常由β-阻滞剂所引起的疲劳。然而,如同当CoQ10与降压药一起服用时会出现的不良反应那样,服用β-阻滞剂的人们应当意识到可能出现的不良反应。

当补充CoQ10时主要注意的药物是华法林,华法林是一种血液稀释剂,直到今天,华法林被认为是一线抗房颤(心脏震颤——当心脏震颤时,血流紊乱,具有较高血凝块形成的风险)药物。华法林是一种维生素 K 拮抗剂,它通过阻止维生素 K 激活凝血因子来"稀释"血液(这就是为什么任何服用华法林的人须注意摄入的甚至来自饮食中的维生素 K)。CoQ10 的化学结构与维生素 K 非常相似(它们都是泛醌),因此 CoQ10 具有潜在降低华法林效果的作用。然而 CoQ10 对其他类型的血液稀释剂——只有华法林——不具有副作用,而 CoQ10 也不会使血液变"稠"(要理解这个需要具备凝血的生化知识,但这不在本书范围内)。

另一方面,CoQ10 具有抗血小板作用,与其他称为"抗血小板药物"的血液稀释剂类型相似。似乎是 CoQ10 可减少血液的"黏滞性"并有助于防止血凝块的形成。

CoQ10 与神经退行性疾病

研究显示 CoQ10 有助于改善神经退行性疾病, 如亨廷顿病和肌萎缩性侧索硬化症(ALS,或卢贾里格症)。另外有研究表明补充 CoQ10 还有助于治疗各种类型的共济失调(对随意肌控制的减弱),尤其在那些肌肉中 CoQ10 水平降低的病例中。例如,科学家发现可显著改善弗里德赖希共济失调病人中的线粒体缺陷, 其中包括被称为共济蛋白的线粒体蛋白缺陷。

另外还研究了对帕金森病人口服 CoQ10 的生物能量效果。研究者发现 CoQ10 可将被抑制的复合物 I 的活性恢复至大致正常水平。

CoQ10 与恢复应激–恢复反应

对应激反应的能力随年龄老化而下降。例如,从一次心脏病发作或心脏手术之后的恢复来看,年轻的病人比年老的病人恢复得更快。研究表明在缺氧和缺血应激之后年老病人机体组织的恢复明显减弱。而在 mtDNA 的完整性和组织从应急状态下恢复正常的能力之间有一个明显的相关性。不足为奇的是 CoQ10 能够最大限度地减少甚至消除这些差异。这些研究将线粒体衰老理论与心脏组织的应激反应联系起来,并显示了 CoQ10 如何恢复能量水平以及将老化的心脏的应激状态恢复(至年轻心脏的水平)。

为何补充 CoQ10?

如较早前所述,细胞内 CoQ10 的产生需要大量其他的营养素,这是一个巨大的挑战, 尤其在一个食物的质量和膳食选择远非最佳的社会。在《辛纳特拉方案》(The Sinatra Solution)一书中,辛纳特拉描述了在一家医院住院的病人全静脉营养而不增加维生素和微量元素的研究,这些病人在仅仅一周内血中 CoQ10 水平下降 50%。考虑到随着我们年龄的老化,我们在摄取食物营养素方面消化系统的效率降低,因而这成为所有认识到 CoQ10 状况的人所关注的问题。

第二,当我们在 30 多岁时,我们实际不能产生和之前更年轻时一样多的 CoQ10,随着年龄的增加 CoQ10 的产生在下降。尽管这是一个自然规律,然而当有人问及为什么我们要干预自然规律时,我会很确定地回答说没有人愿意遭受退行性疾病的痛苦,而这种疾病又是与 CoQ10 缺乏造成线粒体功能障碍相关。我相信大多数读者将愿意以最大可能的健康状况生活——不论寿命长短。因此,预防性使用 CoQ10 很可能应在我们三十多岁时开始。

第三,大量的药物治疗会消耗并降低 CoQ10 的水平。如我之前所述,这些药物中我们最熟知的就是他汀类药物。我还谈到那些因他汀的不良反应而不能耐受他汀药物治疗的人通过补充 CoQ10 就可以耐受。我对这一资料产生了迷惑不解。CoQ10 为心肌功能所必须——这个我们知道。在人们的生命中,心脏需要大量的能量用以每天 24 小时不断地重复收缩、舒张和泵血。我们所开具的某种处方药,尽管可以有效降低胆固醇,但实际上却促使了心肌功能障碍并引发了将来的心血管疾病。

重要的是还要记得 CoQ10 是一种重要的抗氧化剂,可防止 LDL 胆固醇的氧化(CoQ10 在血中主要是以泛醇的形式存在)。如果 CoQ10 是一种基本的抗氧化剂,可防止 LDL 氧化,而他汀却消耗并降低 CoQ10 水平,再一次,你可以看到在开具处方药他汀时的悖论。

研究已明确显示如果细胞可获得 CoQ10,细胞即可摄取它,从而既增加 CoQ10 水平也增加线粒体水平。而且,研究还显示当我们作为补充剂服用 CoQ10 时,只要补充的是高质量和可吸收的配方,我们就又能极大地增加 CoQ10 的水平。

如果你选择补充这种重要的营养素,理想的心血管剂量足可使其在血中的水平最少不低于 2.5 μg/L,但是大于 3.5 μg/L 更好。可惜的是,对其常规进行血液检测不仅不方便,而且大多数实验室不易做到。对神经科疾病,如帕金森病,亨廷顿病,或老年痴呆症来说,所需剂量会更高,因为需要达到饱和的血液浓度水平才能迫使它通过血脑屏障,然而在这一点上尚未确定对这些疾病达到治疗效果的血液浓度水平。

缓解症状是下一个决定剂量的最好的方法。例如,患有高血压的人初始剂量为每天 100 mg 连续使用几周。如果血压不降,则可增加剂量到每天 200 mg 再连服几周,然后是每天 300 mg,等等,直到达到自己所希望的效果。这种方式对大多数人来说是好的,然而采用这种方式的问题是假设它有 100% 的成功率,但没有什么是 100% 成功率的——无论是营养补充剂,药物,或者外科手术。仍会有人持续服用越来越大剂量的 CoQ10 但却无法使症状缓解。

因此,最容易的方式(尽管至少是个体化的)是在常规剂量范围内使用。例如,心血管病的通常剂量范围是每天在 200~600 mg 之间。神经科疾病范围是每天 600~

3000 mg 之间(不,还不是常规剂量,甚至更大剂量也是相当安全的)。然而,如果与食物一起服用,除非是可溶性配方,否则每天的剂量应分为多次小剂量在全天内服用。

一旦达到治疗剂量,必须给予维持否则症状会复发。这是因为我们的身体不可能像我们十几岁那样再一次奇迹般地产生大量的 CoQ10。事实上,随着时间的推移,有可能需要增加剂量(因为身体在持续自然地减少自身 CoQ10 的产量)。

最后,重要的是需要指出市场上 CoQ10 的配方在质量和效果上有很大的差异。尽管我在较早前谈及的油基配方更易吸收,以及水分散或预乳化配方会更好,然而,一般来说,作为补充剂服用的泛醇似乎是理想的形式。

L-卡尼汀(左旋肉碱)

L-卡尼汀(左旋肉碱)与 CoQ10 的相似之处在于我们体内可以大量产生,但随着我们年龄增加其产生也在减少,因此在我们年老时 L-卡尼汀更像维生素。在许多有关健康问题方面大量正面的研究支持补充 L-卡尼汀。

L-卡尼汀的功能

L-卡尼汀是天然存在于所有哺乳动物体内的化合物。L-卡尼汀最重要的生物学功能是转运长链脂肪酸进入线粒体从而进行后续的 β-氧化(产生 ATP)。对我们大多数人来说,我们饮食中的所有脂肪酸都是长链的。为转运这些脂肪酸进入线粒体,L-卡尼汀与之结合形成脂酰基卡尼汀衍生物("酰基"只表示与 L-卡尼汀分子相结合的东西)。

已确定 L-卡尼汀生理学的重要性及其在线粒体脂肪酸代谢方面所起到的必须的作用;然而,最近以来,已发现卡尼汀系统的其他功能,包括从体内去除多余的酰基(重要的解毒作用)和调节细胞内辅酶 A 的稳定(这在 TCA 循环中至关重要)。

为保持 L-卡尼汀及其酰基卡尼汀正常的生物学功能, 即它们在脂肪酸氧化和维持游离辅酶 A(CoA)稳定方面所起的关键作用,L-卡尼汀及酰基卡尼汀的浓度常维持在一个相对小的范围内。维持卡尼汀的稳态是多方面的,这是由口服吸收,生物合成,载体介导分布至组织中, 以及肾脏广泛重吸收等因素的总和所达到和维持的浓度决定。

L-卡尼汀对保障游离 CoA/酰基 CoA 比率所起的作用在应激状态下是一个特别重要的功能。正常情况下,通过各种线粒体路径所形成的短、中链酰基 CoA 可进一步代谢产生游离 CoA。然而,异常情况下线粒体内会形成多余的酰基 CoA 分子,酰基CoA 与 L-卡尼汀发生反应形成酰基卡尼汀,从而释放 CoA 用于线粒体内的其他反应。这种可逆性的交换, 伴随酰基卡尼汀跨越线粒体膜意味着线粒体外游离 CoA/L-卡尼汀的比率反映了线粒体内游离 CoA 与酰基 CoA 之间的关系,是线粒体代谢健康的标志。

多个卡尼汀缺陷障碍已有报道。然而所有这些障碍都将导致损害脂肪酸进入线粒体,其结果是干扰了脂肪酸氧化。

线粒体脂肪酸氧化

线粒体首选的燃料来源是脂肪酸。记得,脂肪酸产能多,我们身体所产生的全部 ATP 总量的 60%~70%来源于脂肪酸。

胞质脂肪酸在线粒体内的代谢起始于酰基 CoA 的形成(这种情况的"酰基"是指长链脂肪酸)。然后酰基 CoA 与卡尼汀结合产生酰基卡尼汀和游离 CoA。接着酰基卡尼汀可以穿过线粒体外膜进入膜间腔。在膜间腔,酰基卡尼汀需要定植于线粒体内膜的特殊转运酶的帮助, 该酶可以将线粒体内基质中的游离卡尼汀与膜间腔的酰基卡尼汀进行交换。一旦酰基卡尼汀进入基质内,反应是可逆的;酰基卡尼汀与游离 CoA 反应,形成相应的酰基 CoA 和游离的卡尼汀。然后长链脂肪酸(酰基 CoA)可以进入脂肪酸 β-氧化通路产生乙酰 CoA,最终产生 ATP。(见图 3.1)

鉴于乙酰 CoA 和游离脂肪酸都不能单独穿过线粒体内膜,那么 L-卡尼汀和卡尼

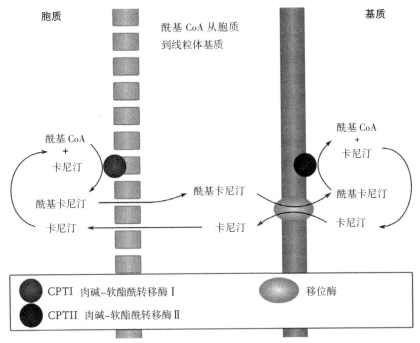

图 3.1　L-卡尼汀跨线粒体内膜转运脂肪酸(设计为"酰"基)的作用示意图。长链脂肪酸不能跨越线粒体的内、外膜,因此,L-卡尼汀成为一种必需的转运载体。该图也描绘了在此过程中如何错综复杂地涉及辅酶 A(CoA),并展示了 L-卡尼汀如何维持 CoA 的稳态。

汀酰基转移酶在脂肪酸代谢中的作用就是至关重要的了。

乳酸代谢

L-卡尼汀的另一个重要作用是清除堆积的乳酸。如之前所述，乳酸是无氧代谢（当没有足够的氧进行氧化磷酸化，或急需能量产生时）的副产品。

很多读者在剧烈体力活动时会经历肌肉中乳酸的代谢（燃烧）。不幸的是，高水平的乳酸可损害组织，证据是通常在剧烈运动后的日子里出现的肌肉损伤和疼痛。

在一项研究中，给予了 L-卡尼汀的一组因运动而出现的乳酸水平的升高明显低于对照组。L-卡尼汀还通过帮助恢复乳酸/丙酮酸比值来加快体力的恢复（含义是在运动时减少乳酸代谢以及运动后减少疼痛）。

其他益处及利用

在大量的健康问题方面 L-卡尼汀也得到了很好的研究（如，周围血管病，心绞痛，充血性心力衰竭，心律失常，不孕不育，脂肪肝和其他肝脏异常，糖尿病，运动耐力，减肥），然而，最终其益处都将回到我们之前所讨论的与其生化作用相关。

饮食摄取与吸收

饮食所摄取的 L-卡尼汀通过大量消耗动物产品获得，包括红肉，家禽，鱼以及乳制品，而植物源性食品中的含量却微乎其微。由于营养物质的选择范围广，因而 L-卡尼汀的摄取差别很大，标准的杂食饮食每天可提供 6–15 mmol/kg，而标准的素食饮食每天不到 1 mg/kg。然而，尽管 L-卡尼汀的摄取差别巨大，但早期的研究确定了素食饮食并不会造成体内卡尼汀浓度的显著缺乏。实际上，平均而言，血浆 L-卡尼汀，总卡尼汀，以及估计的酰基卡尼汀浓度对素食成人仅降低 10%–20%（与杂食饮食的成人相比）。另一方面，尿中 L-卡尼汀的排泄，素食者比非素食者降低 85%–95%（酰基卡尼汀降低 40%–50%）这些发现说明当饮食中 L-卡尼汀摄取水平低下时，有补偿机制，包括肾的保护作用连同生物合成可有效维持卡尼汀的稳定状态。

机体 L-卡尼汀的合成

对杂食饮食的人来说，体内大多数卡尼汀是通过饮食获得的，大约 25% 由自身体内合成。另一方面，严格的素食者几乎无法从饮食中获取 L-卡尼汀，因此为保持体内卡尼汀稳态，自身合成占体内全部卡尼汀浓度的 90%。

　　L- 卡尼汀的合成来源于氨基酸前体物质，赖氨酸提供碳骨架，蛋氨酸提供甲基（赖氨酸与蛋氨酸均为必需氨基酸）。L-卡尼汀的生物合成涉及了其他营养素，包括铁，维生素 C，氧，吡哆醛-5-磷酸(有生物活性的维生素 B6)，以及 B3(NAD+)。

镁

　　镁可能是最被低估的微量元素之一，而且大多数人没有能够食用足够的镁。大多数人缺乏此矿物质的一个原因是尽管软水器有助于水龙头的亮泽，但它通过去除诸如镁的矿物质减少了水的硬度。而且，钙的高摄入会减少饮食中镁的吸收，同时随着传统医药为了骨骼的健康而关注钙的摄取，我们会看到相应镁的水平会普遍下降。我们摄取的咖啡因正在增加，还有我们日益使用增多的抗酸药物和质子泵抑制剂——这些都会减少镁的吸收。所有这些因素导致的惊人统计是：发达国家人口中 70%-80%的人有镁缺乏。

　　这仅仅是部分景况！不管怎样，都是坏消息，因为镁是体内包括产生 ATP 在内超过 300 个生化反应的重要辅助因子。而且，至少从 1976 年开始我们已知线粒体作为细胞内镁的储存物，体内大量的镁与 ATP 结合有助于稳定 ATP 并使之被人体利用。事实上，当我们谈论生物学 ATP 时，我们实际是在谈论 Mg-ATP；可见镁是多么重要！

镁与心血管疾病

　　由于镁在能量产生和代谢方面的作用，它对体内每个生理系统都具有无数有益影响。然而，大多数人知道它作为一种益于心脏健康的矿物质是因为它在肌肉舒张方面的作用。记得肌肉收缩开始于细胞的钙内流。肌肉舒张不仅需要 ATP（其中镁起了作用），而且涉及舒张过程的酶也需要镁作为辅助因子。如果没有镁，钙就不能从肌细胞内去除，肌肉则保持一种收缩状态。镁被称为"天然钙通道阻滞剂"（钙通道阻滞剂是一类通常用于治疗高血压的药物）。

　　对于血管周围的平滑肌而言，镁缺乏意味着它们维持着比它们应该维持的更加紧张的状态，称为血管收缩。血管收缩可进一步恶化健康状态，因为它限制了血液流向组织和细胞。伴随血流减少的是氧释放也减少。由于氧的减少，线粒体内氧化磷酸化不能以最大速度进行。同样，镁缺乏不能使心脏在两次收缩之间得以完全放松（见第 45 页，我们之前在"心脏生理学基础"中讨论的这种舒张功能障碍）。

　　镁缺乏涉及的疾病有高血压，缺血性心脏病，充血性心力衰竭，心律失常，心绞痛，心脏猝死，动脉粥样硬化，二尖瓣脱垂，脑血管病，以及卒中。它还与以下疾病有关联：先兆子痫和子痫，哮喘，胰岛素抵抗和糖尿病，代谢综合征，骨质疏松，甚至还有大肠癌。

α–硫辛酸

α–硫辛酸（ALA）是线粒体中的一个分子。在最佳状态下，机体可产生足量的α–硫辛酸来完成其代谢功能（它是催化糖酵解最后阶段的酶的辅助因子，之后形成的化合物可进入 TCA 循环）。

然而，作为补充剂提供的额外的 ALA 使之成为循环中的"游离"状态，在此状态下 ALA 能够行使其水溶性和脂溶性的抗氧化剂功能。ALA 的这一功能是独特的，因为大多数抗氧化剂只在一个区域或另一个区域有效。例如，维生素 C 通常局限在内部胞质（含水）的细胞区室内，而维生素 E 则在细胞脂膜水平上发挥作用。而且，ALA 在谷胱甘肽的产生中扮演了重要角色，谷胱甘肽是机体直接产生的"基本"的抗氧化剂之一。

ALA 超越其他传统抗氧化剂的地方在于其针对的是线粒体。大多数其他抗氧化剂不能有效集中在线粒体水平上，因此对保护这一最重要的自由基来源的线粒体来说它们的作用几乎毫无意义。

ALA 与其在 NAD 生物学方面的作用

ALA 的另一个有益作用是能够调节能量载体烟酰胺腺嘌呤二核苷酸（NAD）的状态。例如，当暴露于高水平葡萄糖情况下，细胞不能恰当地将 NADH（电子载体形式）"去电荷"成为 NAD^+（游离形式）。结果打破了 NADH/NAD^+ 的平衡，造成细胞内的不良状况。

首先，细胞无法得到游离 NAD^+（为大量必备功能所需，包括作为燃料的葡萄糖和蛋白质的吸收和利用）。

第二，过多的 NADH 可通过两个特别的机制导致自由基的损害。过多的 NADH 破坏了细胞的铁储存加速了自由基的产生。然而，更值得关切的是，在没有足够数量的 ETCs 情况下，过多的 NADH 可使线粒体遭到过多电子的堵塞。记得 NADH 在复合物 I 进入 ETC，这里是过多电子漏出与氧进行反应，以及产生超氧化物自由基的首要部位。ALA 通过帮助恢复两种形式的 NAD 的平衡缓解了这一代谢紊乱。

ALA 还有另外的方法调节 NADH/NAD^+ 的比率，甚至可在细胞水平影响衰老的过程——通过激活一类被称为去乙酰化酶的基因。已显示这类基因在包括人类在内的广泛有机体中是重要的抗衰老基因。去乙酰化酶涉及调节能量代谢与寿命。实际上去乙酰化酶基因的激活也许导致由热量限制而广泛作用于抗衰老的效果，而热量限制是目前唯一得到证实的减缓哺乳动物生物学衰老的方法。事实证明，获得 NAD^+ 对去乙酰化酶的抗衰老效果是至关重要的（而过多的 NADH 却起到抑制作用）。如果ALA 提高细胞水平的游离 NAD^+ 而降低 NADH，它就能够有利于去乙酰化酶的抗衰老活性,由此使 ALA 在影响衰老的过程中提供了第二条途径。

还有,一些令人兴奋的动物研究显示饮食中补充 ALA——尤其是与乙酰-L-卡尼汀合在一起——通过恢复年轻活力水平、认知表现以及心脏功能,对抗衰老具有深远的有益影响。

R(+)α-硫辛酸及其稳定性

就有关你在商业市场所见到的营养补充剂的类型我需要附带说明一下。我们人体所能利用的只有一种形式,我们称之为 R(+)型。许多 ALA 产品是人工合成的,它们含有的无活性 S(−)异构体与有活性的 R(+)异构体是等量的,这就意味着你只能从该产品中获得 50%有生物活性的部分。

还有,ALA 长期在室温条件下是不稳定的。温度升高会导致 ALA 分子发生聚合(连在一起形成聚合链),这种聚合的形成似乎无法吸收。因此,稳定的 R(+)ALA 产品或从冰箱中出售的产品(然后储存在家中冰箱中)是最好的。最低限度,一定要将 ALA 避开暴露于任何热源(如在炎热的夏天将药瓶留在你的车内)。

肌酸

大多数人认为肌酸仅仅作为一种补充剂为健美者和其他运动员用来获得力量和肌肉质量。在确定具有这些好处的同时,大量证据显示它还具有其他广泛的益处。

实际上,研究肌酸作为营养素治疗能够有助于那些影响神经肌肉系统的疾病,诸如肌肉萎缩,亨廷顿病,帕金森病,甚至 ALS。其他研究表明肌酸对老龄人群的消瘦综合征和肌萎缩,疲劳和纤维肌痛症,以及某些大脑相关疾病有积极的治疗作用。

何谓肌酸?

人体内肌酸的产生来源于氨基酸中的蛋氨酸、甘氨酸和精氨酸。一般来说,一个人体内含有大约 120 g 的肌酸,以肌酸磷酸(也称为磷酸肌酸)的形式储存起来。某些食物(如牛肉和鱼)的肌酸含量相对较高。

肌酸与 ATP 直接相关。当细胞在利用 ATP 时,它去掉一个磷酸分子成为 ADP,为了利用能量再循环,ADP 必须转变为 ATP。这一过程十分迅速,是高强度无氧运动(如百米冲刺或举重)开始时能量产生的主要来源。具有一个强大的肌酸磷酸储备池意味着这一快速 ATP 产生通道可以持续较久,这就是为什么肌酸对运动员来说有如此好处的原因。

大量研究显示给予补充肌酸(通常为一水肌酸)能够增加整个体内的肌酸磷酸储

备池的量。尽管这一增加在爆发性和无氧运动形式时对能量产生的增加具有正面的效果,然而,目前肌酸在长时间体育运动方面(如长跑、划船和游泳)的益处受到质疑。当然,当你考虑一下生物化学时,在某些情况下肌酸的益处(和没有益处)就可以理解了。

肌酸与大脑

因为大脑与神经系统需要巨大的能量, 所以有理由认为神经系统能够从肌酸中大量获益——这已经通过临床研究得到证实。越来越多的研究发现肌酸能保护大脑免受神经系统毒性物质的伤害以及某些形式的脑损伤。

研究发现肌酸具有高度的神经保护作用, 防止各种神经毒性物质的损害,包括MPTP(一种损害脑细胞能量产生的化学物质,已被用于对实验室动物进行诱导帕金森病的研究)。其他研究发现肌酸可保护神经细胞免受类似于常见的中风后缺血相关的损伤。

懂了吗? 神经系统方面的好处不仅限于此。如之前所述,其他研究发现肌酸对亨廷顿病和 ALS 具有治疗和预防作用。研究前景是乐观的;所有这些还只是冰山一角。

肌酸和神经肌肉病

对肌酸研究的最有前景的领域之一是它对神经肌肉病如肌肉萎缩所产生的作用,在这方面研究已发现它对肌力产生了轻微但显著的改善。病人的日常活动也得到普遍改善,而且对补充肌酸的耐受性良好。

肌酸与心脏健康

心肌细胞的正常功能也依赖大量的 ATP。研究显示心力衰竭的病人肌酸水平受到抑制。众所周知,慢性心衰的病人耐力和体力多下降,而且容易疲劳,从而极大地限制了他们的日常生活能力。因此,研究者已在寻找补充肌酸以改善某些类型心脏病的心脏功能及总体耐力。尽管目前尚无定论,但临床研究已显示补充肌酸可增强心衰病人的体力和耐力。

维生素 B

在定义为真正维生素的所有营养素中, 能够对细胞代谢和能量产生具有巨大的直接影响的统称为维生素 B。这些维生素由大量独特的营养素构成,每种维生素 B 或者是重要代谢过程的辅助因子,或者是重要的能量相关分子的前体物质。

维生素 B1

维生素 B1 又称为硫胺素,活性形式称为硫胺素焦磷酸(TPP)。TPP 的功能是在碳水化合物代谢中协助将丙酮酸转变为乙酰 CoA 从而进入 TCA 循环并在后续的步骤中产生 ATP。正因如此,硫胺素还具有维持神经系统、记忆,以及心肌健康的功能。

硫胺素缺乏引起的疲劳称为脚气病,目前主要在酗酒者中见到。硫胺素缺乏也可来源于过度呕吐,而且常常直到症状非常明显才能被确认——那时已为时已晚。

脚气病的主要症状涉及大脑和神经系统,心脏,以及肌肉(所有能量密集的器官)。对大脑相关的影响包括感觉障碍和记忆损害。当脚气病影响心脏时,其症状为气短,心悸,以及最终的心力衰竭。

饮食中硫胺素的需求是基于热量的摄入;那些摄入较多热量的个体,如运动员,可能需要摄入高于平均水平的硫胺素以帮助将多余的碳水化合物转化为能量。

维生素 B2

核黄素,也称为维生素 B2,是辅助因子 FMN(也称为核黄素–5–磷酸,位于复合物 I)和 FAD(位于复合物 II)的主要成分。线粒体中 FAD 的主要作用是运送来自 TCA 循环和 β–氧化的能量(电子)到 ETC 中的复合物 II。因为复合物 I 和 II 都通过 CoQ10 将电子传递给复合物 III,所以对复合物 I 缺乏的病人,理论上核黄素可以输送电子通过复合物 II 从而避开复合物 I 缺乏这个问题。

维生素 B3

维生素 B3 有不同的类型;烟酰胺(也称为烟碱)和烟酸(尼克酸)是补充剂中的主要类型。基于大量的临床试验,对治疗高 LDL 和低 HDL 胆固醇,烟酸(非烟酰胺)似乎相对安全、价廉和有效。另一方面,已研究发现烟酰胺(非烟酸)可预防和延缓 I 型糖尿病以及可治疗骨关节炎。

早在 2001 年,NASA 科学家在陨石中发现了微量维生素 B3,因而增强了地球生命来自外星系的理论。当我们想到维生素 B3 是生物学分子 NAD^+ 和 NADH 的前体物质时(见 98 页"α–硫辛酸"),维生素 B3 对生命的重要性就显而易见了。如果没有 NAD^+ 和 NADH,线粒体就不会以它的方式行使其功能,因而大多数 ATP 将无法产生。作为 NAD^+ 的前体物质,维生素 B3 对 NAD 生物学来说也许是最好的营养素。作为去乙酰化酶的限速辅助底物,在控制去乙酰化功能以及因而控制氧化代谢和防止代谢疾病方面对 NAD 的调节成了一个有价值的工具。

最近,已出现更多有生物学效应的维生素 B3 类型。例如,当前烟酰胺核苷酸似乎成为最有效的 NAD^+ 和 NADH 的前体物质。烟酰胺核苷酸以微量的形式天然存在于牛奶和其他食物中,由于它在 NAD 合成的限速步骤之后进入生化路径,因此是烟酸和烟酰胺的更为强效的形式。

有关维生素 B3 在能量代谢和线粒体活性方面的作用,越来越多的兴趣集中在利用维生素 B3 治疗神经病变和神经退行性疾病,糖尿病,癌症,以及炎症。其他有益作用包括脂肪酸氧化,抵抗高脂饮食的副作用,抗氧化保护,预防周围神经病变,以及减少肌肉退化。

维生素 B5

维生素 B5 被称为泛酸或泛硫乙胺(后者为辅酶形式)。它在体内非常重要的作用是作为辅酶 A(CoA)的前体物质,而 CoA 对于碳水化合物代谢,脂肪合成/降解,以及甾醇(其产生类固醇激素包括褪黑素)的合成都是必需的。它的重要性还在于合成神经递质乙酰胆碱(对记忆重要)和血红素,血红素是血红蛋白(运送氧——用于氧化磷酸化——给细胞)的一种成分,我将在下一节第 103 页"铁"中进行讨论。肝脏中需要 CoA 对许多药物和毒物进行解毒。

然而,针对细胞能量代谢,CoA 可使糖酵解的终产物(丙酮酸)进入 TCA 循环。因此,作为 CoA 的前体物质,维生素 B5 不仅在胞质无氧代谢中而且在线粒体的有氧代谢的能量产生中扮演了一个重要角色。

维生素 B6

维生素 B6 也称为吡哆醛,而吡哆醛-5-磷酸是其活性形式。维生素 B6 的必要性在于(除了其他以外)对 70 多种参与能量代谢的各种酶行使其恰当的功能。它还涉及大脑和神经细胞神经递质的合成,以及支持心理功能(情绪)和神经传导。它还能通过5-羟色胺的合成改善情感观和情绪。它的必要性还在于参与了血红蛋白的合成和红细胞的生长,这对于准确地将氧释放入线粒体是至关重要的。

维生素 B12

维生素 B12,也称为钴胺素,是唯一含有微量元素钴的维生素。有两种代谢活性形式分别为甲钴胺和腺苷钴胺(后者是存在于线粒体的主要形式)。

钴胺素的命名来自于其分子结构中心的钴。虽然人类需要钴,但它只能以维生素

B12 的形式存在(而非有毒的游离钴)。钴胺素存在于各种食物中,诸如鱼,贝类,肉,蛋,以及乳制品——但蔬菜的含量微乎其微,这就是为什么对于严格的素食者和素食主义者要注意他们体内的维生素 B12 是多么重要的原因。还有维生素 B12 的吸收需要另外一个被称为内因子的化合物的帮助才可以。

维生素 B12 在为蛋白质和 DNA 合成提供必要的甲基方面扮演重要角色,同时具有大量的功能。然而,对线粒体来说维生素 B12 涉及的是几个重要代谢过程,包括 S-腺苷蛋氨酸(SAMe)的产生,这对于细胞功能和存活是重要的。反过来,SAMe 本身也有许多功能,而且支持肌酸的形成,肌酸是我们之前讨论过的肌酸磷酸的前体物质。维生素 B12 还是构成 ETC 的各种蛋白亚单位的一部分。后两个理由可能就是为什么接受维生素 B12 注射剂的人之后会出现能量水平的增加。

铁

铁是一个必要的矿物质和重要的蛋白质成分,其涉及氧的转运和代谢。作为铁的功能形式的血红素由线粒体合成。血红素是血红蛋白的关键成分,它在红细胞中并在其经肺脏时摄取氧并释放到组织细胞中。血红素还构成肌红蛋白,虽然与血红蛋白相似但却存在于骨骼肌中。血红素还是 ETC 复合物中各种蛋白的必需成分(连同钴,在"维生素 B12"中讨论过)。研究显示当血红素代谢遭到破坏,结局是线粒体衰弱、氧化应激以及铁沉积,而所有这一切都是衰老的标志。

血红素生物合成需要维生素 B2、B5、B6,生物素,α-硫辛酸,以及矿物质锌、铁和铜。这些营养素对通过 TCA 循环产生琥珀酰-CoA(血红素前体物质)是必需的。因此,当营养素尤其是铁缺乏时线粒体琥珀酰储备池会限制血红素合成。

世界卫生组织认为铁缺乏是国际上第一大营养性疾病。世界范围内大约 50% 的贫血是铁缺乏造成,而且在育龄妇女中尤为常见。

如果你有铁缺乏,不仅释放用于氧化磷酸化的重要物质——氧的血容量减少,而且由于 ETC 复合物数量减少导致线粒体功能广泛受损。有铁缺乏的人通常会反映他们一旦缺乏得到纠正能量就会增加。

一句警言——即重要的警句:除非你根据血液化验需要摄入铁,否则不要补铁。过多的铁会增加体内自由基负荷并导致大量的健康疾病。铁累积与神经退行性疾病如帕金森病和老年痴呆相关,而且甚至造成死亡(对于儿童铁过量并非罕见)。和生活中的其他任何事物一样,适度是关键。

白藜芦醇与紫檀烯

以法国悖论而闻名的化合物白藜芦醇因其抗衰老的作用而受到科学界的浓厚兴

趣。尽管其作为补充剂的名望已从巅峰开始下降,然而科学界仍在对其进行研究。科学家还发现了另一个被称为紫檀烯的密切相关的化合物,而这很可能是你在当地保健食品店所极力寻找的"下一个白藜芦醇"。紫檀烯主要存在于蓝莓,但也存在于葡萄和印度吉纳树(几个世纪以来用于阿育吠陀医学——印度传统医学)的树皮中。

白藜芦醇和紫檀烯是密切相关的而且都被归类于"二苯乙烯类"化合物。由于它们化学结构相似,因而它们的功能也相似,但它们并不相同。然而,有趣的是这两种化合物以协同作用的方式行使其功能。紫檀烯在基因表达方面产生有益作用的方式可以加强白藜芦醇产生的有益作用。

白藜芦醇和紫檀烯的主要功能是能够模仿热量限制(在接下来的部分将详细谈到)的许多有益作用,这些有益作用就是通过对基因的有利调节实现的,涉及癌症的进展,动脉粥样硬化,糖尿病以及构成各种与年龄相关疾病的多系统的炎症。

研究发现白藜芦醇激活由热量限制促成的分子瀑布的起始附近的基因,而紫檀烯直接激活白藜芦醇作用的下游基因。这种协同和互补的作用有助于预防癌症和糖尿病,促进血脂健康,以及通过基因表达循环产生提高长寿的效果。

不论我们谈论的是对脂质谱产生有利于影响脂肪感应的化合物,修饰几种重要的葡萄糖调节酶(有助于控制血糖),减少炎症介质的产生,还是上调与改善记忆有关的特殊脑蛋白,紫檀烯所产生的有益改变几乎与限制热量所产生的有益改变相同。当然,许多这些有益作用都可追溯到与微小的线粒体有关。

打开或关闭我们的基因电灯开关。

对白藜芦醇和紫檀烯的乐观前景的研究显示它们的有益作用并非在于作为抗氧化剂(虽然它们在实验室研究中似乎有此作用),而是由于它们能够"打开"或"关闭"某些基因。许多人几十年前所学到的知识仍然认为基因是固定的信息单位,它们遗传自父母并决定身体特征如眼睛的颜色。随着我们对遗传认识的逐渐扩展,显而易见的是我们可以修饰基因背后的含义。这一过程被称为基因表达,该研究被称为表观遗传学。它是指当体内出现外来刺激(如,饮食,环境,毒物,或内源性因素如应激,睡眠方式)时,就会将某些基因打开或关闭。对表观遗传学来说,操控各种营养素和生活方式等因素的目的是打开保护性基因并关闭有害基因。这是当今医学研究最令人兴奋的领域之一。

生酮饮食与热量限制

酮体,这里简称为酮类,是肝脏中作为脂肪酸分解的副产品而产生的三种水溶性化合物。这些酮体自身可作为能量的来源,尤其是心脏和大脑在禁食时酮体可作为重要的能量来源。

由机体产生的三种内源性酮体为:丙酮酸,乙酰乙酸,和 β-羟丁酸(从化学角度来说,这是唯一并非严格意义上的酮体)。它们可以转变为乙酰 CoA,然后进入 TCA 循环产生能量。

脂肪酸能量非常密集,而心脏是最耗能的器官之一,因此正常生理情况下,它优先使用脂肪酸作为其能量来源。然而,在酮症情况下,心脏可有效利用酮体产生能量。

大脑也极其耗能,通常依赖葡萄糖作为能量来源。然而,葡萄糖短缺时(如禁食,剧烈运动,低碳水化合物,生酮饮食,以及新生儿),大脑常常从酮体获得部分能量。血糖降低时,其他大多数组织具有可替代的能量来源(除酮体外)而大脑却没有。此时对大脑来说酮体就是必需的。低血糖三天之后大脑可从酮体获得 25% 的能量,四天后上升到 70%。

对于健康的个体,肝脏会持续产生酮体并被其他组织利用。正常情况下尿液排泄中的含量很低,常规尿检无法检测。然而,当血糖下降时,酮体产生增加,当酮体产生超过其利用率时,血酮体浓度就会增加,继之尿中排泄增加。这种状态称为酮症,酮症的常见特征是呼吸时会有甜水果味。

历史上首次发现糖尿病病人的尿中出现甜味与糖尿病和酮体相关是在 19 世纪中期。之后近 50 年才认为这是脂肪不完全氧化后的异常和不良的副产品。

然而,在 20 世纪早期,酮体被看作是肝脏产生并被身体组织利用的正常的循环代谢产物。在 20 世纪 20 年代,发现了一种极端的"高生酮"饮食对治疗儿童抗药性癫痫具有显著的疗效。1967 年,发现在长期禁食期间循环中的酮体可以代替葡萄糖作为大脑的能量来源。在那之前,认为成人大脑完全依赖于葡萄糖。

在 20 世纪 90 年代,发现饮食诱导的高酮血症(通常称为营养性酮症)可有效治疗包括神经细胞利用葡萄糖障碍在内的几种罕见遗传病。目前,越来越多的证据表明帕金森病和老年痴呆症患者大脑中存在线粒体功能障碍和生物能效率的减少。既然酮体可有效被大脑线粒体利用以产生能量 ATP 并有助于保护易感神经元免受自由基损害,那么目前正在评估的是它们能够对帕金森病和老年痴呆症患者,以及各种其他神经退行性疾病的有益作用(有些明显成功的病例报告)。

在各种诱导酮症的方法中,有些比其他的更为容易。最好是使用各种生酮饮食中的一种(如,经典的,改良阿特金斯,MCT 或椰子油,低血糖指数饮食),但控制碳水化合物的热量限制饮食也可达到相同的效果。

热量限制的特征

有关热量限制有大量重要事项。首先,最显而易见的是热量摄取是最为重要的。通常情况下,如果食物摄取不受热量限制,热量可达到一个人所消耗食物的 40%。对于不同程度的热量限制的小鼠和大鼠与对照的饮食组相比可产生极大不同的身体特征(大小和身体成分)。在寿命延长方面,即使较低水平的热量限制(只减少非限制热量时热量摄取的 10%~20%)也可使动物的寿命延长并具有预防疾病的效果。

2014 年 4 月,一项对猕猴长达 25 年的纵向研究显示了阳性结果。这项研究的益处在于它是对灵长类——人类的近亲——的一项长时间的研究,并且证实了我们之前从酵母,昆虫,和啮齿类动物中所见到的阳性证据。研究团队报道与热量限制的猴子(饮食消耗的热量减少 30%)相比,对照组的猴子(允许它们想吃多少吃多少)的疾病风险(如,糖尿病)增加 2.9 倍,并且早死的风险增加了 3 倍。

如果来自酵母,昆虫,以及啮齿类动物的研究数据在灵长类动物中得到了证实,它将表明热量限制可以使人的寿命长达 130–150 岁成为真正的可能而不需要高科技或补充剂或药物治疗。热量摄入与长寿之间存在的清晰负相关,与此机制相关的是线粒体——能量代谢和自由基的产生。

其次,仅仅限制脂肪,蛋白或碳水化合物的摄入而非总体热量的减少并不能增加啮齿类动物的最大寿命。关键是热量,而不必是热量产生的种类(除外那些试图达到酮症的情况,这种热量种类不包括在内)。

第三,已显示在各种物种当中热量限制能有效预防疾病和延长寿命。虽然大多数热量限制的研究是在一些如大鼠、小鼠等小的哺乳动物中进行的,但热量限制也可以延长单细胞原生动物,水蚤,果蝇,蜘蛛,以及鱼的寿命。它是一直以来跨越不同物种而获得相似结果的唯一延长寿命的方法。

第四, 这些热量限制的动物保持"生物年轻"的时间会更长。实验中的大、小鼠延长了它们年轻生命并延缓(甚至预防)了大多数主要的疾病(如,癌症,心血管疾病)。在热量限制的动物中大约 90% 与年龄相关疾病的动物在较长时间内保持了一个 "较为年轻"的状态。热量限制还可极大地延缓发生癌症(包括乳腺,大肠,前列腺,淋巴),肾病,糖尿病,高血压,高脂血症,狼疮,自身免疫性溶血性贫血,以及大量其他疾病。

第五, 热量限制不必从小就开始获益。中年期开始的动物也会延缓衰老(这对人类是一个好消息,因为中年是我们开始思考自身健康和寿命的年龄)。

当然,热量限制的益处要追溯回有关的线粒体。较少的热量意味着较少的"燃料"(电子)进入 ETC,从而自由基也相应地减少。你现在知道,那是一个好事。

健康益处

正如刚刚讨论的,新的研究显示,正确地热量限制和生酮饮食(同时保留最佳营养摄取)可能会减慢正常衰老的过程,以及相应增加心血管,大脑和细胞的健康。但这是怎样做到的? 从理论上说热量限制会使自由基减少,但是证实该理论的一个步骤是找出其作用机制。

尤其是研究者已确定了 β–羟丁酸(那个实际上并非酮类的酮体)的有益作用。它由低热量饮食产生而且是所见到的因热量限制而使与年龄相关疾病危险因素减少的关键。多年来,研究发现限制热量,可减慢衰老和延长寿命,但其背后的机制,还有待于澄清。新的研究显示 β 羟丁酸可阻碍一类被称为组蛋白脱乙酰化酶的酶类,而这类酶可加重自由基损伤。

尽管尚需进行其他的研究,但众所周知的是与普通人群相比,在热量限制或生酮饮食之后可使血压、心率以及血糖水平下降。最近,有大量令人兴奋的是关于间歇禁食成了一种可获得同样最终效果的缩简的方法。

然而,不推荐自我开具热量限制或生酮饮食的处方,除非你在此方面进行了大量的研究并知道去做什么。如果做得不对,这样的饮食能够对身体增加潜在心理和生理的压力。作为这类饮食的结果,健康状况应当改善而不是下降,如果饮食不当,会导致营养不良和饥饿。医疗保健者也需要正确地鉴别具有厌食症或贪食症的缺乏状态的患者是不是处于酮症或热量限制状态的健康者。

我最后提醒的是:尽管生酮饮食在治疗某些疾病方面是不可或缺的工具,然而在治疗已存在的线粒体疾病方面——目前——是有争议的, 并取决于个体的特殊线粒体疾病。因此,在本书所列的所有治疗中,我为此推荐能够应用的专业知识就是这种饮食方法,而且只有在正确诊断之后才能应用。

糖尿病

之前讨论过,糖尿病和胰岛素抵抗是我们社会中巨大且日益增长的健康问题,在这方面最新的研究又再次追溯到线粒体。随着我们的衰老,我们的线粒体也在恶化,这意味着脂肪的氧化效率和后续的能量产生也在减缓。这种减缓更易于使我们的脂肪堆积在肌肉和肝脏——两个对胰岛素敏感的器官。这也意味着 β 细胞(胰腺中负责胰岛素产生和分泌的细胞)中的线粒体的健康状况随时间的推移而下降和减弱。继之 β 细胞功能障碍破坏糖耐量,最终成为 II 型糖尿病。

好消息是通过热卡限制和运动相结合可以阻止——甚至逆转——这种螺旋式下降。在 2007 年发表的一项研究发现中年肥胖型糖尿病在 4 个月大多数日子里减少

25%热量摄入并进行适当的运动(如步行)可以提高67%的线粒体密度,最终可改善59%的胰岛素敏感性。

另一个发表在2011年的初步研究显示一个持续8周的极端热量限制饮食(每天只有600千卡)可逆转100%纳入研究的糖尿病。只这一项单独的初步研究改变了我们原来对于II型糖尿病是一个终生不可逆转的疾病的理解。还有,在饮食干预结束后长达3个月的时间有64%的研究对象仍保持无糖尿病状态。也许是由于脂肪含量减少,胰腺又再次恢复其产生胰岛素的正常功能,肌肉和肝脏再次变得对胰岛素敏感。结果是餐后血糖水平开始得到稳定地改善。

另外,来自安大略(加拿大)汉密尔顿的2017年3月发表的研究证实了这些结果。这项包含纳入的83个糖尿病观察对象的研究发现仅仅4个月"密集的代谢干预"(热量限制和运动)不仅在研究开始期间出现了惊人的血糖和体重改善的结果,而且超过40%的研究对象在代谢干预结束后的12周仍保持无糖尿病状态。

想到这些日益增多的研究结果,看起来不久我们也许需要重新将糖尿病归类于一种代谢病而非内分泌疾病——胰岛素抵抗并非是根本问题,而是线粒体健康和线粒体状况的不佳。这对那些患有此病的人来说其希望是不可估量的。当然,这些"初步研究"结果要在更大规模的临床试验中重复进行,但是我们拿到的新数据是极其令人兴奋而且其潜在的模式正在转变。

酮体和癌症

令人兴奋的研究还在于继续使用生酮饮食作为非药物的癌症治疗(或是传统的辅助治疗)。这种饮食要求取消碳水化合物,取而代之的是健康脂肪和蛋白(一种修正的阿特金斯节食法)。前提是因为癌细胞需要葡萄糖和碳水化合物才能生长,所以消除这两类物质可以真正饿死癌细胞。

热量限制的功能首先也可以减少癌症的风险。虽然热量限制有其他的功能来改善线粒体和细胞健康(如通过激活去乙酰化酶1,阻止组蛋白脱乙酰基酶),但是最简单的功能方式是它解释了其之所以能减少癌症风险是因为饮食消耗的热量较少从而意味着有较少的电子进入ETC。

这一领域已得到广泛科学界和临床医学界的关注,用我所写的几页来对这两种类型的饮食进行描述显然尚不公平,因此,我鼓励你们去自学更多这方面的内容。大多数人食用比生理需要更多的热量,因此对大多数人来说应真正考虑从饮食中降低热量。尽管许多科学家多年来采纳了低热量饮食——同时仍保持适当的营养——能够具有延缓衰老的效果,然而他们只是最近才发现了为什么有如此效果。期望发表更多关注这一主题的研究。

注意你在缩减标准饮食时要缓慢进行。同时确保你的营养得到满足。尽管越早开始越好,但从来没有太晚。另外,我想人都欢迎从账单上节省30%,而对于地球的附带福利也包括较好的食物安全及较少需要的基因修饰的有机物(如果你相信大农业宣传的GMOS可以满足养育全球膨胀的人口)。

那些对更多相关信息感兴趣的人我建议并推荐的书有艾米·伯杰(Amy Berger,切尔西·格林出版社,2017)的《阿尔茨海默病的解药,用低碳水化合物,高脂饮食抵抗老年糖尿病,记忆丧失和认知下降》以及米拉母·普拉米恩(Miriam Kalamian,切尔西·格林出版社,2017)的《生酮饮食:生酮代谢治疗作为靶向营养策略》。

按摩与水疗

来自安大略(加拿大)汉密尔顿的一项有趣的研究发现,按摩治疗能增加线粒体生物合成的标志物。另外,以往以为不可能增加棕色脂肪组织(BAT)的原因是我们认定只有婴儿和年幼的儿童才会有。现在改变了,因为我们最近发现了BAT在成人也存在并具有活性,它主要分布在主动脉周围和锁骨上区(颈部)。BAT在肥胖者中的容量和活性较低,这验证了BAT可极大地促进整个机体能量消耗的理论。

然而,更有甚者,已确定有各种方式可以操控BAT以增加能量的消耗。已证明白色脂肪组织(WAT)可以进行一种被称为棕色化的过程使其具有BAT的特征。这种情况的出现是由于生理或生化的刺激(如慢性寒冷暴露,激素刺激,或药理学方面的处理)。这些"可诱导的棕色细胞"(也称为米黄色脂肪)正常情况下,产热活性低,线粒体数量低,然而一旦被激活,它们就会拥有许多生化方面和形态学方面的BAT特征,如,多房性脂滴,富含线粒体(线粒体生物合成),以及更高水平的UCP1。

关于如何达到此目的有许多种方法,包括反复或长期暴露于寒冷的温度下(如冬季更多外出,在冬季家中关掉恒温器,或其他许多方法,如传统水疗法)。发表于2014年夏季的一项研究发现睡眠时的温度调至19 ℃(对比24 ℃)可诱导成人中的BAT,并相应地改善胰岛素敏感性和糖代谢。节省你冬季取暖支出的同时你的健康又受益匪浅,这是多么容易的办法啊。

反复从热桑拿房出来去冷水冲凉,随时间的推移会增加BAT。与之相似的是,只是完成了用冷水冲洗也同样有效。然而,这些建议在临床中均未得到证实,我想还需进行更多研究以证实水疗对线粒体和BAT或UCP1产生的效果,但这似乎确实令人受到鼓舞。实际上,正如诱导BAT作为抗肥胖研究的主要靶标,我希望未来的岁月中在该领域能够进行大量的研究。

运动与体力活动

运动和体力活动是我将要谈及的最后的话题,然而,当涉及线粒体健康时,对它来说可能是最为重要的。但是,这里有一个神秘的情况。最近的几年里,剧烈运动如超级马拉松,跨国赛跑,以及铁人三项赛等在世界范围内越来越受欢迎。这些年来我们被"健康在于运动"的信息所固化,同时对此有天然的倾向。于是认为有益健康的东西越多越好,因此这些体育运动的逐渐普及成了受欢迎的消息。遗憾的是,情况并非如此。

剧烈或过度运动导致的相关肌肉损伤已明确与高度耗氧和自由基损害以及促炎介质的增加相关,这些炎症损伤会出现肌肉酸痛,肿胀,长期肌肉功能丧失,以及肌蛋白和核苷酸(能量池)渗透入血循环,还有其他等等。除了肌肉以外,在运动中,许多其他的组织如心脏,肺脏,甚至血液等也会产生大量的自由基。

因此,如果剧烈运动过度并非益事,而久坐不动也不好,那么适量非过度运动作为入场券就是明智的了。

正如适度是许多——如果不是所有——注定健康的事物的关键一样,运动也不例外。伴随剧烈和过度运动使运动的有益效果丧失。如果没有足够的恢复时间,情况就会更糟(针对特殊能量池丢失的一些情况在第 80 页"D-核糖"中已经讨论过)。

长期以来已知规律性、非过度体力活动会产生有益的效果。规律运动与各种健康益处有关,如减少心血管疾病、癌症、糖尿病的发生,总的来说可降低所有引起死亡的风险。发表在 2014 年的一项有趣的研究显示运动可降低与年龄相关的黄斑变性;也是发表在 2014 年的一项独立的研究显示,久坐者心脏病的风险要高于吸烟、肥胖或高血压。后一项研究所提示的是体力活动的吸烟者比久坐不吸烟者更健康!是的,运动是如此之重要。

然而问题依然存在;即使中等强度、非过度运动也会增加线粒体内自由基的产生率。所以,至少从表面上,所有体力活动都应当尽可能降至最低。可惜,对久坐泡在电视机前的人没有这样的运气。事实是运动促进健康和长寿就是所说的运动悖论。

它之所以是悖论是因为运动可诱导大量自由基的产生。虽然自由基的产生会对线粒体的健康具有负面影响,但并非如此。适度水平的体力活动导致适度水平的自由基产生。而运动不仅可增加能量需求,从而导致线粒体分裂和生物合成(通过发送相对富含 AMP 而不是 ATP 的信号,以及各种其他的机制,如增加 PGC-1α 和 PPAR-γ 的表达),而且所产生的自由基发送的信号表明它需要有更多 ETC 复合物的产生。如同我在接近本书开始时所讨论的,有时自由基在细胞信号传递方面扮演了一个重要角色(参见第 22 页"自由基信号")。

为适应这种氧化反应,细胞意识到需要更多线粒体——以及每个线粒体内更多

ETC——从而能够满足强加于它的能量需求。在反复中等强度的运动之后,每个细胞的线粒体数量增加了,而且每个线粒体内 ETCs 的数量也更多了。

此过程之结果是,安静时(构成了我们现代生活的绝大部分),在每个线粒体和每个细胞内我们有丰富的空间容量——就像鸟一样!因此,安静时,那些身体健康并精力旺盛的人线粒体内产生的自由基远少于久坐不动的人。在体力活动时,身体健康和精力旺盛的人也产生更多的能量(表现为体能的增强)但产生的自由基却更少。这是真实生活的细胞活力典范,为向前进两步(改善线粒体功能和容量)而需后退一步(氧化反应)。

所以我们发现最好的方法是更像鸟一样(参见第 77 页"鸟类是如何做到的?")。飞翔需要惊人的能量,随着时间的推移,鸟类发展了其生物能量的空间容量以产生大量的能量。安静时,因为有大量的空间容量,因此它们在大多数生命时间里产生越来越少的自由基。

其他的益处是所有这些体力活动都会用尽 ATP。如果我们没有用尽 ATP,我们就不会清除能量积压,而且 ETC 中的电子将会溢出形成自由基。然而,与 ATP 充足且没有利用而产生自由基的情况——对刺激线粒体合成没有好处——有所不同的是,这种自由基的产生与 ATP 缺乏相结合的确可以启动线粒体的生物合成。

所以确保规律的体力活动可以体现硬币的两面——增加线粒体数量以创造空间容量,同时用尽 ATP 以防止能量积压和 ETC 的电子外漏。

线粒体生物合成的结果就是因运动而改善以下健康状况的理由:心血管健康,认知健康,精神心理健康,低糖尿病风险,健康肌肉与骨骼,癌症预防,减少各种原因导致的早期死亡风险,以及长寿。"运动就是医学"是我们都应依赖的警句。

认知健康与体育运动的新领域

尽管多年来在运动有益于心血管健康方面进行了大量的研究(实际情况是太多这方面的研究,因此我决定不在这里讨论它),然而近些年来对大脑及认知功能的关注随着人口的老龄化而占据了"舞台"中心。已显示抗阻运动和有氧训练能改善各种类型的记忆力、执行力及功能可塑性。

数十年来我们知道有氧运动可以在短短 6 个星期内增加肌肉细胞中线粒体的数量达 50%。然而,为达到此目的,你需要进行的有氧运动(如跑步,骑车,游泳,或快步行走)的强度是你所能达到的最大强度容量的至少一半。这种强度每次需要坚持至少15~20 分钟,每周 3~4 次。

在这方面最强的研究之一发表于 2011 年,其结果显示有氧运动能够修饰负责产生脑源性神经营养因子(BDNF)的基因。研究者通过长达一年的时间对 120 例进行牵拉运动或者进行有氧运动的非痴呆老年人进行了观察。检测了三组数据:血清BDNF水平,记忆功能,以及海马回(大脑中负责记忆的重要部分,同时为老年痴呆症脑损害的首要部位之一)。一年之后,进行有氧运动的一组海马回的大小增加了约1%,记忆功能改善,同时血清BDNF水平更高! 没有任何药物能够达到接近提供如此大的改善程度。

仅仅是普通的有氧运动就可以改善记忆,再生海马回,以及升高BDNF水平——这不仅可刺激神经生长,也刺激神经可塑性(为认知新事物和适应应激状态的基础)。在2013年奥巴马政府投入三千三百万美元来帮助制药公司发展用于预防老年痴呆症的药物。他们都不知道的是药物已经有了,就是有氧运动! 使用那三千三百万美元给每个成人买一双好的跑鞋,让他们围绕社区进行跑步——仅仅多于乘坐出租车的一点费用,而带来的是难以置信的投资高回报! 这使我想起了一个我见到的漫画,其中的一位医生给病人一粒药丸并说:"为预防心脏病发作,每天吃一粒,出去跑步,然后去体育馆,然后去骑自行车……"。

在近期一项有趣的老鼠实验中,研究者甚至发现怀孕中游泳的老鼠能够促进其后代脑内线粒体的生物合成! 有理由期望在人类中也能看到这种效果,这对于保护我们的孩子避免未来认知功能下降和脑损害具有深远的有益影响。

另一方面(至少目前),有关抗阻力运动(如举重)对线粒体的有益作用尚无结论性证据。对较小年龄的人,抗阻力运动似乎不会导致线粒体数目的增加,但根据至少一项研究发现,在高龄人群中能够出现更多数量的线粒体。

无论如何,抗阻力运动具有许多其他益处(如预防肌肉减少症——或与年龄相关的肌肉消耗——这对老年人是一个大问题);然而,这里的观点是促进细胞的生物能量和使线粒体最佳化。因此,有氧运动是必需的,而抗阻力运动是在我们变老时所极力推荐的。

高强度间歇训练(HIIT)是一个令人兴奋的研究领域。HIIT的特点是重复爆发的剧烈运动与短暂的休息恢复交替出现。体育项目如曲棍球,长曲棍球和足球是HIIT形式的典型代表。已显示(当与常规有氧运动相比)HIIT可增加肌肉线粒体的产生以及每次特定运动的耐力。

所有方法整合在一起

因此,你可以看到对大多数人来说有许多便捷的方法选择改善他们的线粒体健康。尽管没有哪一种是理想的,然而,多种治疗药物及运动(运动必须始终包括任何针对线粒体的计划)相结合似乎有最好的结果,尤其与高强度间歇训练相结合。其他目前得到关注的研究领域包括间歇低氧和间歇禁食——我们期望有来自这些研究（同时要确保推荐的这些研究符合我个人的线粒体方案）的令人惊奇的结果。

有许多正不断完善的线粒体方案，这取决于你要达到的健康目的以及你的病史或现患疾病等因素。尽管这样，随着研究在不断改变着我们的方法，因而我们的推荐和个人的线粒体方案也在不断改变，而且很可能在你阅读此书时已经发生了改变。

线粒体医学是一个不断进化的知识体系，我们每天都在学习不同的营养素和植物对线粒体的有益作用。例如，目前我正观察一个叫五门绞股蓝的真正有趣的植物，它似乎通过激活 AMPK 发挥对线粒体的强大有益作用。已显示五门绞股蓝能增强线粒体生物合成，减少机体脂肪和降低血糖，并对炎症进行调节。

线粒体医学领域正在呈爆炸式发展，就在我写本书前后，似乎每周有 200~300 个研究发表——在过去的 5~6 年我一直在研究本书。

问题是，我们研究得越多，我们发现的领域就越复杂。最近的更多研究是在观察线粒体与其他细胞器的相互作用，其他细胞器如过氧化物酶体和内质网——两者在线粒体健康方面都具有一定作用。在生物学上，绝没有完全同样的一件事。我们所具有的每个规则，都有许多例外，还有例外中的例外。随着我们的深入研究，我们所揭示的是一个复杂而绝非简单的事物。

线粒体医学是一个极有吸引力的领域，其对无数的健康问题具有真实生活的启示，甚至对于生命本身而言也的确如此。随着未来对知识的扩展，我们能够对"原力"进行培养达到阿纳金或卢克·天行者的水平。那就确保你能使用新发现的善良、和平和爱的力量。拒绝负面力量。

致　　谢

　　我要非常并衷心地感谢我的生活伴侣艾琳(Erin)，没有她的支持我的书不可能完成。她不仅把持家政和照顾我们的两个儿子——使我得以有时间进行研究和撰写——而且她还作为决策咨询人，人生导师，按需图形设计者，职业厨师，以及我始终依赖的感情基石。

　　我还要感谢我的两个儿子，艾丹(Aidan)和哈德生(Hudson)，是他们帮助我成长并更好地了解我自己。我一直对这两个不可思议的小人物近期所表现的同情、诚实和关爱而惊讶不已。

　　感谢马克纳·古德曼(Makenna Goodman)，帕特里夏·斯通(Patrica Stone)，黛博拉·海曼（Deborah Heimann），班尼特·本迪纳（Hanette Bendyna），琳达·哈林格(Linda Hallinger)，肖恩·梅尔(Sean Maher)，克里斯蒂纳·巴特(Christina Butt)，以及所有切尔西·格林出版社(Chelsea Green Publishing)的人，正是他们在出版过程中指导并帮助了我，使原稿制作成书，同时将本书中的健康信息带给尽可能最广大的观众——这在我自己的资源范围内是不可能做到的。

　　我还要感谢尼克·莱恩(Nick Lane)，史蒂芬·西奈特(Stephen Sinatra)，安东尼·林南(Anthong Linnane)的作品及出版物，以及无数的研究者、科学家和医疗保健人员，是他们提供了知识、理解及智慧，使一本沉重的科学书籍成为可能。当你站在前者的肩膀上时，科学知识及其理解才能进步。

词汇表

腺苷:嘌呤环(腺嘌呤)与D-核糖结合而成的化合物。

腺苷酸激酶反应:又称肌激酶反应,是两个二磷酸腺苷分子结合形成腺苷酸和三磷酸腺苷的反应。

二磷酸腺苷(ADP):三磷酸腺苷的前体,由一分子腺苷与两个相连的磷酸根组成的化合物。

有氧代谢:是细胞内通过消耗氧的过程产生能量,通常称为氧化磷酸化,是利用线粒体内膜电子传递链途径的过程。

腺苷酸(AMP):一磷酸腺苷;在腺苷酸激酶反应中,两个二磷酸腺苷合成三磷酸腺苷时生成的副产物。

无氧代谢:在无氧状态下,细胞内(主要是胞质内)产生能量的过程,它在短时间内快速提供爆发能量中起重要作用。但对能量低效利用的无氧代谢不能长期维持细胞的正常功能。

抗氧化剂:任何防止氧化(自由基损害)的化合物,它可以直接消耗自身(保护其他分子)或间接催化生物氧化剂分解。

细胞凋亡:程序性细胞死亡或细胞自杀;是从多细胞生物中去除受损或不必要细胞的一种自主的、有序的死亡。

无性生殖:不经过生殖细胞的结合,通过一个细胞或生物体的复制或繁殖,由母体直接产生完全相同的子代。

三磷酸腺苷(ATP):由二磷酸腺苷和磷酸盐形成的生命通用能量货币;三磷酸腺苷分解释放能量,作用于许多不同类型的生物化学反应,如从肌肉收缩到蛋白质合成。

三磷酸腺苷酶(ATPase):也称三磷酸腺苷合酶,其酶促动力嵌在线粒体内膜中,当质子通过线粒体内膜时形成三磷酸腺苷(由二磷酸腺苷和磷酸盐组成)。

常染色体显性遗传:致病基因位于常染色体上,且为显性基因,个体只需来自父母一方的致病基因就可遗传该疾病。

常染色体隐性遗传:致病基因位于常染色体上,且为隐性基因,个体需来自父母双方的致病基因才能遗传该疾病。

细胞:是生物体的基本结构和功能单位,通过自我复制和新陈代谢的方式,能够有独立功能的最小生物单位。

细胞壁:包裹在细胞表面,是一种坚硬但具有可渗透性的外壳,能够保持细胞的形状和完整性以防止在物理条件下的变化。

染色体:指长 DNA 分子;可以是环形,如在细菌中和线粒体中,或可以是圆柱形,如在真核细胞核中(在那里由诸如组蛋白的蛋白质包裹)。

细胞色素 C:能将电子从电子传递链的复合物Ⅲ运送到复合物Ⅳ的一种线粒体蛋白;当细胞色素 C 从线粒体内膜释放出来时,是细胞凋亡的一种重要启动因子。

细胞质:被细胞膜包围着的除细胞核外的一切物质。

细胞骨架:细胞内提供结构支持的纤维网络;可以改变形状使细胞能够四处移动并吞噬其他细胞或颗粒。

细胞质溶胶:细胞质的含水部分,不包括细胞器,如线粒体、膜系统。

脱氧核糖核酸(DNA):构成基因的双螺旋结构,其碱基相互配对,通过复制的方式将遗传信息进行传代,基因中的核苷酸序列编码蛋白质中的氨基酸序列。

电子:微小的带负电荷的波粒。

酶:一种具有极大特异性的蛋白质分子,具有催化作用活性,可显著加速生物化学反应。

真核细胞:具有被核膜包裹的细胞核,并具有多种细胞器的细胞。

自由基:具有不成对电子的一种高度活性的原子或分子。

自由基泄漏:从线粒体的电子传递链中持续低水平地产生自由基;是电子与氧直接反应的结果。

基因:能够表达和产生蛋白质和核糖核酸的脱氧核糖核酸序列,它的核苷酸序列编码一个蛋白质。

基因组:一个有机体的完整基因库;也包括非编码(即,非遗传)DNA 片段。

异质性:同一个体的线粒体脱氧核糖核酸出现两种或两种以上不同碱基序列的现象。

组蛋白:以一种非常特殊的方式结合脱氧核糖核酸的保护性蛋白,主要存在于真核细胞中。

缺氧:因细胞或组织缺乏氧,而导致细胞或组织的代谢功能和形态结构发生异常变化的病理过程。

局部缺血:当流向组织或器官的血流减少时发生的情况,血流减少可导致缺氧。

水平基因转移:脱氧核糖核酸片段或基因从一个细胞到另一个细胞的随机转移,不同于从母亲到子代的垂直基因转移。

脂类:存在于生物膜中的一种长链脂肪分子,可储存能量。

母系遗传:一种非孟德尔遗传方式,其中一个亲本类型的基因型可遗传给所有子代。也就是说,子代的所有基因几乎全部来自母亲。这种现象在真核生物的细胞器如线粒体遗传中最常见。

膜:包裹细胞并在真核细胞内构成复杂系统的薄脂肪层。

代谢率:能量消耗或产生的速率,以葡萄糖氧化或氧消耗的速率来衡量。

线粒体脱氧核糖核酸(mtDNA):在线粒体中发现的染色体,在每个线粒体中拷贝数通常为5到10个,是独立于细胞核染色体外的又一基因组。

线粒体夏娃:为现今所有人类共同的最后一位母系祖先,是以母系无性遗传的线粒体脱氧核糖核酸为基础的。

线粒体基因:由线粒体脱氧核糖核酸编码的基因;在人类除了编码核糖核酸核糖体基因外,还编码十三种蛋白质的基因。

突变:一种遗传或获得的脱氧核糖核酸序列变化;对功能可以有负面、正面或中性的影响。

突变率:单位时间内脱氧核糖核酸突变的数量。

烟酰胺腺嘌呤二核苷酸(NADH):还原型辅酶Ⅰ,产生于糖酵解和细胞呼吸作用中的三羧酸循环,并作为生物氢的载体和电子供体,将电子传递给电子传递链中的复合物Ⅰ。

自然选择:生物对环境条件适应性的遗传差异,也是种群内个体生存和繁殖的差异。

非编码(无用)DNA:不编码蛋白质或核糖核酸的脱氧核糖核酸序列。

细胞核:真核细胞遗传信息的主要存在场所,对细胞发育和性状遗传起着主导作用,包含由脱氧核糖核酸和蛋白质组成的染色体。

卵母细胞:是雌性生物的生殖细胞在卵子发生过程中进行减数分裂的卵原细胞。

细胞器:细胞内具有特定功能的微小器官,比如线粒体。

氧化:原子或分子失去电子的过程。

吞噬作用:细胞(通过改变形状的方式)物理性吞噬死亡细胞、病原体或颗粒;颗粒在细胞内的囊泡中被分解失活。

原核生物:一类细胞核无核膜包裹,且只有核糖体一种细胞器的单细胞生物,比如细菌。

质子:与氢原子核相同的基本粒子,带有一个正电荷。

质子梯度:膜两侧之间存在的质子浓度差。

质子传递:质子从膜的一侧传递到另一侧的物理过程。

嘌呤:一种含氮的杂环有机化合物,是脱氧核糖核酸、核糖核酸和三磷酸腺苷的重要组成部分之一,主要有腺嘌呤、鸟嘌呤。

重组:在横向基因转移、有性生殖,以及修复受损染色体时,脱氧核糖核酸分子内或分子间发生遗传信息的重新共价组合。

氧化还原反应:两个分子之间的反应,其中一个被氧化(失去电子),另一个被还原(得到电子)。

氧化还原信号传递：氧化或还原反应导致转录因子的活性变化（通常由自由基引起）。

还原：原子或分子获得电子的过程。

呼吸作用：生物体内的有机物在细胞内经过一系列的氧化分解，以三磷酸腺苷形式产生能量的过程。

呼吸链：也称为电子传递链（ETC），是嵌入细菌的膜和线粒体内膜的一系列复合物，将来自代谢物的电子从一个复合物传递到另一个复合物。电子传递链所释放的能量将质子从内膜基质侧跨膜泵至膜间腔。

核糖核酸（RNA）：包括信使核糖核酸（将单个基因中脱氧核糖核酸序列精准复制，并转运到细胞质中）、核糖体核糖核酸（构成核糖体的一部分，核糖体是蛋白质的合成场所），以及转运核糖核酸（能将遗传密码与特定氨基酸结合）。

有性生殖：由两个性细胞融合而产生的生殖，每一个性细胞随机包含一半的亲本基因，使产生的胚胎具有来自亲本双方相同数量的基因。

共生：两种不同的生物之间互利的生活方式。

转录因子：一种结合在脱氧核糖核酸序列上的蛋白质，能发出该基因转录成核糖核酸的信号（是蛋白质合成的第一步）。

三羧酸（TCA）循环：也称为克雷布斯循环或柠檬酸循环；是线粒体中的一种代谢途径，将碳水化合物、脂肪和蛋白质转化为能量化合物 [烟酰胺腺嘌呤二核苷酸（NADH）和黄素腺嘌呤二核苷酸（$FADH_2$）]，然后进入电子传递链中，最终生成三磷酸腺苷。

解偶联：使氧化与磷酸化两个过程分离，质子梯度由于质子通过膜的孔道（而不是三磷酸腺苷酶）返回而消散，产生热量。

解偶联剂：任何通过消散质子梯度使产生三磷酸腺苷的氧化磷酸化分离的化合物。

解偶联蛋白：是一种线粒体内膜通道蛋白，可介导质子回流，消除线粒体内膜两侧的跨膜质子梯度，并产生热量。

单亲遗传：来自两个亲本中的一个，尤其是母亲的线粒体遗传。

参考文献

Chapter One

Althoff T, et al. Arrangement of electron transport chain components in bovine mitochondrial supercomplex I1III2IV1. EMBO J. 2011 Sep 9;30(22):4652 – 64. doi:10.1038/emboj.2011.324.

Ames BN, Shigenaga MK, Hagen TM. Oxidants, antioxidants, and the degenerative diseases of aging. Proc Natl Acad Sci USA. 1993 Sep 1; 90(17):7915 – 22.

Ames BN, Shigenaga MK, Hagen TM. Mitochondrial decay in aging. Biochim Biophys Acta. 1995 May 24;1271(1):165 – 70. doi:10.1016/0925–4439(95)00024–X

Aw TY, Jones DP. Nutrient supply and mitochondrial function. Annu Rev Nutr. 1989 Jul; 9:229 – 51. doi:10.1146/annurev.nu.09.070189.001305.

Bagh MB, et al. Age–related oxidative decline of mitochondrial functions in rat brain is prevented by long term oral antioxidant supplementation. Biogerontology. 2010 Sep 21; 12(2):119 – 31. doi:10.1007/s10522–010–9301–8.

Blackstone NW. Why did eukaryotes evolve only once? Genetic and energetic aspects of conflict and conflict mediation. Philos Trans R Soc Lond B Biol Sci. 2013 Jul 19;368 (1622):20120266. doi:10.1098/rstb.2012.0266.

Brookes PS, et al. Calcium, ATP, and ROS: a mitochondrial love –hate triangle. Am J Physiol Cell Physiol. 2004 Oct;287(4):C817 – 33. doi:10.1152/ajpcell.00139.2004.

Bua EA, et al. Mitochondrial abnormalities are more frequent in muscles undergoing sarcopenia. J Appl Physiol (1985). 2002 Jun;92 (6):2617 – 24. doi:10.1152/japplphysiol. 01102.2001.

Buist R. Elevated xenobiotics, lactate and pyruvate in C.F.S. patients. J Orthomol Med. 1989; 4:170 – 2.

Cavalli LR, et al. Mutagenesis, tumorigenicity, and apoptosis: are the mitochondria involved? Mutat Res. 1998;398:19 – 26.

Chautan M, et al. Interdigital cell death can occur through a necrotic and caspase–independent pathway. Curr Biol. 1999 Sep 9;9 (17):967 – 70. doi:10.1016/S0960–9822(99)

80425-4.

Chiang SC, et al. Mitochondrial protein-linked DNA breaks perturb mitochondrial gene transcription and trigger free radical - induced DNA damage. Sci Adv. 2017 Apr 28;3 (4): e1602506. doi:10.1126/sciadv.1602506.

Chinnery PF, Hudson G. Mitochondrial genetics. Br Med Bull. 2013;106:135 - 59. Epub 2013 May 22. doi:10.1093/bmb/ldt017.

Cohen BH, Gold DR. Mitochondrial cytopathy in adults: what we know so far. Cleve Clin J Med. 2001 Jul;68(7):625 - 26, 629 - 42.

Conley KE, et al. Ageing, muscle properties and maximal O2 uptake rate in humans. J Physiol. 2000 Jul 1;526(Pt 1):211 - 17. doi:10.1111/j.1469-7793.2000.00211.x.

Cooper GM. The cell: a molecular approach. 2nd ed. Sunderland, MA: Sinauer Associates; 2000.

Copeland WC, Longley MJ. Mitochondrial genome maintenance in health and disease. DNA Repair (Amst). 2014 Jul;19:190 - 8. Epub Apr 26. doi:10.1016/j.dnarep. 2014.03.010.

Corral-Debrinski M, et al. Association of mitochondrial DNA damage with aging and coronary atherosclerotic heart disease. Mutat Res. 1992 Sep;275(3 - 6):169 - 80.

Croteau DL, Bohr VA. Repair of oxidative damage to nuclear and mitochondrial DNA in mammalian cells. J Biol Chem. 1997 Oct 10;272:25409 - 12. doi:10.1074/jbc. 272.41.25409.

Einat H, Yuan P, Manji HK. Increased anxiety-like behaviors and mitochondrial dysfunction in mice with targeted mutation of the Bcl-2 gene: further support for the involvement of mitochondrial function in anxiety disorders. Behav Brain Res. 2005 Aug 10; 165:172 - 80. doi:10.1016/j.bbr.2005.06.012.

Fattal O, et al. Review of the literature on major mental disorders in adult patients with mitochondrial diseases. Psychosomatics. 2006 Jan-Feb;47(1):1 - 7. doi:10.1176/appi.psy .47.1.1.

Fontaine E, et al. Regulation of the permeability transition pore in skeletal muscle mitochondria. J Biol Chem. 1998 May 15;273:12662 - 8. doi:10.1074/jbc.273.20.12662.

Fosslien E. Mitochondrial medicine — molecular pathology of defective oxidative phosphorylation. Ann Clin Lab Sci. 2001 Jan;31(1):25 - 67.

Fulle S, et al. Specific oxidative alterations in vastus lateralis muscle of patients with the diagnosis of chronic fatigue syndrome. Free Radic Biol Med. 2000;29:1252 - 9.

Garrett RH, Grisham CM. Biochemistry. Boston: Brooks/Cole; 2010.

Giles RE, et al. Maternal inheritance of human mitochondrial DNA. Proc Natl Acad Sci

USA. 1980 Nov;77(11):6715 – 9.

Gill T, Levine AD. Mitochondrial derived hydrogen peroxide selectively enhances T cell receptor–initiated signal transduction. J Biol Chem. 2013 Sep 6;288 (36):26246 – 55. Epub 2013 Jul 23. doi:10.1074/jbc.M113.476895.

Gray MW, Burger G, Lang BF. Mitochondrial evolution. Science. 1999 Mar 5;283(5407): 1476 – 81.

Hagen TM, Wehr CM, Ames BN. Mitochondrial decay in aging. Reversal through supplementation of acetyl–L–carnitine and N–tert–butyl–alpha–phenyl–nitrone. Ann N Y Acad Sci. 1998 Nov 20;854:214 – 23.

Hengartner MO. The biochemistry of apoptosis. Nature. 2000;407 (6805):770 – 6. doi: 10.1038 /35037710.

Hirst J. Mitochondrial complex I. Annu Rev Biochem. 2013;82:551 – 75. Epub 2013 Mar 18. doi:10.1146/annurev–biochem–070511–103700.

Ip SW, et al. Capsaicin induces apoptosis in SCC–4 human tongue cancer cells through mitochondria–dependent and –independent pathways. Environ Toxicol. 2012 May; 27 (6):332 – 41. Oct 5. doi:10.1002/tox.20646.

Javadov S, Kuznetsov A. Mitochondrial permeability transition and cell death: the role of cyclophilin d. Front Physiol. 2013 Apr 11;4:76. doi:10.3389/fphys.2013.00076.

Joza N, et al. Essential role of the mitochondrial apoptosis–inducing factor in programmed cell death. Nature 2001 Mar 29;410(6828):549 – 54. doi:10.1038/35069004.

Karbowski M, Youle RJ. Dynamics of mitochondrial morphology in healthy cells and during apoptosis. Cell Death Differ. 2003 Aug;10(8):870 – 80. doi:10.1038/sj.cdd.4401260.

Karp, Gerald. Cell and molecular biology. 5th ed. Hoboken, NJ: John Wiley & Sons; 2008.

Koike K. Molecular basis of hepatitis C virus –associated hepatocarcinogenesis: lessons from animal model studies. Clin Gastroenterol Hepatol. 2005 Oct;3(10 Suppl 2):S132 – S135. doi:10.1016/S1542–3565(05)00700–7.

Kopsidas G, et al. An age–associated correlation between cellular bioenergy decline and mtDNA rearrangements in human skeletal muscle. Mutat Res. 1998 Oct 12; 421(1):27 – 36. doi:10.1016/S0027–5107(98)00150–X.

Ku HH, Brunk UT, Sohal RS. Relationship between mitochondrial superoxide and hydrogen peroxide production and longevity of mammalian species. Free Radic Biol Med. 1993 Dec;15(6):621 – 7.

Lagouge M, Larsson NG. The role of mitochondrial DNA mutations and free radicals in disease and ageing. J Intern Med. 2013 Jun;273(6):529 – 43. Epub 2013 Mar 7.

Lane, N. Power, sex, suicide: mitochondria and the meaning of life. New York: Oxford U-niversity Press; 2005.

Lane N. Bioenergetic constraints on the evolution of complex life. Cold Spring Harb Perspect Biol. 2014 May 1;6(5):a015982. doi:10.1101/cshperspect.a015982.

Lang BF, et al. An ancestral mitochondrial DNA resembling a eubacterial genome in miniature. Nature. 1997 May 29;387(6632):493 – 7. doi:10.1038/387493a0.

Lanza IR, Sreekumaran Nair K. Regulation of skeletal muscle mitochondrial function: genes to proteins. Acta Physiol (Oxf). 2010 Aug;199 (4):529 – 47. doi:10.1111/j.1748-1716.2010 .02124.x.

Lapuente–Brun E, et al. Supercomplex assembly determines electron flux in the mitochondrial electron transport chain. Science. 2013 Jun 28;340 (6140):1567 – 70. doi: 10.1126/science .1230381.

Lieber CS, et al. Model of nonalcoholic steatohepatitis. Am J Clin Nutr. 2004 Mar;79(3): 502 – 9.

Linnane AW, et al. Mitochondrial DNA mutations as an important contributor to aging and degenerative diseases. Lancet. 1989 Mar 25;1 (8639):642 – 5. doi:10.1016/S0140–6736 (89)92145–4.

Linnane AW, et al. The universality of bioenergetic disease and amelioration with redox therapy. Biochim Biophys Acta. 1995 May 24;1271(1):191 – 4. doi:10.1016/0925–4439 (95)00027–2.

Linnane AW, Kovalenko S, Gingold EB. The universality of bioenergetic disease. Age–associated cellular bioenergetic degradation and amelioration therapy. Ann N Y Acad Sci. 1998 Nov 20;854:202 – 13. doi:10.1111/j.1749–6632.1998.tb09903.x.

Liu J, et al. Delaying brain mitochondrial decay and aging with mitochondrial antioxidants and metabolites. Ann N Y Acad Sci. 2002 Apr;959:133 – 66. doi:10.1111/j.1749 – 6632.2002 .tb02090.x.

Luft R, et al. A case of severe hypermetabolism of nonthyroid origin with a defect in the maintenance of mitochondrial respiratory control: a correlated clinical, biochemical, and morphological study. J Clin Invest. 1962;41:1776 – 804.

Manczak M, et al. Mitochondria–targeted antioxidants protect against amyloid–beta toxicity in Alzheimer's disease neurons. J Alzheimers Dis. 2010;20 Suppl 2:S609 – S631. doi:10.3233 /JAD–2010–100564.

Merry TL, Ristow M. Do antioxidant supplements interfere with skeletal muscle adaptation to exercise training? J Physiol. 2016 Sep 15;594(18):5135 – 47. doi:10.1113/JP270654.

Michikawa Y, et al. Aging–dependent large accumulation of point mutations in the human

mtDNA control region for replication. Science. 1999 Oct 22;286 (5440):774 – 9. doi:
10.1126 /science.286.5440.774.

Mirisola MG, Longo VD. A radical signal activates the epigenetic regulation of longevity.
Cell Metab. 2013 Jun 4;17(6):812 – 3. doi:10.1016/j.cmet.2013.05.015.

Murphy MP, Smith RA. Targeting antioxidants to mitochondria by conjugation to lipophilic
cations. Annu Rev Pharmacol Toxicol. 2007;47:629 – 56. doi:10.1146/annurev.pharmtox
.47.120505.105110.

Murray RK, et al. Harper's Illustrated Biochemistry. Hoboken, NJ: Lange Medical Books/
McGraw Hill; 2003.

Newmeyer DD, Ferguson–Miller S. Mitochondria: releasing power for life and unleashing
the machineries of death. Cell. 2003 Feb 21;112 (4):481 – 90. doi:10.1016/S0092–8674
(03)00116–8.

Oelkrug R, et al. Brown fat in a protoendothermic mammal fuels eutherian evolution. Nat
Commun. 2013 Jul 16;4:2140. doi:10.1038/ncomms3140.

Olsen LF, Issinger OG, Guerra B. The Yin and Yang of redox regulation. Redox Rep.
2013;18(6):245 – 52. doi:10.1179/1351000213Y.0000000059.

Ozawa T. Genetic and functional changes in mitochondria associated with aging. Physiol
Rev. 1997 Apr 1;77(2):425 – 64.

Park JH, Niermann KJ, Olsen N. Evidence for metabolic abnormalities in the muscles of
patients with fibromyalgia. Curr Rheumatol Rep. 2000;2(2):131 – 40.

Puddu P, et al. Mitochondrial dysfunction as an initiating event in atherogenesis: a plausi-
ble hypothesis. Cardiology. 2005;103(3):137 – 141. doi:10.1159/000083440.

Ricci JE, et al. Disruption of mitochondrial function during apoptosis is mediated by cas-
pase cleavage of the p75 subunit of complex I of the electron transport chain. Cell.
2004 Jun 11;117(6):773 – 86. doi:10.1016/j.cell.2004.05.008.

Richter C, et al. Control of apoptosis by the cellular ATP level. 1996 Jan 8;FEBS Lett
378(2):107 – 10. doi:10.1016/0014–5793(95)01431–4.

Samsel A, Seneff S. Glyphosate, pathways to modern diseases II: celiac sprue and gluten
intolerance. Interdiscip Toxicol. 2013 Dec;6(4):159 – 84. doi:10.2478/intox–2013–0026.

Sato M, Sato K. Maternal inheritance of mitochondrial DNA by diverse mechanisms to e-
liminate paternal mitochondrial DNA. Biochim Biophys Acta. 2013 Aug;1833(8):1979 –
84. Epub 2013 Mar 21.

Savitha S, et al. Efficacy of levo carnitine and alpha lipoic acid in ameliorating the de-
cline in mitochondrial enzymes during aging. Clin Nutr. 2005 Oct;24(5):794 – 800. doi:

10.1016/j .clnu.2005.04.005.

Schroeder EA, Raimundo N, Shadel GS. Epigenetic silencing mediates mitochondria stress−induced longevity. Cell Metab. 2013 Jun 4;17 (6):954 − 64. doi:10.1016/j.cmet. 2013.04.003. Skulachev VP, Longo VD. Aging as a mitochondria −mediated atavistic program: can aging be switched off? Ann NY Acad Sci. 2005 Dec;1057:145 − 64. doi: 10.1196/annals.1356.009.

Smith RA, et al. Mitochondria−targeted antioxidants in the treatment of disease. Ann N Y Acad Sci. 2008 Dec;1147:105 − 11. doi:10.1196/annals.1427.003.

Sohal RS, Sohal BH, Orr WC. Mitochondrial superoxide and hydrogen peroxide genera-tion, protein oxidative damage, and longevity in different species of flies. Free Radic Biol Med. 1995 Oct;19(4):499 − 504. doi:10.1016/0891−5849(95)00037−X.

Stavrovskaya IG, Kristal BS. The powerhouse takes control of the cell: is the mitochondrial permeability transition a viable therapeutic target against neuronal dysfunction and death? Free Radic Biol Med. 2005 Mar 15;38(6):687 − 97. doi:10.1016/j.freeradbiomed. 2004.11.032.

Stork C, Renshaw PF. Mitochondrial dysfunction in bipolar disorder: evidence from mag-netic resonance spectroscopy research. Mol Psychiatry. 2005 Oct;10 (10):900 − 19. doi: 10.1038/sj.mp.4001711.

Susin SA, et al. Mitochondria as regulators of apoptosis: doubt no more. Biochim Biophys Acta. 1998 Aug 10;1366(1 − 2):151 − 65.doi:10.1016/S0005−2728(98)00110−8.

Tait SW, Green DR. Mitochondrial regulation of cell death. Cold Spring Harb Perspect Biol. 2013 Sep 1;5(9):pii:a008706. doi:10.1101/cshperspect.a008706.

Turker MS. Somatic cell mutations: can they provide a link between aging and cancer? Mech Aging Dev. 2000 Aug 15;117(1 − 3):1 − 19. doi:10.1016/S0047−6374(00)00133−0.

Van Raamsdonk JM. Levels and location are crucial in determining the effect of ROS on lifespan. Worm. 2015 Oct − Dec;4(4):e1094607. doi:10.1080/21624054.2015.1094607.

Vartak R, Porras CA, Bai Y. Respiratory supercomplexes: structure, function and assem-bly. Protein Cell. 2013 Aug;4(8):582 − 90. Epub 2013 Jul 5. doi:10.1007/s13238−013−3032−y.

Wallace DC. A mitochondrial paradigm of metabolic and degenerative diseases, aging, and cancer: a dawn for evolutionary medicine. Annu Rev Genet. 2005;39:359 − 407. doi: 10.1146 /annurev.genet.39.110304.095751.

Wallace DC. Why do we still have a maternally inherited mitochondrial DNA? Insights from evolutionary medicine. Annu Rev Biochem. 2007;76:781 − 821. doi:10.1146/annurev .biochem.76.081205.150955.

Wallace DC. A mitochondrial bioenergetic etiology of disease. J Clin Invest. 2013 Apr;123 (4): 1405–12. Epub 2013 Apr 1. doi:10.1172/JCI61398.

Wallace DC, et al. Mitochondrial DNA mutations in human degenerative diseases and aging. Biochim Biophys Acta. 1995 May 24;1271(1):141–51. doi:10.1016/0925–4439(95)00021–U.

Wang CH, et al. Oxidative stress response elicited by mitochondrial dysfunction: implication in the pathophysiology of aging. Exp Biol Med (Maywood). 2013 May;238(5):450–60. doi:10.1177/1535370213493069.

Wei YH, Kao SH, Lee HC. Simultaneous increase of mitochondrial DNA deletions and lipid peroxidation in human aging. Proc NY Acad Sci. 1996 Jun 15;786:24–43. doi:10.1111 /j.1749–6632.1996.tb39049.x.

West IC. Radicals and oxidative stress in diabetes. Diabet Med. 2000 Mar;17(3):171–80. doi:10.1046/j.1464–5491.2000.00259.x.

Wolvetang EJ, et al. Mitochondrial respiratory chain inhibitors induce apoptosis. 1994 Feb 14; 339(1–2):40–4. doi:10.1016/0014–5793(94)80380–3.

Wookieepedia. Midi–chlorian [Internet]. [Cited 2011 Dec 27]. http://starwars.wikia.com/wiki /Midi–chlorian.

Yunus MB, Kalyan–Raman UP, Kalyan–Raman K. Primary fibromyalgia syndrome and myofascial pain syndrome: clinical features and muscle pathology. Arch Phys Med Rehabil. 1988 Jun;69(6):451–4.

Zhang M, Mileykovskaya E, Dowhan W. Gluing the respiratory chain together: cardiolipin is required for supercomplex formation in the inner mitochondrial/membrane. J Biol Chem. 2002 Nov 15;277(46):43553–6. doi:10.1074/jbc.C200551200.

Chapter Two

Hirst J. Mitochondrial complex I. Annu Rev Biochem. 2013;82:551–75. Epub 2013 Mar 18. doi:10.1146/annurev–biochem–070511–103700.

Hwang AB, Jeong DE, Lee SJ. Mitochondria and organismal longevity. Curr Genomics. 2012 Nov;13(7):519–32. doi:10.2174/138920212803251427.

Lane, N. Power, sex, suicide: mitochondria and the meaning of life. New York: Oxford University Press; 2005.

Munro D, et al. Low hydrogen peroxide production in mitochondria of the long–lived Arctica islandica: underlying mechanisms for slow aging. Aging Cell. 2013 Aug;12(4):584

– 92. Epub 2013 May 6. doi:10.1111/acel.12082.

Sinatra ST. The Sinatra solution: metabolic cardiology. Laguna Beach, CA: Basic Health Publications, Inc; 2011.

Wallace DC. Mitochondrial genetics: a paradigm for aging and degenerative diseases? Science. 1992 May 1;256(5057):628 – 32. doi:10.1126/science.1533953.

Wallace DC. A mitochondrial bioenergetic etiology of disease. J Clin Invest. 2013 Apr;123 (4): 1405 – 12. Epub 2013 Apr 1. doi:10.1172/JCI61398.

The Role of Mitochondria in Cardiovascular Disease

Aon MA. Mitochondrial dysfunction, alternans, and arrhythmias. Front Physiol. 2013 Apr 19;4:83.

Buja LM. The pathobiology of acute coronary syndromes: clinical implications and central role of the mitochondria. Tex Heart Inst J. 2013;40(3):221 – 8.

Gorenkova N, et al. Conformational change of mitochondrial complex I increases ROS sensitivity during ischaemia. Antioxid Redox Signal. 2013 Oct;19 (13):1459 – 68. Epub 2013 Feb 18. doi:10.1089/ars.2012.4698.

Li H, Horke S, F?rstermann U. Oxidative stress in vascular disease and its pharmacological prevention. Trends Pharmacol Sci. 2013 Jun;34(6):313 – 9. Epub 2013 Apr 19. doi: 10.1016/j .tips.2013.03.007.

Lonnrot K, et al. Control of arterial tone after long–term coenzyme Q10 supplementation in senescent rats. Brit J Pharmacol. 1998 Aug;124 (7):1500 – 6. doi:10.1038/sj.bjp. 0701970.

Karamanlidis G, et al. Defective DNA replication impairs mitochondrial biogenesis in human failing hearts. Circ Res. 2010 May 14;106 (9):1541 – 8. doi:10.1161/CIRCRESA-HA.109 .212753.

Knight–Lozano CA, et al. Cigarette smoke exposure and hypercholesterolemia increase mitochondrial damage in cardiovascular tissues. Circulation. 2002 Feb 19;105(7):849 – 54. doi:10.1161/hc0702.103977.

Madamanchi NR, Runge MS. Mitochondrial dysfunction in atherosclerosis. Circ Res. 2007 Mar 2;100(4):460 – 73.

Mercer JR. Mitochondrial bioenergetics and therapeutic intervention in cardiovascular disease. Pharmacol Ther. 2014 Jan;141 (1):13 – 20. Epub. doi:10.1016/j.pharmthera. 2013 .07.011.

Montaigne D, et al. Mitochondrial dysfunction as an arrhythmogenic substrate: a translational proof–of–concept study in patients with metabolic syndrome in whom post–operative atrial fibrillation develops. J Am Coll Cardiol. 2013 Oct 15;62(16):1466 – 73. Epub

2013 May 1. doi:10.1016/j.jacc.2013.03.061.

Morales CR, et al. Oxidative stress and autophagy in cardiovascular homeostasis. Antioxid Redox Signal. 2014 Jan 20;20 (3):507 – 518. Epub 2013 May 5. doi:10.1089/ars. 2013.5359.

Nazarewicz RR, Dikalov SI. Mitochondrial ROS in the pro–hypertensive immune response. Am J Physiol Regul Integr Comp Physiol. 2013 May 8;305:R98 – 100. Epub. doi: 10.1152 /ajpregu.00208.2013.

Oeseburg H, et al. Bradykinin protects against oxidative stress –induced endothelial cell senescence. Hypertension. 2009 Feb;53 (Part 2):417 – 22. doi:10.1161/HYPERTEN-SIONAHA .108.123729.

Schleicher M, et al. Prohibitin–1 maintains the angiogenic capacity of endothelial cells by regulating mitochondrial function and senescence. J Cell Biol. 2008 Jan 14;180(1):101 – 12. doi:10.1083/jcb.200706072.

Schriewer JM, et al. ROS–mediated PARP activity undermines mitochondrial function after permeability transition pore opening during myocardial ischemia–reperfusion. J Am Heart Assoc. 2013 Apr 18;2(2):e000159. doi:10.1161/JAHA.113.000159.

Stride N, et al. Impaired mitochondrial function in chronically ischemic human heart. Am J Physiol Heart Circ Physiol. 2013 Mar 29. Epub. doi:10.1152/ajpheart.00991.2012.

Wallace DC. A mitochondrial paradigm of metabolic and degenerative diseases, aging, and cancer: a dawn for evolutionary medicine. Annu Rev Genet. 2005;39:359 – 407. doi: 10.1146 /annurev.genet.39.110304.095751.

Yang Z, et al. Prenatal environmental tobacco smoke exposure promotes adult atherogenesis and mitochondrial damage in apoliprotein E–/– mice fed a chow diet. Circulation. 2004 Dec 14; 110(24):3715 – 20. doi:10.1161/01.CIR.0000149747.82157.01.

Yang Z, et al. The role of tobacco smoke induced mitochondrial damage in vascular dysfunction and atherosclerosis. Mutat Res. 2007 Aug 1;621 (1 – 2):61 – 74. doi:10.1016/j. mrfmmm.2007.02.010.

Understanding Smooth Muscles

Chitaley K, Weber DS, Webb RC. RhoA/Rho–kinase, vascular changes and hypertension. Curr Hypertension Rep. 2001;3:139 – 144. doi:10.1007/s11906–001–0028–4

Feletou M, Vanhoutte PM. Endothelium–dependent hyperpolarization of vascular smooth muscle cells. Acta Pharmacol Sin. 2000 Jan;21(1):1 – 18.

Fukata Y, Mutsuki A, Kaibuchi K. Rho–Rho–kinase pathway in smooth muscle contraction and cytoskeletal reorganization of non–muscle cells. Trends Physiol Sci. 2001 Jan; 22(1):32 – 9. doi:10.1016/S0165–6147(00)01596–0.

Jin L, et al. Inhibition of the tonic contraction in the treatment of erectile dysfunction. Exp Opin Ther Targets. 2003;7(2):265‐76. doi:10.1517/14728222.7.2.265.

Kao CY, Carsten ME, editors. Cellular Aspects of Smooth Muscle Function. New York: Cambridge Univ. Press, 1997. Chapter 5, Mechanics of smooth muscle contraction; p. 169‐208.

Kohlhaas M, Maack C. Calcium release microdomains and mitochondria. Cardiovasc Res. 2013 Feb 14;98:259‐68. Epub. doi:10.1093/cvr/cvt032.

Lanza IR, Sreekumaran Nair K. Regulation of skeletal muscle mitochondrial function: genes to proteins. Acta Physiol (Oxf). 2010 Aug;199 (4):529‐47. doi:10.1111/j.1748–1716.2010 .02124.x.

Li M, et al. High glucose concentrations induce oxidative damage to mitochondrial DNA in explanted vascular smooth muscle cells. Exp Biol Med. 2001 Jan 1;226 (5):450‐7. doi:10.1177 /153537020122600510.

Mehta S, Webb RC, Dorrance AM. The pathophysiology of ischemic stroke: a neuronal and vascular perspective. J Med Sci. 2002;22:53‐62.

Mills TM, et al. Inhibition of tonic contraction—a novel way to approach erectile dysfunction? J Androl. 2002 Sep 10;23(5):S5‐S9. doi:10.1002/j.1939–4640.2002.tb02294.x.

Mitchell BM, Chitaley KC, Webb RC. Vascular smooth muscle contraction and relaxation. In: Izzo JL, Black HR, editors. Hypertension primer: the essentials of high blood pressure. Dallas, TX: Am. Heart Assoc.; 2003, p. 97‐99.

Morgan KG. The role of calcium in the control of vascular tone as assessed by the Ca2+ indicator aequorin. Cardiovasc Drugs Ther. 1990 Oct;4(5):1355‐62.

Ridley A. Rho: theme and variations. Curr Biol 1996;6(10):1256‐64. doi:10.1016/S0960–9822 (02)70711-2.

Sah VP, et al. The role of Rho in G protein‐coupled receptor signal transduction. Annu Rev Pharmacol Toxicol. 2000;40:459‐89. doi:10.1146/annurev.pharmtox.40.1.459.

Solaro RJ. Myosin light chain phosphatase: a Cinderella of cellular signaling. Circ Res. 2000 Aug 4;87:173‐5. doi:10.1161/01.RES.87.3.173.

Somlyo AP, Somlyo AV. From pharmacomechanical coupling to G‐proteins and myosin phosphatase. Acta Physiol Scand. 1998 Dec;164 (4):437‐48. doi:10.1046/j.1365–201X .1998.00454.x.

Somlyo AP, Somlyo AV. Signal transduction by G‐proteins, Rho‐kinase and protein phosphatase to smooth muscle and non‐muscle myosin II. J Physiol. 2000;522 (Pt 2):177‐85. doi:10.1111/j.1469–7793.2000.t01-2-00177.x.

Somlyo AP, et al. Pharmacomechanical coupling: the role of calcium, G‐proteins, kinases and phosphatases. Rev Physiol Biochem Pharmacol. 1999;134:201－34.

Uehata M, et al. Calcium sensitization of smooth muscle mediated by a Rho－associated protein kinase in hypertension. Nature. 1997;389:990－4. doi:10.1038/40187.

Woodrum DA, Brophy CM. The paradox of smooth muscle physiology. Mol Cell Endocrinol. 2001;177(1－2):135－43. doi:10.1016/S0303–7207(01)00407–5.

The Role of Mitochondria in the Nervous System, Brain, and Cognitive Health

Allen KL, et al. Changes of respiratory chain activity in mitochondrial and synaptosomal fractions isolated from the gerbil brain after graded ischaemia. J Neurochem. 1995 May; 64(5):2222－9. doi:10.1046/j.1471–4159.1995.64052222.x.

Ankarcrona M, et al. Glutamate－induced neuronal death: a succession of necrosis or apoptosis depending on mitochondrial function. Neuron. 1995 Oct;15 (4):961－73. doi: 10.1016 /0896–6273(95)90186–8.

Barbiroli B, et al. Coenzyme Q10 improves mitochondrial respiration in patients with mitochondrial cytopathies. An in vivo study on brain and skeletal muscle by phosphorous magnetic resonance spectroscopy. Cell Molec Biol. 1997;43:741－9.

Beal MF. Aging, energy, and oxidative stress in neurodegenerative diseases. Ann Neurol. 1995 Sep;38(3):357－66. doi:10.1002/ana.410380304.

Beal MF, et al. Coenzyme Q10 and nicotinamide block striatal lesions produced by the mitochondrial toxin malonate. Ann Neurol. 1994;36 (6):882－8. doi:10.1002/ana. 410360613.

Beal MF, et al. Coenzyme Q10 attenuates the 1－methyl–4–phenyl–1,2,3,6–tetrahydropyridine (MPTP) induced loss of striatal dopamine and dopaminergic axons in aged mice. Brain Res. 1998 Feb;783(1):109－14. doi:10.1016/S0006–8993(97)01192–X.

Bendahan D, et al. 31P NMR spectroscopy and ergometer exercise test as evidence for muscle oxidative performance improvement with coenzyme Q in mitochondrial myopathies. Neurology. 1992;42(6):1203－8.

Berchtold NC, et al. Brain gene expression patterns differentiate mild cognitive impairment from normal aged and Alzheimer's disease. Neurobiol Aging. 2014 Sep;35 (9): 1961－72. Epub 2014 Apr 2. doi:10.1016/j.neurobiolaging.2014.03.031.

Bolanos JP, et al. Nitric oxide－mediated mitochondrial damage in the brain: mechanisms and implications for neurodegenerative diseases. J Neurochem.1997 Jun;68 (6):2227－40. doi:10.1046/j.1471–4159.1997.68062227.x.

Bozner P, et al. The amyloid β protein induces oxidative damage of mitochondrial DNA. J Neuropathol Exp Neurol. 1997;56:1356－62. doi:10.1097/00005072 –199712000 – 00010.

Brookes PS, et al. Peroxynitrite and brain mitochondria: evidence for increased proton leak. J Neurochem. 1998;70(No 5):2195 - 02.

Casley CS, et al. Beta-amyloid inhibits integrated mitochondrial respiration and key enzyme activities. J Neurochem. 2002 Jan;80 (1):91 - 100. doi:10.1046/j.0022 - 3042.2001.00681.x.

Cassarino DS, et al. An evaluation of the role of mitochondria in neurodegenerative diseases: mitochondrial mutations and oxidative pathology, protective nuclear responses, and cell death in neurodegeneration. Brain Res Brain Res Rev. 1999 Jan;29 (1):1 - 25. doi:10.1016 /S0165-0173(98)00046-0.

Chaturvedi RK, Flint Beal M. Mitochondrial diseases of the brain. Free Radic Biol Med. 2013 Oct;63:1 - 29. Epub Apr 5. doi:10.1016/j.freeradbiomed.2013.03.018.

de Moura MB, dos Santos LS, Van Houten B. Mitochondrial dysfunction in neurodegenerative diseases and cancer. Environ Mol Mutagen. 2010 Jun;51 (5):391 - 405. doi: 10.1002/em.20575.

Favit A, et al. Ubiquinone protects cultured neurons against spontaneous and excitotoxininduced degeneration. J Cereb Blood Flow Metab.1992;12(No 4):638 - 45.

Fiskum G, Murphy AN, Beal MF. Mitochondria in neurodegeneration: acute ischemia and chronic neurodegenerative diseases. J Cereb Blood Flow Metab. 1999 Apr;19 (4):351 - 69. doi:10.1097/00004647-199904000-00001.

Kuroda S, Siesjo BK. Reperfusion damage following focal ischemia: pathophysiology and therapeutic windows. Clin Neurosci. 1997;4(4):199 - 212.

Leist M, Nicotera P. Apoptosis, excitotoxicity, and neuropathology. Exp Cell Res. 1998; 239(2): 183 - 201. doi:10.1006/excr.1997.4026.

Liu J, et al. Memory loss in old rats is associated with brain mitochondrial decay and RNA/ DNA oxidation: partial reversal by feeding acetyl-L-carnitine and/or R-alpha-lipoic acid. Proc Natl Acad Sci U S A. 2002 Feb 19;99(4):2356 - 61. doi:10.1073/pnas. 261709299.

Love S. Oxidative stress in brain ischemia. Brain Pathol. 1999 Jan;9 (1):119 - 31. doi: 10.1111 /j.1750-3639.1999.tb00214.x.

Matsumoto S, et al. Blockade of the mitochondrial permeability transition pore diminishes infarct size in the rat after transient middle cerebral artery occlusion. J Cereb Blood Flow Metab. 1999;19(No 7):736 - 41.

Matthews RT, et al. Coenzyme Q10 administration increases brain mitochondrial concentrations and exerts neuroprotective effects. Proc Natl Acad Sci U S A. 1998 Jul 21;95 (15):8892 - 7.

Mazzio E, et al. Effect of antioxidants on L-glutamate and N-methyl-4-phenylpyridinium ion induced-neurotoxicity in PC12 cells. Neurotoxicology. 2001;22:283 - 8.

Mecocci P, et al. Oxidative damage to mitochondrial DNA shows marked age-dependent increases in human brain. Ann Neurol. 1993 Oct;34 (4):609 - 16. doi:10.1002/ana. 410340416.

Mordente A, et al. Free radical production by activated haem proteins: protective effect of coenzyme Q. Molec Aspects Med. 1994;15(Suppl S109 - S115).

Murphy AN, Fiskum G, Beal F. Mitochondria in neurodegeneration: bioenergetic function in cell life and death. J Cereb Blood Flow Metab. 1999;19(No 3):231 - 45.

Musumeci O, et al. Familial cerebellar ataxia with muscle coenzyme Q10 deficiency. Neurology. 2001 Apr 10;56(7):849 - 55.

Nam MK, et al. Essential roles of mitochondrial depolarization in neuron loss through microglial activation and attraction toward neurons. Brain Res. 2013 Apr 10;1505:75 - 85. Epub Feb 12. doi:10.1016/j.brainres.2013.02.005.

Novelli A, et al. Glutamate becomes neurotoxic via the N-methyl-D-aspartate receptor when intracellular energy levels are reduced. Brain Res.1988 Jun 7;451(1 - 2):205 - 12. doi:10.1016/0006-8993(88)90765-2.

Ristow M, et al. Frataxin activates mitochondrial energy conversion and oxidative phosphorylation. Proc Natl Acad Sci U S A. 2000;97(No 22):12239 - 43. doi:10.1073 /pnas. 220403797.

Schon EA, Manfredi G. Neuronal degeneration and mitochondrial dysfunction. J Clin Invest. 2003 Feb;111(3):303 - 12. doi:10.1172/JCI17741.

Schulte EC, et al. Mitochondrial membrane protein associated neurodegenration: A novel variant of neurodegeneration with brain iron accumulation. Mov Disord. 2013 Feb;28(2): 224 - 7. Epub 2012 Nov 19. doi:10.1002/mds.25256.

Schulz JB, et al. Neuroprotective strategies for treatment of lesions produced by mitochondrial toxins: implications for neurodegenerative diseases. Neuroscience 71. 1996;71(4): 1043 - 48. doi:10.1016/0306-4522(95)00527-7.

Sobreira C, et al. Mitochondrial encephalomyopathy with coenzyme Q10 deficiency. Neurology. 1997 May;48(5):1238 - 43.

Sun T, et al. Motile axonal mitochondria contribute to the variability of presynaptic strength. Cell Rep. 2013 Aug 15;4 (3):413 - 9. Epub 2013 Jul 23. doi:10.1016/j.celrep. 2013.06.040.

Tatton WG, Chalmers-Redman RM. Mitochondria in neurodegenerative apoptosis: an opportunity for therapy? Ann Neurol. 1998;44 (3 Suppl 1):S134 - S141. doi:10.1002/ana .

410440720.

Tatton WG, Olanow CW. Apoptosis in neurodegenerative diseases: the role of mitochon-dria. Biochim Biophys Acta. 1999 Feb 9;1410 (2):195 – 213. doi:10.1016/S0005–2728 (98)00167–4.

Turner C, Schapira AH. Mitochondrial dysfunction in neurodegenerative disorders and ageing. Adv Exp Med Biol. 2001;487:229 – 51.

Veitch K et al. Global ischemia induces a biphasic response of the mitochondrial respira-tory chain. Anoxic pre–perfusion protects against ischaemic damage. Biochem J. 1992 Feb 1;281(Pt 3):709 – 15.

Volpe M, Cosentino F. Abnormalities of endothelial function in the pathogenesis of stroke: the importance of endothelin. J Cardiovasc Pharmacol. 2000;35(4 Suppl 2):S45 – S48.

Alzheimer's Disease: Don't Forget the Mitochondria!

Berger A. The Alzheimer's antidote: Using a low–carb, high–fat diet to fight Alzheimer's disease, memory loss, and cognitive decline. White River Junction, VT: Chelsea Green Publishing, 2017.

Blass JP. The mitochondrial spiral. An adequate cause of dementia in the Alzheimer's syndrome. Ann N Y Acad Sci. 2000;924:170 – 83. doi:10.1111/j.1749 –6632.2000. tb05576.x.

Bonilla E, et al. Mitochondrial involvement in Alzheimer's disease. Biochim Biophys Ac-ta. 1999 Feb 9;1410(2):171 – 82. doi:10.1016/S0005–2728(98)00165–0.

Brown AM, et al. Correlation of the clinical severity of Alzheimer's disease with an aber-ration in mitochondrial DNA (mtDNA). J Mol Neurosci. 2001 Feb;16 (1):41 – 8. doi: 10.1385 /JMN:16:1:41.

Cavallucci V, Ferraina C, D'Amelio M. Key role of mitochondria in Alzheimer's disease synaptic dysfunction. Curr Pharm Des. 2013;19(36):6440 – 50. Epub 2013 Feb 13.

Chen JX, Yan SD. Amyloid–beta–induced mitochondrial dysfunction. J Alzheimers Dis. 2007 Sep;12(2):177 – 84. doi:10.3233/JAD–2007–12208.

Duboff B, Feany M, G?tz J. Why size matters — balancing mitochondrial dynamics in Alzheimer's disease. Trends Neurosci. 2013 Jun;36 (6):325 – 35. Epub 2013 Apr 11. doi:10.1016 /j.tins.2013.03.002.

Gabuzda D, et al. Inhibition of energy metabolism alters the processing of amyloid precur-sor protein and induces a potentially amyloidogenic derivative. J Biol Chem. 1994 May 6;269(18):13623 – 8.

Harman D. A hypothesis on the pathogenesis of Alzheimer's disease. Ann N Y Acad Sci. 1996 Jun 15;786:152‒68. doi:10.1111/j.1749‒6632.1996.tb39059.x.

Hu H, et al. A mitocentric view of Alzheimer's disease. Mol Neurobiol. 2016 Oct 1. Epub ahead of print. doi:10.1007/s12035‒016‒0117‒7.

Lustbader JW, et al. ABAD directly links Abeta to mitochondrial toxicity in Alzheimer's disease. Science. 2004 Apr 16;304(5669):448‒52. doi:10.1126/science.1091230.

Mariani C, et al. Muscle biopsy in Alzheimer's disease: morphological and biochemical findings. Clin Neuropathol. 1991 Jul;10(4):171‒6.

Mark RJ, et al. Amyloid b‒peptide impairs glucose transport in hippocampal and cortical neurons: involvement of membrane lipid peroxidation. J Neurosci. 1997 Feb 1;17(3): 1046‒54.

Markesbery WR. Oxidative stress hypothesis in Alzheimer's disease. Free Radic Biol Med. 1997;23(1):134‒47. doi:10.1016/S0891‒5849(96)00629‒6.

Markesbery WR. Oxidative alterations in Alzheimer's disease. Brain Pathol. 1999 Jan;9 (1): 133‒46. doi:10.1111/j.1750‒3639.1999.tb00215.x.

Muller WE, et al. Mitochondrial dysfunction: common final pathway in brain aging and Alzheimer's disease—therapeutic aspects. Mol Neurobiol. 2010 Jun;41(2‒3):159‒71. doi:10.1007/s12035‒010‒8141‒5.

Munch G, et al. Alzheimer's disease — synergistic effects of glucose deficit, oxidative stress and advanced glycation endproducts. J Neural Transm (Vienna). 1998;105(4‒5): 439‒61. doi:10.1007/s007020050069.

Nia SS, et al. New pathogenic variations of mitochondrial DNA in Alzheimer disease! [letter]. J Res Med Sci. 2013 Mar;18(3):269.

Nicotera P, Leist M, Manzo L. Neuronal cell death: a demise with different shapes. Trends Pharmacol Sci. 1999 Feb 1;20(2):46‒51. doi:10.1016/S0165‒6147(99)01304‒8.

Ogawa M, et al. Altered energy metabolism in Alzheimer's disease. J Neurol Sci. 1996 Jul;139(1):78‒82. doi:10.1016/0022‒510X(96)00033‒0.

Sery O, et al. Molecular mechanisms of neuropathological changes in Alzheimer's disease: a review. Folia Neuropathol. 2013;51(1):1‒9. doi:10.5114/fn.2013.34190.

Smith MA, et al. Widespread peroxynitrite‒mediated damage in Alzheimer's disease. J Neurosci 1997 Apr 15;17(8):2653‒7.

Sochocka M, et al. Vascular oxidative stress and mitochondrial failure in the pathobiology of Alzheimer's disease: new approach to therapy. CNS Neurol Disord Drug Targets. 2013 Sep;12(6):870‒81. Epub Feb 27. doi:10.2174/18715273113129990072.

Wang X, et al. Impaired balance of mitochondrial fission and fusion in Alzheimer's disease. J Neurosci. 2009 Jul 15;29(28):9090 – 103. doi:10.1523/JNEUROSCI.

Webster MT, et al. The effects of perturbed energy metabolism on the processing of amyloid precursor protein in PC12 cells. J Neural Transm. 1998 Nov;105 (8 – 9):839 – 53. doi:10.1007 /s007020050098.

Ying W. Deleterious network: a testable pathogenetic concept of Alzheimer's disease. Gerontology. 1997;43:242 – 53. doi:10.1159/000213856.

Overeating and Alzheimer's Disease

Adeghate E, Donath T, Adem A. Alzheimer disease and diabetes mellitus: do they have anything in common? Curr Alzheimer Res. 2013 Jul;10 (6):609 – 17. Epub Apr 29. doi: 10.2174 /15672050113109990009.

Cetinkalp S, Simsir IY, Ertek S. Insulin resistance in brain and possible therapeutic approaches. Curr Vasc Pharmacol. 2014;12 (4):553 – 64. Epub Apr 25. doi:10.2174/ 1570161112999140206 130426.

Geda YE. Abstract 3431. Paper presented at: American Academy of Neurology (AAN) 64th Annual Meeting; 2012 Apr 21 – 28;. New Orleans, Louisiana.

Mastrogiacomo F, Bergeron C, Kish EJ. Brain alpha–ketoglutarate dehydrogenase complex activity in Alzheimer's disease. J Neurochem. 1993 Dec;61(6):2007 – 14. doi:10.1111/j. 1471–4159 .1993.tb07436.x.

Parkinson's Disease: Rethinking L–Dopa Therapy

Abou–Sleiman PM, Muqit MM, Wood NW. Expanding insights of mitochondrial dysfunction in Parkinson's disease. Nat Rev Neurosci. 2006 Mar;7 (3):207 – 19. doi:10.1038/ nrn1868.

Beal MF. Therapeutic approaches to mitochondrial dysfunction in Parkinson's disease. Parkinsonism Relat Disord. 2009 Dec;15 Suppl 3:S189 – S194. doi:10.1016/S1353 – 8020(09) 70812–0.

Beal MF, et al. Coenzyme Q10 attenuates the 1–methyl–4–phenyl–1,2,3,6–tetrahydropyridine (MPTP) induced loss of striatal dopamine and dopaminergic axons in aged mice. Brain Res. 1998 Feb;783(1):109 – 14. doi:10.1016/S0006–8993(97)01192–X.

Bender A, et al. TOM40 mediates mitochondrial dysfunction induced by α–synuclein accumulation in Parkinson's disease. PLoS One. 2013 Apr 23;8(4):e62277.

Berndt N, Holzhutter HG, Bulik S. Implications of enzyme deficiencies on the mitochondrial energy metabolism and ROS formation of neurons involved in rotenone-induced Parkinson's disease: A model-based analysis. FEBS J. 2013 Sep 12;280(20):5080 - 93. Epub 2013 Aug 13. doi:10.1111/febs.12480.

Dolle C, et al. Defective mitochondrial DNA homeostasis in the substantia nigra in Parkinson disease. Nat Commun. 2016 Nov 22;7:13548.

Ebadi M, et al. Ubiquinone (coenzyme q10) and mitochondria in oxidative stress of Parkinson's disease. 2001. Biol Signals Recept 10:224 - 53. doi:10.1038/ncomms13548.

Freeman D, et al. Alpha-synuclein induces lysosomal rupture and cathepsin dependent reactive oxygen species following endocytosis. PLoS One. 2013 Apr 25;8(4):e62143.

Haas RH, et al. Low platelet mitochondrial complex I and complex II/III activity in early untreated Parkinson's disease. Ann Neurol. 1995 Jun;37 (6):714 - 22. doi:10.1002/ana.410370604.

Henchcliffe C, Beal MF. Mitochondrial biology and oxidative stress in Parkinson disease pathogenesis. Nat Clin Pract Neurol. 2008 Nov;4 (11):600 - 9. doi:10.1038/ncpneuro0924.

Hosamani R, Muralidhara. Acute exposure of Drosophila melanogaster to paraquat causes oxidative stress and mitochondrial dysfunction. Arch Insect Biochem Physiol. 2013 May;83(1):25 - 40. Epub 2013 Apr 5.

Isobe C, Abe T, Terayama Y. Levels of reduced and oxidized coenzyme Q-10 and 8-hydroxy2'-deoxyguanosine in the cerebrospinal fluid of patients living with Parkinson's disease demonstrate that mitochondrial oxidative damage and/or oxidative DNA damage contributes to the neurodegenerative process. Neurosci Lett. 2010 Jan 18;469 (1):159 - 63. Epub 2009 Nov 26.

Lehmann S, Martins LM. Insights into mitochondrial quality control pathways and Parkinson's disease. J Mol Med (Berl). 2013 Jun;91 (6):665 - 71. Epub May 4. doi:10.1007/s00109 -013-1044-y.

Li DW, et al. α-lipoic acid protects dopaminergic neurons against MPP+-induced apoptosis by attenuating reactive oxygen species formation. Int J Mol Med. 2013 Jul;32(1):108 - 14. Epub Apr 24. doi:10.3892/ijmm.2013.1361.

Lin TK, et al. Mitochondrial dysfunction and biogenesis in the pathogenesis of Parkinson's disease. Chang Gung Med J. 2009 Nov - Dec;32(6):589 - 99.

Lodi R, et al. Antioxidant treatment improves in vivo cardiac and skeletal muscle bioenergetics in patients with Friedreich's ataxia. Ann Neurol. 2001 May 1;49(5):590 - 6. doi:10.1002 /ana.1001.

Mena MA, et al. Neurotoxicity of levodopa on catecholamine—rich neurons. Mov Disord. 1992;7(1):23 – 31. doi:10.1002/mds.870070105.

Mizuno Y, et al. Role of mitochondria in the etiology and pathogenesis of Parkinson's disease. Biochima et Biophysica Acta. 1995 May 24;1271 (1):265 – 74. doi:10.1016/0925–4439 (95)00038–6.

Mizuno Y, et al. Mitochondrial dysfunction in Parkinson's disease. Ann Neurol. 1998 Sep; 44 (3 Suppl 1):S99 – S109.

Musumeci O, et al. Familial cerebellar ataxia with muscle coenzyme Q10 deficiency. Neurology. 2001 Apr 10;56(7):849 – 55.

Nakamura K. α—Synuclein and mitochondria: partners in crime? Neurotherapeutics. 2013 Jul;10(3):391 – 9. Epub Mar 20. doi:10.1007/s13311–013–0182–9.

Olanow CW, et al. The effect of deprenyl and levodopa on the progression of Parkinson's disease. Ann Neurol. Nov 1995;38(5):771 – 7. doi:10.1002/ana.410380512.

Perfeito R, Cunha—Oliveira T, Rego AC. Revisiting oxidative stress and mitochondrial dysfunction in the pathogenesis of Parkinson's disease — resemblance to the effect

of amphetamine drugs of abuse. Free Radic Biol Med. 2012 Nov 1;53 (9):1791 – 806. doi: 10.1016/j.freeradbiomed.2012.08.569.

Przedborski S, Jackson—Lewis V, Fahn S. Antiparkinsonian therapies and brain mitochondrial complex I activity. Mov Disord. May 1995;10 (3):312 – 7. doi:10.1002/mds.870100314.

Schapira AH, et al. Novel pharmacological targets for the treatment of Parkinson's disease. Nat Rev Drug Discov. 2006 Oct;5(10):845 – 54. doi:10.1038/nrd2087.

Shults CW, et al. Carbidopa/levodopa and selegiline do not affect platelet mitochondrial function in early Parkinsonism. Neurol. 1995 Feb;45 (2):344 – 8. doi:10.1212/WNL.45.2.344.

Shults CW, et al. Coenzyme Q10 levels correlate with the activities of complexes I and II/III in mitochondria from parkinsonian and nonparkinsonian subjects. Ann Neurol. 1997 Aug. 42(2):261 – 4. doi:10.1002/ana.410420221.

Shults CW, et al. Absorption, tolerability, and effects on mitochondrial activity of oral coenzyme Q10 in parkinsonian patients. Neurology. 1998 Mar;50 (3):793 – 5. doi: 10.1212 /WNL.50.3.793.

Shults CW, Haas RH, Beal MF. A possible role of coenzyme Q10 in the etiology and treatment of Parkinson's disease. Biofactors. 1999;9 (2 – 4):267 – 72. doi:10.1002/biof.5520090223.

Smith TS, Parker WD, Bennell JP Jr. L–dopa increases nigral production of hydroxyl radicals in vivo: potential L–dopa toxicity? Neuroreportl. 1994 Apr 14;5 (8):1009–11. doi: 10.1097/00001756–199404000–00039.

Subramaniam SR, Chesselet MF. Mitochondrial dysfunction and oxidative stress in Parkinson's disease. Prog Neurobiol. 2013 Jul–Aug;106–107:17–32. Epub 2013 Apr 30. doi:10.1016/j .pneurobio.2013.04.004.

Thomas B, Beal MF. Mitochondrial therapies for Parkinson's disease. Mov Disord. 2010; 25 Suppl 1:S155–S160. doi:10.1002/mds.22781.

Trempe JF, Fon EA. Structure and function of Parkin, PINK1, and DJ–1, the Three Musketeers of neuroprotection. Front Neurol. 2013 Apr 19;4:38. doi:10.3389/fneur. 2013.00038.

Wu RM, et al. Apparent antioxidant effect of L–deprenyl on hydroxyl radical generation and nigral injury elicited by MPP+ in vivo. Eur J Pharmacol. 1993 Oct 26;243(3):241–7. doi:10.1016/0014–2999(93)90181–G.

Depression

Hroudova J, et al. Mitochondrial respiration in blood platelets of depressive patients. Mitochondrion. 2013 Nov;13(6):795–800. Epub May 17. doi:10.1016/j.mito.2013 .05.005.

Lopresti AL, Hood SD, Drummond PD. A review of lifestyle factors that contribute to important pathways associated with major depression: diet, sleep and exercise. J Affect Disord. 2013 May 15;148(1):12–27. Epub Feb 14. doi:10.1016/j.jad.2013.01.014.

Morava E, Kozicz T. The economy of stress (mal)adaptation. Neurosci Biobehav Rev. 2013 May;37(4):668–80. Epub 2013 Feb 13. doi:10.1016/j.neubiorev.2013.02.005.

Seibenhener ML, et al. Behavioral effects of SQSTM1/p62 overexpression in mice: support for a mitochondrial role in depression and anxiety. Behav Brain Res. 2013 Jul 1;248:94–103. Epub Apr 13. doi:10.1016/j.bbr.2013.04.006.

Tobe EH. Mitochondrial dysfunction, oxidative stress, and major depressive disorder. Neuropsychiatr Dis Treat. 2013;9:567–73. Epub 2013 Apr 26. doi:10.2147/NDT. S44282.

Attention–Deficit/Hyperactivity Disorder: Pay Attention to the Mitochondria

Attwell D, Gibb A. Neuroenergetics and the kinetic design of excitatory synapses. Nat Rev Neurosci. 2005 Nov;6(11):841–9. doi:10.1038/nrn1784.

Barkley RA. Behavioral inhibition, sustained attention, and executive functions: constructing a unifying theory of ADHD. Psychol Bull. 1997 Jan;121 (1):65–94. doi:10.1037/

0033-2909 .121.1.65.

Castellanos FX, Tannock R. Neuroscience of attention-deficit/hyperactivity disorder: the search for endophenotypes. Nat Rev Neurosci. 2002 Aug;3 (8):617 - 628. doi:10.1038/nrn896.

Charlton RA, et al. White matter damage on diffusion tensor imaging correlates with age-related cognitive decline. Neurology. 2006 Jan 24;66 (2):217 - 22. doi:10.1212/01. wnl. 0000194256.15247.83.

Chovanova Z, et al. Effect of polyphenolic extract, pycnogenol, on the level of 8-oxoguanine in children suffering from attention deficit/hyperactivity disorder. Free Radic Res. 2006 Sep;40(9):1003 - 10. doi:10.1080/10715760600824902.

Cotter DR, Pariante CM, Everall IP. Glial cell abnormalities in major psychiatric disorders: the evidence and implications. Brain Res Bull. 2001 Jul 15;55 (5):585 - 95. doi: 10.1016 /S0361-9230(01)00527-5.

Dienel GA. Astrocytic energetics during excitatory neurotransmission: what are contributions of glutamate oxidation and glycolysis? Neurochem Int. 2013 Oct;63 (4):244 - 58. Epub 2013 Jul 6. doi:10.1016/j.neuint.2013.06.015.

Dvorakova M, et al. The effect of polyphenolic extract from pine bark, pycnogenol on the level of glutathione in children suffering from attention deficit hyperactivity disorder (ADHD). Redox Rep. 2006;11(4):163 - 72. doi:10.1179/135100006X116664.

Dvorakova M, et al. Urinary catecholamines in children with attention deficit hyperactivity disorder (ADHD): modulation by a polyphenolic extract from pine bark (pycnogenol). Nutr Neurosci. 2007 Jun - Aug;10(3 - 4):151 - 7. doi:10.1080/09513590701565443.

Ernst M, et al. Intravenous dextroamphetamine and brain glucose metabolism. Neuropsychopharmacology. 1997 Dec,17(6):391 - 401. doi:10.1016/S0893-133X(97)00088-2.

Fagundes AO, et al. Chronic administration of methylphenidate activates mitochondrial respiratory chain in brain of young rats. Int J Dev Neurosci. 2007 Feb;25 (1):47 - 51. Epub 2006 Dec 22. doi:10.1016/j.ijdevneu.2006.11.001.

Gladden LB. Lactate metabolism: a new paradigm for the third millennium. J Physiol. 2004 Jul 1;558(1):5 - 30.

Hansson E, Ronnback L. Altered neuronal-glial signaling in glutamatergic transmission as a unifying mechanism in chronic pain and mental fatigue. Neurochem Res. 2004 May; 29(5):989 - 96.

Hirst WD, et al. Cultured astrocytes express messenger RNA for multiple serotonin receptor subtypes, without functional coupling of 5-HT1 receptor subtypes to adenylyl cyclase. Brain Res Mol Brain Res. 1998 Oct 30;61 (1 - 2):90 - 9. doi:10.1016/S0169-

328X(98)00206-X.

Jessen KR. Glial cells. Int J Biochem Cell Biol. 2004 Oct;36 (10):1861 – 7. doi:10.1016/j. biocel .2004.02.023.

Karayanidis F, et al. ERP differences in visual attention processing between attention–deficit hyperactivity disorder and control boys in the absence of performance differences. Psychophysiology. 2000 May;37(3):319 – 33. doi:10.1111/1469–8986.3730319.

Kasischke KA, et al. Neural activity triggers neuronal oxidative metabolism followed by astrocytic glycolysis. Science. 2004 Jul 2;305 (5608):99 – 103. doi:10.1126/science. 1096485.

Klorman R, et al. Methylphenidate speeds evaluation processes of attention deficit disorder adolescents during a continuous performance test. J Abnorm Child Psychol. 1991 Jun;19(3):263 – 83.

Lepine R, Parrouillet P, Camos V. What makes working memory spans so predictive of high–level cognition? Psychon Bull Rev. 2005 Feb;12(1):165 – 70.

Magistretti PJ, Pellerin L. Cellular mechanisms of brain energy metabolism and their relevance to functional brain imaging. Philos Trans R Soc Lond B Biol Sci. 1999 Jul 29; 354(1387):1155 – 63. doi:10.1098/rstb.1999.0471.

Miyazaki I, et al. Direct evidence for expression of dopamine receptors in astrocytes from basal ganglia. Brain Res. 2004 Dec 10;1029 (1):120 – 3. doi:10.1016/j.brainres. 2004.09.014.

Moldrich RX, et al. Astrocyte mGlu (2/3)–mediated cAMP potentiation is calcium sensitive: studies in murine neuronal and astrocyte cultures. Neuropharmacology. 2002 Aug; 43(2):189 – 203. doi:10.1016/S0028–3908(02)00111–9.

Ostrow LW, Sachs F. Mechanosensation and endothelin in astrocytes—hypothetical roles in CNS pathophysiology. Brain Res Brain Res Rev. 2005 Jun;48 (3):488 – 508. doi: 10.1016/j .brainresrev.2004.09.005.

Pellerin L. How astrocytes feed hungry neurons. Mol Neurobiol. 2005 Aug;32 (1):59 – 72. doi:10.1385/MN:32:1:059.

Pellerin L, Magistretti PJ. Ampakine CX546 bolsters energetic response of astrocytes: a novel target for cognitive–enhancing drugs acting as alpha–amino–3–hydroxy5–methyl–4isoxazolepropionic acid (AMPA) receptor modulators. J Neurochem. 2005 Feb;92(3): 668 – 77. doi:10.1111/j.1471–4159.2004.02905.x.

Perchet C, et al. Attention shifts and anticipatory mechanisms in hyperactive children: an ERP study using the Posner paradigm. Biol Psychiatry. 2001 Jul 1;50 (1):44 – 57. doi: 10.1016 /S0006–3223(00)01119–7.

Potgieter S, Vervisch J, Lagae L. Event related potentials during attention tasks in VLBW children with and without attention deficit disorder. Clin Neurophysiol. 2003 Oct;114 (10): 1841–9. doi:10.1016/S1388-2457(03)00198-6.

Ronnback L, Hansson E. On the potential role of glutamate transport in mental fatigue. J Neuroinflammation. 2004 Nov;1(22).

Ross BM, et al. Increased levels of ethane, a non-invasive marker of n–3 fatty acid oxidation, in breath of children with attention deficit hyperactivity disorder. Nutr Neurosci. 2003 Oct;6(5):277–81. doi:10.1080/10284150310001612203.

Sagvolden T, et al. A dynamic developmental theory of attention–deficit/hyperactivity disorder (ADHD) predominantly hyperactive/impulsive and combined subtypes. Behav Brain Sci. 2005 Jun;28(3):397–419. doi:10.1017/S0140525X05000075.

Sanchez-Abarca LI, Tabernero A, Medina JM. Oligodendrocytes use lactate as a source of energy and as a precursor of lipids. Glia. 2001 Dec;36 (3):321–9. doi:10.1002/glia.1119.

Sergeant J. The cognitive-energetic model: an empirical approach to attention-deficit hyperactivity disorder. Neurosci Biobehav Rev. 2000 Jan;24 (1):7–12. doi:10.1016/S0149-7634(99)00060-3.

Sergeant JA, et al. The top and the bottom of ADHD: a neuropsychological perspective. Neurosci Biobehav Rev. 2003 Nov;27(7):583–92. doi:10.1016/j.neubiorev.2003.08.004.

Smithee JA, et al. Methylphenidate does not modify the impact of response frequency or stimulus sequence on performance and event-related potentials of children with attention deficit hyperactivity disorder. J Abnorm Child Psychol. 1998 Aug;26(4):233–45.

Sonuga-Barke EJ. The dual pathway model of AD/HD: an elaboration of neuro-developmental characteristics. Neurosci Biobehav Rev. 2003 Nov;27(7):593–604. doi:10.1016/j. neubiorev.2003.08.005.

Sunohara GA, et al. Effect of methylphenidate on attention in children with attention deficit hyperactivity disorder (ADHD): ERP evidence. Neuropsychopharmacology. 1999; 21:218–28. doi:10.1016/S0893-133X(99)00023-8.

Todd RD, Botteron KN. Is attention-deficit/hyperactivity disorder an energy deficiency syndrome? Biol Psychiatry. 2001 Aug 1;50 (3):151–8. doi:10.1016/S0006-3223(01) 01173-8.

Volkow ND, et al. Differences in regional brain metabolic responses between single and repeated doses of methylphenidate. Psychiatry Res. 1998 Jul 15;83 (1):29–36. doi: 10.1016 /S0925-4927(98)00025-0.

West J, et al. Response inhibition, memory and attention in boys with attention-deficit/hyperactivity disorder. Educational Psychology. 2002;22:533-51.

Zametkin A, et al. Cerebral glucose metabolism in adults with hyperactivity of childhood onset. N Engl J Med. 1990 Nov 15;323 (20):1361 - 6. doi:10.1056/NEJM199011153232001.

Chronic Fatigue Syndrome, Myalgic Encephalomyelitis, and Fibromyalgia

Aaron LA, Buchwald D. Chronic diffuse musculoskeletal pain, fibromyalgia and co-morbid unexplained clinical conditions. Best Pract Res Clin Rheumatol. 2003 Aug;17(4):563 - 74. doi:10.1016/S1521-6942(03)00033-0.

Baraniuk JN, et al. A chronic fatigue syndrome - related proteome in human cerebrospinal fluid. BMC Neurol. 2005 Dec;5:22. doi:10.1186/1471-2377-5-22.

Barnes PR, et al. Skeletal muscle bioenergetics in the chronic fatigue syndrome. J Neurol Neurosurg Psychiatry. 1993 Jun;56(6):679 - 83. doi:10.1136/jnnp.56.6.679.

Bengtsson A, Henriksson KG. The muscle in fibromyalgia—a review of Swedish studies. J Rheumatol Suppl. 1989 Nov;19:144 - 9.

Brenu EW, et al. Immunological abnormalities as potential biomarkers in chronic fatigue syndrome/myalgic encephalomyelitis. J Transl Med. 2011 May 28;9:81. doi:10.1186/1479-5876-9-81.

Brown MM, Jason LA. Functioning in individuals with chronic fatigue syndrome: increased impairment with co-occurring multiple chemical sensitivity and fibromyalgia. Dyn Med. 2007 Jul 30;6:9. doi:10.1186/1476-5918-6-9.

Buchwald D, Garrity D. Comparison of patients with chronic fatigue syndrome, fibromyalgia, and multiple chemical sensitivities. Arch Intern Med. 1994 Sep 26;154(18):2049 - 53. doi:10.1001/archinte.1994.00420180053007.

Castro-Marrero J, et al. Could mitochondrial dysfunction be a differentiating marker between chronic fatigue syndrome and fibromyalgia? Antioxid Redox Signal. 2013 Nov 20;19(15):1855 - 60. Epub Apr 22. doi:10.1089/ars.2013.5346.

Cordero MD, et al. Coenzyme Q (10): a novel therapeutic approach for fibromyalgia? case series with 5 patients. Mitochondrion. 2011 Jul;11 (4):623 - 5. doi:10.1016/j.mito.2011.03.122.

Cordero MD, et al. Coenzyme Q10 in salivary cells correlate with blood cells in fibromyalgia: improvement in clinical and biochemical parameter after oral treatment. Clin Biochem. 2012 Apr;45(6):509 - 11. doi:10.1016/j.clinbiochem.2012.02.001.

Cordero MD, et al. Can coenzyme Q10 improve clinical and molecular parameter in fibromyalgia? Antioxid Redox Signal. 2013 Oct 20;19 (12):1356 – 61. Epub 2013 Mar 4. doi:10.1089/ars.2013.5260.

Cordero MD, et al. Is inflammation a mitochondrial dysfunction –dependent event in fibromyalgia? Antioxid Redox Signal. 2013 Mar 1;18 (7):800 – 7. doi:10.1089/ars. 2012.4892.

Devanur LD, Kerr JR. Chronic fatigue syndrome. J Clin Virol. 2006 Nov;37 (3):139 – 50. doi:10.1016/j.jcv.2006.08.013.

Exley C, et al. A role for the body burden of aluminium in vaccine –associated macrophagic myofasciitis and chronic fatigue syndrome. Med Hypotheses. 2009 Feb;72 (2):135 – 9. doi:10.1016/j.mehy.2008.09.040.

Jammes Y, et al. Chronic fatigue syndrome: assessment of increased oxidative stress and altered muscle excitability in response to incremental exercise. J Intern Med. 2005 Mar; 257(3): 299 – 310. doi:10.1111/j.1365–2796.2005.01452.x.

Kennedy G, et al. Oxidative stress levels are raised in chronic fatigue syndrome and are associated with clinical symptoms. Free Radic Biol Med. 2005 Sep 1;39(5):584 – 9. doi: 10.1016/j.freeradbiomed.2005.04.020.

Lanea RJ, et al. Heterogeneity in chronic fatigue syndrome: evidence from magnetic resonance spectroscopy of muscle. Neuromuscul Disord. 1998 May;8 (3 – 4):204 – 9. doi: 10.1016/S0960 –8966(98)00021–2.

Maes M. Inflammatory and oxidative and nitrosative stress pathways underpinning chronic fatigue, somatization and psychosomatic symptoms. Curr Opin Psychiatry. 2009 Jan;22 (1):75 – 83

Manuel y Keenoy B, et al. Antioxidant status and lipoprotein peroxidation in chronic fatigue syndrome. Life Sci. 2001 Mar 16;68 (17):2037 – 49. doi:10.1016/S0024–3205(01) 01001–3.

Meeus M, et al. The role of mitochondrial dysfunctions due to oxidative and nitrosative stress in the chronic pain or chronic fatigue syndromes and fibromyalgia patients: peripheral and central mechanisms as therapeutic targets? Expert Opin Ther Targets. 2013 Sep;17(9): 1081 – 9. Epub Jul 9. doi:10.1517/14728222.2013.818657.

Miyamae T, et al. Increased oxidative stress and coenzyme Q10 deficiency in juvenile fibromyalgia: amelioration of hypercholesterolemia and fatigue by ubiquinol–10 supplementation. Redox Rep. 2013;18(1):12 – 9. doi:10.1179/1351000212Y.0000000036.

Myhill S. CFS — The central cause: mitochondrial failure [Internet]. Doctor Myhill.co.uk. [Cited 2017 June 29]. Available from: http://drmyhill.co.uk/wiki/CFS_ –_The_Central_Cause: _Mitochondrial_Failure.

Myhill S, Booth NE, McLaren–Howard J. Chronic fatigue syndrome and mitochondrial dysfunction. Int J Clin Exp Med. 2009;2(1):1 – 16.

Nancy AL, Shoenfeld Y. Chronic fatigue syndrome with autoantibodies — the result of an augmented adjuvant effect of hepatitis–B vaccine and silicone implant. Autoimmun Rev. 2008 Oct;8(1):52 – 5. doi:10.1016/j.autrev.2008.07.026.

Ortega–Hernandez OD, Shoenfeld Y. Infection, vaccination, and autoantibodies in chronic fatigue syndrome, cause or coincidence? Ann N Y Acad Sci. 2009 Sep;1173:600 – 9. doi:10.1111/j.1749–6632.2009.04799.x.

Ozgocmen S, et al. Current concepts in the pathophysiology of fibromyalgia: the potential role of oxidative stress and nitric oxide. Rheumatol Int. 2006 May;26 (7):585 – 97. doi: 10.1007 /s00296–005–0078–z.

Villanova M, et al. Mitochondrial myopathy mimicking fibromyalgia syndrome. Muscle Nerve. 1999 Feb;22(2):289 – 91. doi:10.1002/(SICI)1097–4598(199902)22:2<289::AID–MUS26>3.0 .CO;2–O.

Zhang C, et al. Unusual pattern of mitochondrial DNA deletions in skeletal muscle of an adult human with chronic fatigue syndrome. Hum Mol Genet. 1995;4:751 – 4. doi: 10.1093/hmg /4.4.751.

Type 2 Diabetes

Alikhani Z, et al. Advanced glycation end products enhance expression of pro–apoptotic genes and stimulate fibroblast apoptosis through cytoplasmic and mitochondrial pathways. J Biol Chem. 2005 Apr 1;280(13):12087 – 95. doi:10.1074/jbc.M406313200.

Allister EM, et al. UCP2 regulates the glucagon response to fasting and starvation. Diabetes. 2013 May;62(5):1623 – 33. Epub 2013 Feb 22. doi:10.2337/db12–0981.

Bach D, et al. Mitofusin–2 determines mitochondrial network architecture and mitochondrial metabolism. A novel regulatory mechanism altered in obesity. J Biol Chem. 2003 May 9; 278(19):17190 – 7. doi:10.1074/jbc.M212754200.

Barbosa MR, et al. Hydrogen peroxide production regulates the mitochondrial function in insulin resistant muscle cells: effect of catalase overexpression. Biochim Biophys Acta. 2013 Oct;1832(10):1591 – 604. Epub 2013 May 2. doi:10.1016/j.bbadis.2013.04.029.

Befroy DE, et al. Impaired mitochondrial substrate oxidation in muscle of insulin–resistant offspring of type 2 diabetic patients. Diabetes. 2007 May;56 (5):1376 – 81. Epub 2007 Feb 7. doi:10.2337/db06–0783.

Feng B, Ruiz MA, Chakrabarti S. Oxidative–stress–induced epigenetic changes in chronic diabetic complications. Can J Physiol Pharmacol. 2013 Mar;91 (3):213 – 20. doi: 10.1139/cjpp–2012–0251.

Fiorentino TV, et al. Hyperglycemia–induced oxidative stress and its role in diabetes mellitus related cardiovascular diseases. Curr Pharm Des. 2013;19 (32):5695 – 703. Epub 2013 Feb 20. doi:10.2174/1381612811319320005.

Frohnert BI, Bernlohr DA. Protein carbonylation, mitochondrial dysfunction, and insulin resistance. Adv Nutr. 2013 Mar 1;4(2):157 – 63. doi:10.3945/an.112.003319.

Goodpaster BH. Mitochondrial deficiency is associated with insulin resistance. Diabetes. 2013 Apr;62(4):1032 – 5. doi:10.2337/db12–1612.

Graier WF, Malli R, Kostner GM. Mitochondrial protein phosphorylation: instigator or target of lipotoxicity? Trends Endocrinol Metab. 2009 May;20 (4):186 – 93. doi:10.1016/j.tem.2009.01.004.

Hamilton JA, Kamp F. How are free fatty acids transported in membranes? Is it by proteins or by free diffusion through the lipids? Diabetes. 1999 Dec;48(12):2255 – 69. doi: 10.2337/diabetes.48.12.2255.

Hesselink MK, Schrauwen–Hinderling V, Schrauwen P. Skeletal muscle mitochondria as a target to prevent or treat type 2 diabetes mellitus. Nat Rev Endocrinol. 2016 Nov;12 (11):633 – 45. Epub 2016 Jul 22. doi:10.1038/nrendo.2016.104.

Hipkiss AR. Aging, proteotoxicity, mitochondria, glycation, NAD and carnosine: possible inter–relationships and resolution of the oxygen paradox. Front Aging Neurosci. 2010 Mar 18;2:10. doi:10.3389/fnagi.2010.00010.

Hipkiss AR. Mitochondrial dysfunction, proteotoxicity, and aging: causes or effects, and the possible impact of NAD+–controlled protein glycation. Adv Clin Chem. 2010;50: 123 – 50.

Ho JK, Duclos RI Jr, Hamilton JA. Interactions of acyl carnitines with model membranes: a (13) C –NMR study. J Lipid Res. 2002 Sep;43 (9):1429 – 39. doi:10.1194/jlr. M200137–JLR200.

Kelley DE, Mandarino LJ. Fuel selection in human skeletal muscle in insulin resistance: a reexamination. Diabetes. 2000 May;49(5):677 – 83. doi:10.2337/diabetes.49.5.677.

Kelley DE, Simoneau JA. Impaired free fatty acid utilization by skeletal muscle in noninsulindependent diabetes mellitus. J Clin Invest. 1994 Dec;94(6):2349 – 56. doi:10.1172/JCI117600.

Kil IS, et al. Glycation–induced inactivation of NADP(+)–dependent isocitrate dehydrogenase: implications for diabetes and aging. Free Radic Biol Med. 2004 Dec 1;37(11):

1765 - 78.

Li JM, Shah AM. Endothelial cell superoxide generation: regulation and relevance for cardiovascular pathophysiology. Am J Physiol Regul Integr Comp Physiol. 2004 Nov; 287 (5):R1014 - R1030. doi:10.1152/ajpregu.00124.2004.

Lin J, et al. Transcriptional co-activator PGC-1 alpha drives the formation of slow-twitch muscle fibres. Nature. 2002 Aug 15;418(6899):797 - 801. doi:10.1038/nature00904.

Lindroos MM, et al. m.3243A>G mutation in mitochondrial DNA leads to decreased insulin sensitivity in skeletal muscle and to progressive {beta}-cell dysfunction. Diabetes. 2009 Mar;58(3):543 - 9. doi:10.2337/db08-0981.

Linnane AW, Kovalenko S, Gingold EB. The universality of bioenergetic disease. Age-associated cellular bioenergetic degradation and amelioration therapy. Ann N Y Acad Sci. 1998 Nov 20;854:202 - 13. doi:10.1111/j.1749-6632.1998.tb09903.x.

Maasen JA. Mitochondria, body fat and type 2 diabetes: what is the connection? Minerva Med. 2008 Jun;99(3):241 - 51.

Maassen JA, et al. Mitochondrial diabetes: molecular mechanisms and clinical presentation. Diabetes. 2004 Feb;53 Suppl 1:S103 - S109, doi:0.2337/diabetes.53.2007.S103.

Maassen JA, et al. Mitochondrial diabetes and its lessons for common type 2 diabetes. Biochem Soc Trans. 2006;34:819 - 23.

Morino K, et al. Reduced mitochondrial density and increased IRS-1 serine phosphorylation in muscle of insulin-resistant offspring of type 2 diabetic parents. J Clin Invest. 2005 Dec 1;115(12):3587 - 93. doi:10.1172/JCI25151.

Patti ME, et al. Coordinated reduction of genes of oxidative metabolism in humans with insulin resistance and diabetes: potential role of PGC1 and NRF1. Proc Natl Acad Sci U S A. 2003 Jul 8;100 (14):8466 - 71. Epub 2003 Jun 27. doi:10.1073/pnas.1032913100.

Petersen KF, et al. Mitochondrial dysfunction in the elderly: possible role in insulin resistance. Science. 2003 May 16;300(5622):1140 - 2. doi:10.1126/science.1082889.

Ritov VB, et al. Deficiency of subsarcolemmal mitochondria in obesity and type 2 diabetes. Diabetes. 2005 Jan;54(1):8 - 14. doi:10.2337/diabetes.54.1.8.

Rocha M, et al. Mitochondrial dysfunction and oxidative stress in insulin resistance. Curr Pharm Des. 2013;19(32):5730 - 41. Epub Feb 20 2013.

Rocha M, et al. Perspectives and potential applications of mitochondria-targeted antioxidants in cardiometabolic diseases and type 2 diabetes. Med Res Rev. 2014 Jan;34(1): 160 - 89. Epub 2013 May 3. doi:10.1002/med.21285.

Rovira-Llopis S, et al. Mitochondrial dynamics in type 2 diabetes: pathophysiological implications. Redox Biology. 2017 Apr;11:637‒45. doi:10.1016/j.redox.2017.01.013.

Ryu MJ et al. Crif1 deficiency reduces adipose OXPHOS capacity and triggers inflammation and insulin resistance in mice. PLoS Genet. 2013 Mar;9 (3):e1003356. Epub 2013 Mar 14. doi:10.1371/journal.pgen.1003356.

Schrauwen P, et al. Uncoupling protein 3 content is decreased in skeletal muscle of patients with type 2 diabetes. Diabetes. 2001 Dec 1;50 (12):2870‒3. doi:10.2337/diabetes.50.12 .2870.

Schrauwen P, Hesselink MK. Oxidative capacity, lipotoxicity, and mitochondrial damage in type 2 diabetes. Diabetes. 2004 Jun;53(6):1412‒7. doi:10.2337/diabetes.53.6.1412.

Short KR, et al. Decline in skeletal muscle mitochondrial function with aging in humans. Proc Natl Acad Sci U S A. 2005 Apr 12;102 (15):5618‒23. doi:10.1073/pnas. 0501559102.

Suwa M, et al. Metformin increases the PGC‒1alpha protein and oxidative enzyme activities possibly via AMPK phosphorylation in skeletal muscle in vivo. J Appl Physiol (1985). 2006 Dec;101(6):1685‒92. doi:10.1152/japplphysiol.00255.2006.

Takahashi Y, et al. Hepatic failure and enhanced oxidative stress in mitochondrial diabetes. Endocr J. 2008 Jul;55(3):509‒14. doi:10.1507/endocrj.K07E‒091.

UK Prospective Diabetes Study Group. Intensive blood‒glucose control with sulphonylureas or insulin compared with conventional treatment and risk of complications in patients with type 2 diabetes (UKPDS 33). Lancet. 1998 Sep 12;352(9131):837‒53. doi: 10.1016/S0140‒6736(98)07019‒6.

Vanhorebeek I, et al. Tissue‒specific glucose toxicity induces mitochondrial damage in a burn injury model of critical illness. Crit Care Med. 2009 Apr;37 (4):1355‒64. doi: 10.1097/CCM .0b013e31819cec17.

Vidal‒Puig AJ, et al. Energy metabolism in uncoupling protein 3 gene knockout mice. J Biol Chem. 2000 May 26;275(21):16258‒66. doi:10.1074/jbc.M910179199.

Wang X et al. Protective effect of oleanolic acid against beta cell dysfunction and mitochondrial apoptosis: crucial role of ERK‒NRF2 signaling pathway. J Biol Regul Homeost Agents. 2013 Jan‒Mar;27(1):55‒67.

Weksler‒Zangen S, et al. Dietary copper supplementation restores α‒cell function of Cohen diabetic rats: a link between mitochondrial function and glucose stimulated insulin secretion. Am J Physiol Endocrinol Metab. 2013 May 15;304(10):E1023‒E1034. Epub 2013 Mar 19. doi:10.1152/ajpendo.00036.2013.

Winder WW, Hardie DG. AMP‒activated protein kinase, a metabolic master switch: possible roles in type 2 diabetes. Am J Physiol. 1999 Jul;277(1 Pt 1):E1‒E10.

Yan W, et al. Impaired mitochondrial biogenesis due to dysfunctional adiponectinAMP-KPGC–1α signaling contributing to increased vulnerability in diabetic heart. Basic Res Cardiol. 2013 May;108(3):329. Epub 2013 Mar 5. doi:10.1007/s00395–013–0329–1.

Ye J. Mechanisms of insulin resistance in obesity. Front Med. 2013 Mar;7 (1):14 – 24. Epub 2013 Mar 9. doi:10.1007/s11684–013–0262–6.

Medication–Induced Mitochondrial Damage and Disease

Abdoli N, et al. Mechanisms of the statins' cytotoxicity in freshly isolated rat hepatocytes. J Biochem Mol Toxicol. 2013 Jun;27 (6):287 – 94. Epub 2013 Apr 23. doi:10.1002/jbt. 21485.

Anedda A, Rial E, González–Barroso MM. Metformin induces oxidative stress in white adipocytes and raises uncoupling protein 2 levels. J Endocrinol. 2008 Oct;199 (1):33 – 40. Epub 2008 Aug 7. doi:10.1677/JOE–08–0278.

Balijepalli S, Boyd MR, Ravindranath V. Inhibition of mitochondrial complex I by haloperidol: the role of thiol oxidation. Neuropharmacology. 1999 Apr;38 (4):567 – 77. doi:10.1016/S0028 –3908(98)00215–9.

Balijepalli S, et al. Protein thiol oxidation by haloperidol results in inhibition of mitochondrial complex I in brain regions: comparison with atypical antipsychotics. Neurochem Int. 2001, 38, 425 – 35. doi:10.1016/S0197–0186(00)00108–X.

Beavis AD. On the inhibition of the mitochondrial inner membrane anion uniporter by cationic amphiphiles and other drugs. J Biol Chem. 1989 Jan 25;264:1508 – 15.

Belenky P, Camacho D, Collins JJ. Fungicidal drugs induce a common oxidative–damage cellular death pathway. Cell Rep. 2013 Feb 21;3 (2):350 – 8. Epub 2013 Feb 14. doi: 10.1016 /j.celrep.2012.12.021.

Berson A, et al. Steatohepatitis–inducing drugs cause mitochondrial dysfunction and lipid peroxidation in rat hepatocytes. Gastroenterology. 1998 Apr;114 (4):764 – 74. doi: 10.1016 /S0016–5085(98)70590–6.

Brinkman K, et al. Mitochondrial toxicity induced by nucleoside–analogue reverse transcriptase inhibitors is a key factor in the pathogenesis of antiretroviral–therapy–related lipodystrophy. Lancet. 1999 Sep 25;354 (9184):1112 – 5. doi:10.1016/S0140–6736(99) 06102–4.

Brinkman K, Kakuda TN. Mitochondrial toxicity of nucleoside analogue reverse transcriptase inhibitors: a looming obstacle for long–term antiretroviral therapy? Curr Opin Infect Dis. 2000 Feb;13(1):5 – 11.

Brown SJ, Desmond PV. Hepatotoxicity of antimicrobial agents. Sem Liver Dis. 2002;22 (2): 157 – 67. doi:10.1055/s-2002-30103.

Carvalho FS, et al. Doxorubicin-induced cardiotoxicity: from bioenergetic failure and cell death to cardiomyopathy. Med Res Rev. 2014 Jan;34 (1):106 – 35. Epub 2013 Mar 11. doi:10.1002 /med.21280.

Chan K, et al. Drug induced mitochondrial toxicity. Expert Opin Drug Metab Toxicol. 2005 Dec;1(4):655 – 69. doi:10.1517/17425255.1.4.655.

Chen Y, et al. Antidiabetic drug metformin (GlucophageR) increases biogenesis of Alzheimer's amyloid peptides via up-regulating BACE1 transcription. Proc Natl Acad Sci U S A. 2009 Mar 10;106(10):3907 – 12. doi:10.1073/pnas.0807991106.

Chitturi SMD, George JPD. Hepatotoxicity of commonly used drugs: nonsteroidal antiinflammatory drugs, antihypertensives, antidiabetic agents, anticonvulsants, lipid lowering agents, psychotropic drugs. Semin Liver Dis. 2002;22(2):169 – 83. doi:10.1055/s-2002-30102.

Chrysant SG. New onset diabetes mellitus induced by statins: current evidence. Postgrad Med. 2017 May;129 (4):430 – 5. Epub 2017 Feb 24. doi:10.1080/ 00325481.2017.1292107.

Cullen JM. Mechanistic classification of liver injury. Toxicol Pathol. 2005;33(1):6 – 8. doi: 10.1080 /01926230590522428.

Dong H, et al. Involvement of human cytochrome P450 2D6 in the bioactivation of acetaminophen. Drug Metab. Dispos. 2000 Dec;28(12):1397 – 400.

Dykens JA, Will Y. The significance of mitochondrial toxicity testing in drug development. Drug Discov Today. 2007 Sep;12(17 – 18):777 – 85. doi:10.1016/j.drudis.2007.07.013.

Ezoulin MJ, et al. Differential effect of PMS777, a new type of acetylcholinesterase inhibitor, and galanthamine on oxidative injury induced in human neuroblastoma SK-N-SH cells. Neurosci Lett. 2005 Dec 2;389(2):61 – 5. doi:10.1016/j.neulet.2005.07.026.

Fromenty B, Pessayre D. Impaired mitochondrial function in microvesicular steatosis effects of drugs, ethanol, hormones and cytokines. J Hepatol. 1997;26 Suppl 2:43 – 53. doi:10.1016 /S0168-8278(97)80496-5.

Gambelli S, et al. Mitochondrial alterations in muscle biopsies of patients on statin therapy. J. Submicrosc Cytol Pathol. 2004;36(1):85 – 9.

Gvozdjakova A, et al. Coenzyme Q10 supplementation reduces corticosteroids dosage in patients with bronchial asthma. Biofactors. 2005;25 (1 – 4):235 – 40. doi:10.1002/biof . 5520250129.

Han D, et al. Regulation of drug-induced liver injury by signal transduction pathways:

critical role of mitochondria. Trends Pharmacol Sci. 2013 Apr;34 (4):243 - 53. Epub 2013 Feb 27. doi:10.1016/j.tips.2013.01.009.

Jaeschke H, Bajt ML. Intracellular signaling mechanisms of acetaminophen-induced liver cell death. Toxicol Sci. 2006 Jan;89(1):31 - 41. doi:10.1093/toxsci/kfi336.

Kalghatgi S, et al. Bactericidal antibiotics induce mitochondrial dysfunction and oxidative damage in mammalian cells. Sci Transl Med. 2013 Jul 3;5 (192):192ra85. doi:10.1126 / scitranslmed.3006055.

Lambert P, et al. Chronic lithium treatment decreases neuronal activity in the nucleus accumbens and cingulate cortex of the rat. Neuropsychopharmacology. 1999;21:229 - 37. doi:10.1016/S0893-133X(98)00117-1.

Lee WM. Acetaminophen and the US acute liver failure study group: lowering the risks of hepatic failure. Hepatology. 2004 Jul;40(1):6 - 9. doi:10.1002/hep.20293.

Levy HB, Kohlhaas HK. Considerations for supplementing with coenzyme Q10 during statin therapy. Ann Pharmacother. 2006 Feb;40(2):290 - 4. doi:10.1345/aph.1G409.

Mansouri A, et al. Tacrine inhibits topoisomerases and DNA synthesis to cause mitochondrial DNA depletion and apoptosis in mouse liver. Hepatology. 2003 Sep;38 (3):715 - 25. doi:10 .1053/jhep.2003.50353.

Masubuchi Y, Suda C, Horie T. Involvement of mitochondrial permeability transition in acetaminophen-induced liver injury in mice. J Hepatol. 2005 Jan;42 (1):110 - 6. doi: 10.1016 /j.jhep.2004.09.015.

Maurer I, Moller HJ. Inhibition of complex I by neuroleptics in normal human brain cortex parallels the extrapyramidal toxicity of neuroleptics. Mol Cell Biochem. 1997 Sep; 174(1 - 2):255 - 9.

Mikus CR, et al. Simvastatin impairs exercise training adaptations. J Am Coll Cardiol. 2013 Aug 20;62(8):709 - 14. Epub 2013 Apr 10. doi:10.1016/j.jacc.2013.02.074.

Modica-Napolitano JS, et al. Differential effects of typical and atypical neuroleptics on mitochondrial function in vitro. Arch Pharm Res. 2003 Nov;26(11):951 - 9.

Mohamed TM, Ghaffar HM, El Husseiny RM. Effects of tramadol, clonazepam, and their combination on brain mitochondrial complexes. Toxicol Ind Health. 2015 Dec;31(12): 1325 - 33. Epub 2013 Jul 10. doi:10.1177/0748233713491814.

Musavi S, Kakkar P. Diazepam induced early oxidative changes at the subcellular level in rat brain. Mol Cell Biochem. 1998 Jan;178(1 - 2):41 - 6.

Neustadt J, Pieczenik SR. Medication-induced mitochondrial damage and disease. Mol Nutr Food Res. 2008 Jul;52(7):780 - 8. doi:10.1002/mnfr.200700075.

Olsen EA, Brambrink AM. Anesthetic neurotoxicity in the newborn and infant. Curr Opin

Anaesthesiol. 2013 Oct;26 (5):535 – 42. Epub 2013 Aug 29. doi:10.1097/01.aco. 0000433061 .59939.b7.

Reid AB, et al. Mechanisms of acetaminophen–induced hepatotoxicity: role of oxidative stress and mitochondrial permeability transition in freshly isolated mouse hepatocytes. J Pharmacol Exp Ther. 2005 Feb;312(2):509 – 16. doi:10.1124/jpet.104.075945.

Roberton AM, Ferguson LR, Cooper GJ. Biochemical evidence that high concentrations of the antidepressant amoxapine may cause inhibition of mitochondrial electron transport. Toxicol Appl Pharmacol. 1988 Mar 30;93 (1):118 – 26. doi:10.1016/0041–008X (88) 90031–2.

Shah NL, Gordon FD. N–acetylcysteine for acetaminophen overdose: when enough is e-nough. Hepatology. 2007 Sep;46(3):939 – 41.

Sirvent P, et al. Simvastatin induces impairment in skeletal muscle while heart is protect-ed. Biochem Biophys Res Commun. 2005 Dec 23;338(3):1426 – 34. doi:10.1016/j.bbrc. 2005.10.108.

Sirvent P, et al. Simvastatin triggers mitochondria–induced Ca2+ signaling alteration in skeletal muscle. Biochem Biophys Res Commun. 2005 Apr 15;329 (3):1067 – 75. doi: 10.1016/j.bbrc .2005.02.070.

Souza ME, et al. Effect of fluoxetine on rat liver mitochondria. Biochem Pharmacol. 1994 Aug 3;48(3):535 – 41. doi:10.1016/0006–2952(94)90283–6.

Vaughan RA, et al. Ubiquinol rescues simvastatin–suppression of mitochondrial content, function and metabolism: implications for statin–induced rhabdomyolysis. Eur J Phar-macol. 2013 Jul 5;711 (1 – 3):1 – 9. Epub 2013 Apr 24. doi:10.1016/j.ejphar. 2013.04.009.

Velho JA, et al. Statins induce calcium–dependent mitochondrial permeability transition. Toxicology. 2006 Feb;219(1 – 3):124 – 32.

Wang MY, Sadun AA. Drug–related mitochondrial optic neuropathies. J Neuroophthalmol. 2013 Jun;33(2):172 – 8. doi:10.1097/WNO.0b013e3182901969.

Westwood FR, et al. Statin–induced muscle necrosis in the rat: distribution, development, and fibre selectivity. Toxicol Pathol. 2005;33 (2):246 – 57. doi:10.1080/ 01926230590908213.

Xia Z, et al. Changes in the generation of reactive oxygen species and in mitochondrial membrane potential during apoptosis induced by the antidepressants imipramine, clomipramine, and citalopram and the effects on these changes by Bcl–2 and BclX(L). Biochem Pharmacol. 1999 May 15;57(10):1199 – 208.

Xue SY, et al. Nucleoside reverse transcriptase inhibitors induce a mitophagy–associated endothelial cytotoxicity that is reversed by coenzyme Q10 cotreatment. Toxicol Sci. 2013 Aug;134(2):323 – 34. Epub 2013 May 2. doi:10.1093/toxsci/kft105.

Yousif W. Microscopic studies on the effect of alprazolam (Xanax) on the liver of mice. Pak J Biol Sci. 2002;5(11):1220 – 5. doi:10.3923/pjbs.2002.1220.1225.

Zhao C, Shichi H. Prevention of acetaminophen–induced cataract by a combination of diallyl disulfide and N–acetylcysteine. J Ocul Pharmacol Ther. 1998 Aug;14 (4):345 – 55. doi:10.1089 /jop.1998.14.345.

Mitochondrial Disease

Bainbridge, L. Understanding and coping with mitochondrial disease. Hamilton, ON: Hamilton Health Sciences; 2010.

Bertini E, D'Amico A. Mitochondrial encephalomyopathies and related syndromes [review]. Endocr Dev. 2009;14:38 – 52.

Debray FG, Lambert M, Mitchell GA. Disorders of mitochondrial function. Curr Opin Pediatr. 2008 Aug;20(4):471 – 82. doi:10.1097/MOP.0b013e328306ebb6.

DiMauro S, Schon EA. Mitochondrial respiratory–chain diseases. N Engl J Med. 2003 Jun; 348(26):2656 – 68. doi:10.1056/NEJMra022567.

DiMauro S, et al. Diseases of oxidative phosphorylation due to mtDNA mutations. Semin Neurol. 2001 Sep;21(3):251 – 60. doi:10.1055/s–2001–17942.

Finsterer J. Leigh and Leigh–like syndrome in children and adults. Pediatr Neurol. 2008 Oct;39(4):223 – 35. doi:10.1016/j.pediatrneurol.2008.07.013.

Folkers K, Simonsen R. Two successful double–blind trials with coenzyme Q10 (vitamin Q10) on muscular dystrophies and neurogenic atrophies. Biochim Biophys Acta. 1995 May 24;1271(1):281 – 6.

Goldstein AC, Bhatia P, Vento JM. Mitochondrial disease in childhood: nuclear encoded. Neurotherapeutics. 2013 Apr;10 (2):212 – 26. Epub Mar 21 2013. doi:10.1007/s13311–013–0185–6.

Kisler JE, Whittaker RG, McFarland R. Mitochondrial diseases in childhood: a clinical approach to investigation and management. Dev Med Child Neurol. 2010 May;52(5):422 – 33. doi:10.1111/j.1469–8749.2009.03605.x.

Koenig MK. Presentation and diagnosis of mitochondrial disorders in children. Pediatr Neurol. 2008 May;38(5):305 – 13. doi:10.1016/j.pediatrneurol.2007.12.001.

Li H, et al. Comparative bioenergetic study of neuronal and muscle mitochondria during aging. Free Radic Biol Med. 2013 Oct;63:30 – 40. Epub Apr 30 2013. doi:10.1016/j.

freeradbiomed.2013 .04.030.

Lodi R, et al. Antioxidant treatment improves in vivo cardiac and skeletal muscle bioenergetics in patients with Friedreich's ataxia. Ann Neurol. 2001 May 1;49(5):590 – 6. doi: 10.1002/ana.1001.

McFarland R, Taylor RW, Turnbull DM. A neurological perspective on mitochondrial disease. Lancet Neurol. 2010 Aug;9(8):829 – 840. doi:10.1016/S1474–4422(10)70116–2.

Siciliano G, et al. Functional diagnostics in mitochondrial diseases. Biosci Rep. 2007 Jun; 27 (1 – 3):53 – 67. doi:10.1007/s10540–007–9037–0.

Sproule DM, Kaufmann P. Mitochondrial encephalopathy, lactic acidosis, and strokelike episodes: basic concepts, clinical phenotype, and therapeutic management of MELAS syndrome. Ann N Y Acad Sci. 2008 Oct;1142:133 – 58. doi:10.1196/annals.1444.011.

Tarnopolsky MA, Raha S. Mitochondrial myopathies: diagnosis, exercise intolerance, and treatment options. Med Sci Sports Exerc. 2005 Dec;37(12):2086 – 93.

Taylor RW, Turnbull DM. Mitochondrial DNA mutations in human disease. Nat Rev Genet. 2005 May;6(5):389 – 402. doi:10.1038/nrg1606.

Thorburn DR. Mitochondrial disorders: prevalence, myths and advances. J Inherit Metab Dis. 2004;27(3):349 – 62. doi:10.1023/B:BOLI.0000031098.41409.55.

Tuppen HA, et al. Mitochondrial DNA mutations and human disease. Biochim Biophys Acta. 2010 Feb;1797(2):113 – 28. doi:10.1016/j.bbabio.2009.09.005.

Uitto J, Bernstein EF. Molecular mechanisms of cutaneous aging: connective tissue alterations in the dermis. J Investig Dermatol Symp Proc. 1998 Aug;3(1):41 – 4.

Waller JM, Maibach HI. Age and skin structure and function, a quantitative approach (II): protein, glycosaminoglycan, water, and lipid content and structure. Skin Res Technol. 2006 Aug;12(3):145 – 54. doi:10.1111/j.0909–752X.2006.00146.x.

Age–Related Hearing Loss

Bai U, et al. Mitochondrial DNA deletions associated with aging and possibly presbycusis: a human archival temporal bone study. Am J Otol. 1997 Jul;18(4):449 – 53.

Chen FQ, et al. Mitochondrial peroxiredoxin 3 regulates sensory cell survival in the cochlea. PLoS One. 2013 Apr 23;8(4):e61999. doi:10.1371/journal.pone.0061999.

Dahl HH, et al. Etiology and audiological outcomes at 3 years for 364 children in Australia. PLoS One. 2013;8 (3):e59624. Epub 2013 Mar 28. doi:10.1371/journal.pone. 0059624.

Ding Y, et al. The role of mitochondrial DNA mutations in hearing loss. Biochem Genet.

2013 Aug;51(7－8):588－602. Epub Apr 21 2013. doi:10.1007/s10528–013–9589–6.

Granville DJ, Gottlieb RA. Mitochondria: Regulators of cell death and survival. Scientific World Journal. 2002 Jun 11;2:1569－78. doi:10.1100/tsw.2002.809.

Han C, Someya S. Maintaining good hearing: calorie restriction, Sirt3, and glutathione. Exp Gerontol. 2013 Oct 1;48 (10):1091－5. Epub 2013 Feb 20. doi:10.1016/j.exger. 2013.02.014. Johnsson LG, Hawkins JE Jr. Vascular changes in the human inner ear associated with aging. Ann Otol Rhinol Laryngol. 1972 Jun;81(3):364－76. doi:10.1177/ 000348947208100307.

Komlosi K, et al. Non–syndromic hearing impairment in a Hungarian family with the m. 7510T>C mutation of mitochondrial tRNA (Ser (UCN)) and review of published cases. JIMD Rep. 2013;9:105－11. Epub 2012 Nov 2. doi:10.1007/8904_2012_187.

Lin FR, et al. Hearing loss and cognitive decline in older adults. JAMA Intern Med. 2013; 173(4):293－9. doi:10.1001/jamainternmed.2013.1868.

Luo LF, Hou CC, Yang WX. Nuclear factors: roles related to mitochondrial deafness. Gene. 2013 May 15;520 (2):79－89. Epub 2013 Mar 17. doi:10.1016/j.gene. 2013.03.041.

Miller JM, Marks NJ, Goodwin PC. Laser Doppler measurements of cochlear blood flow. Hearing Res. 1983 Sep;11(3):385－94.

Seidman MD. Effects of dietary restriction and antioxidants on presbycusis. Laryngoscope. 2000 May;110(5 pt 1):727－38. doi:10.1097/00005537–200005000–00003.

Seidman MD, et al. Age related differences in cochlear microcirculation and auditory brain stem responses. Arch Otolaryngol Head Neck Surg. 1996 Nov;122 (11):1221－6. doi:10.1001 /archotol.1996.01890230067013.

Seidman MD, et al. Mitochondrial DNA deletions associated with aging and presbycusis. Arch Otolaryngol Head Neck Surg. 1997 Oct;123(10):1039－45.

Seidman MD, et al. Biologic activity of mitochondrial metabolites on aging and age–related hearing loss. Am J Otol. 2000 Mar;21(2):161－7.

Seidman MD, Moneysmith M. Save your hearing now. New York: Warner Books; 2006.

Semsei I, Rao G, Richardson A. Changes in the expression of superoxide dismutase and catalase as a function of age and dietary restriction. Biochem Biophys Res Commun. 1989 Oct 31;164(2):620－5. doi:10.1016/0006–291X(89)91505–2.

Wallace DC. Mitochondrial genetics: a paradigm for aging and degenerative diseases? Science. 1992 May 1;256(5057):628－32. doi:10.1126/science.1533953.

Yamasoba T, et al. Current concepts in age–related hearing loss: epidemiology and mechanistic pathways. Hear Res. 2013 Sep;303:30－8. Epub 2013 Feb 16. doi:10.1016/j.

heares.2013.01.021.

Yelverton JC, et al. The clinical and audiologic features of hearing loss due to mitochon-
drial mutations. Otolaryngol Head Neck Surg. 2013 Jun;148 (6):1017 – 22. Epub 2013
Mar 22. doi:10.1177/0194599813482705.

Mitochondria, Aging Skin, and Wrinkles

Balin AK, Pratt LA. Physiological consequences of human skin aging. Cutis. 1989 May;43
(5):431 – 6.

Blatt T, et al. Stimulation of skin's energy metabolism provides multiple benefits for ma-
ture human skin. Biofactors. 2005;25(1 – 4):179 – 85. doi:10.1002/biof.5520250121.

Greco M, et al. Marked aging–related decline in efficiency of oxidative phosphorylation in
human skin fibroblasts. FASEB J. 2003 Sep;17(12):1706 – 8. doi:10.1096/fj.02–1009fje.

Kagan J, Srivastava S. Mitochondria as a target for early detection and diagnosis of can-
cer. Crit Rev Clin Lab Sci. 2008;42(5 – 6):453 – 72. doi:10.1080/10408360500295477.

Kleszczynski K, Fischer TW. Melatonin and human skin aging. Dermatoendocrinol. 2012
Jul 1;4(3):245 – 52. doi:10.4161/derm.22344.

Kurban RS, Bhawan J. Histologic changes in skin associated with aging. J Dermatol Surg
Oncol. 1990 Oct;16(10):908 – 14.

Navarro A, Boveris A. The mitochondrial energy transduction system and the aging pro-
cess. Am J Physiol Cell Physiol. 2007 Feb;292 (2):C670 – C686. Epub 2006 Oct 4. doi:
10.1152 /ajpcell.00213.2006.

Passi S, et al. Lipophilic antioxidants in human sebum and aging. Free Radic Res. 2002
Apr;36(4):471 – 7.

Passi S, et al. The combined use of oral and topical lipophilic antioxidants increases their
levels both in sebum and stratum corneum. Biofactors. 2003;18 (1 – 4):289 – 97. doi:
10.1002 /biof.5520180233.

Rusciani L, et al. Low plasma coenzyme Q10 levels as an independent prognostic factor
for melanoma progression. J Am Acad Dermatol. 2006 Feb;54 (2):234 – 41. doi:10.1016
/j.jaad.2005.08.031.

Treiber N, et al. The role of manganese superoxide dismutase in skin aging. Dermatoen-
docrinol. 2012 Jul 1;4(3):232 – 5. doi:10.4161/derm.21819.

Uitto J, Bernstein EF. Molecular mechanisms of cutaneous aging: connective tissue alter-
ations in the dermis. J Investig Dermatol Symp Proc. 1998 Aug;3(1):41 – 4.

Waller JM, Maibach HI. Age and skin structure and function, a quantitative approach (II): protein, glycosaminoglycan, water, and lipid content and structure. Skin Res Technol. 2006 Aug;12(3):145‒54. doi:10.1111/j.0909‒752X.2006.00146.x.

Infertility and Mitochondria

Al Rawi S, et al. Postfertilization autophagy of sperm organelles prevents paternal mitochondrial DNA transmission. Science. 2011 Nov 25;334 (6059):1144‒7. Epub 2011 Oct

27. doi:10.1126/science.1211878. Baylis F. The ethics of creating children with three genetic parents. Reprod Biomed Online. 2013 Jun; 26 (6):531‒4. Epub 2013 Mar 26. doi:10.1016/j.rbmo.2013.03.006. Chappel S. The role of mitochondria from mature oocyte to viable blastocyst. Obstet Gynecol Int. 2013:1‒10. Epub 2013 May 16. doi: 10.1155/2013/183024.

Colagar AH, et al. T4216C mutation in NADH dehydrogenase I gene is associated with recurrent pregnancy loss. Mitochondrial DNA. 2013 Oct;24 (5):610‒2. Epub 2013 Mar 6. doi:10.3109/19401736.2013.772150.

Cotterill M, et al. The activity and copy number of mitochondrial DNA in ovine oocytes throughout oogenesis in vivo and during oocyte maturation in vitro. Mol Hum Reprod. 2013 Jul;19(7):444‒50. Epub 2013 Mar 5. doi:10.1093/molehr/gat013.

Eichenlaub‒Ritter U. Oocyte aging and its cellular basis. Int J Dev Biol. 2012;56 (10‒12):841‒52. doi:10.1387/ijdb.120141ue.

Grindler NM, Moley KH. Maternal obesity, infertility and mitochondrial dysfunction: potential mechanisms emerging from mouse model systems. Mol Hum Reprod. 2013 Aug; 19(8): 486‒94. Epub 2013 Apr 23. doi:10.1093/molehr/gat026.

Kang E, et al. Mitochondrial replacement in human oocytes carrying pathogenic mitochondrial DNA mutations. Nature. 2016 Dec 8;540 (7632):270‒5. doi:10.1038/nature20592.

Latorre‒Pellicer A, et al. Mitochondrial and nuclear DNA matching shapes metabolism and healthy ageing. Nature. 2016 Jul 28;535 (7613):561‒5. Epub 2016 Jul 6. doi: 10.1038/nature 18618.

Pang W, et al. Low expression of Mfn2 is associated with mitochondrial damage and apoptosis in the placental villi of early unexplained miscarriage. Placenta. 2013 Jul;34(7): 613‒8. Epub 2013 Apr 17. doi:10.1016/j.placenta.2013.03.013.

Sato M, Sato K. Degradation of paternal mitochondria by fertilization‒triggered autophagy in

C. elegans embryos. Science. 2011 Nov 25; 334 (6059):1141 – 4. doi:10.1126/science . 1210333.

Tillett T. Potential mechanism for PM10 effects on birth outcomes: in utero exposure linked to mitochondrial DNA damage. Environ Health Perspect. 2012 Sep;120(9):A363. doi:10.1289 /ehp.120–a363b.

Zuccotti M, Redi CA, Garagna S. Study an egg today to make an embryo tomorrow. Int J Dev Biol. 2012;56(10 – 12):761 – 4. doi:10.1387/ijdb.130027mz.

Eye–Related Diseases

Banerjee D, et al. Mitochondrial genome analysis of primary open angle glaucoma patients. PLoS One. 2013 Aug 5;8(8):e70760. doi:10.1371/journal.pone.0070760.

Blasiak J, et al. Mitochondrial and nuclear DNA damage and repair in age–related macular degeneration. Int J Mol Sci. 2013 Feb;14 (2):2996 – 3010. Epub 2013 Jan 31. doi: 10.3390 /ijms14022996.

Chen SD, Wang L, Zhang XL. Neuroprotection in glaucoma: present and future. Chin Med J (Engl). 2013 Apr;126(8):1567 – 77. doi:10.3760/cma.j.issn.0366–6999.20123565.

Ghiso JA, et al. Alzheimer's disease and glaucoma: mechanistic similarities and differences. J Glaucoma. 2013 Jun – Jul;22 Suppl 5:S36 – S38. doi:10.1097/IJG. 0b013e3182934af6.

Izzotti A, et al. Mitochondrial damage in the trabecular meshwork of patients with glaucoma. Arch Ophthalmol. 2010 Jun;128(6):724 – 30. doi:10.1001/archophthalmol.2010.87.

Lee V, et al. Vitamin D rejuvenates aging eyes by reducing inflammation, clearing amyloid beta and improving visual function. Neurobiol Aging. 2012 Oct;33 (10):2382 – 9. Epub 2012 Jan 2. doi:10.1016/j.neurobiolaging.2011.

Wang MY, Sadun AA. Drug–related mitochondrial optic neuropathies. J Neuroophthalmol. 2013 Jun;33(2):172 – 8. doi:10.1097/WNO.0b013e3182901969.

Stem Cells Require Healthy Mitochondria

Conboy IM, Rando TA. Aging, stem cells and tissue regeneration: lessons from muscle. Cell Cycle. 2005 Mar;4(3):407 – 10. doi:10.4161/cc.4.3.1518.

Flynn JM, Melov S. SOD2 in mitochondrial dysfunction and neurodegeneration. Free Radic Biol Med. 2013 Sep;62:4 – 12. Epub May 29 2013. doi:10.1016/j.freeradbiomed.

2013.05.027.

Garcia ML, Fernandez A, Solas MT. Mitochondria, motor neurons and aging. J Neurol Sci. 2013 Jul 15. Epub 2013 Apr 26. doi:10.1016/j.jns.2013.03.019.

Hosoe K, et al. Study on safety and bioavailability of ubiquinol (Kaneka QH) after single and 4-week multiple oral administration to healthy volunteers. Regul Toxicol Pharmacol. 2007 Feb;47(1):19 – 28. doi:10.1016/j.yrtph.2006.07.001.

Katajisto P, et al. Stem cells. Asymmetric apportioning of aged mitochondria between daughter cells is required for stemness. Science. 2015 Apr 17;348(6232):340 – 3. Epub 2015 Apr 2. doi:10.1126/science.1260384.

Sahin E, DePinho RA. Linking functional decline of telomeres, mitochondria and stem cells during ageing. Nature. 2010 Mar 25;464(7288):520 – 8. doi:0.1038/nature08982.

Cancers: Understanding the Causes Brings Us One Step Closer to Cures

Adams JS, Cory S. The Bcl-2 protein family: arbiters of cell survival. Science. 1998 Aug 28; 281(5318):1322 – 6.

Brown JM. Tumor microenvironment and the response to anticancer therapy. Cancer Biol Ther. 2002 Sep – Oct;1(5):453 – 8. doi:10.4161/cbt.1.5.157.

Bui T, Thompson CB. Cancer's sweet tooth. Cancer Cell. 2006 Jun;9 (6):419 – 20. doi: 10.1016 /j.ccr.2006.05.012.

Carracedo A, Cantley LC, Pandolfi PP. Cancer metabolism: fatty acid oxidation in the limelight. Nat Rev Cancer. 2013 Apr;13 (4):227 – 32. Epub 2013 Feb 28. doi:10.1038/ nrc3483.

Christofferson, T. Tripping over the truth: how the metabolic theory of cancer is overturning one of medicine's most entrenched paradigms. White River Junction, VT: Chelsea Green Publishing; 2017.

Dalla Via L, et al. Mitochondrial permeability transition as target of anticancer drugs. Curr Pharm Des. 2014;20(2):223 – 44. Epub 2013 May 16.

Davila AF, Zamorano P. Mitochondria and the evolutionary roots of cancer. Phys Biol. 2013 Apr;10(2):026008. Epub 2013 Mar 22. doi:10.1088/1478-3975/10/2/026008.

DeBerardinis RJ, et al. Beyond aerobic glycolysis: transformed cells can engage in glutamine metabolism that exceeds the requirement for protein and nucleotide synthesis. Proc Natl Acad Sci U S A. 2007 Dec 4;104 (49):19345 – 50. doi:10.1073/pnas. 0709747104.

DeBerardinis RJ, et al. The biology of cancer: metabolic reprogramming fuels cell growth and proliferation. Cell Metab. 2008 Jan;7(1):11 - 20. doi:10.1016/j.cmet.2007.10.002.

Fantin VR, St-Pierre J, Leder P. Attenuation of LDH-A expression uncovers a link between glycolysis, mitochondrial physiology, and tumor maintenance. Cancer Cell. 2006 Jun; 9(6):425 - 34. doi:10.1016/j.ccr.2006.04.023.

Gottfried E, et al. Tumor-derived lactic acid modulates dendritic cell activation and antigen expression. Blood. 2006 Mar 1;107 (5):2013 - 21. doi:10.1182/blood -2005 -05 - 1795.

Gottlieb E, Tomlinson IP. Mitochondrial tumour suppressors: a genetic and biochemical update. Nat Rev Cancer. 2005 Nov;5(11):857 - 66. doi:10.1038/nrc1737.

He X, et al. Suppression of mitochondrial complex I influences cell metastatic properties. PLoS One. 2013 Apr 22;8(4):e61677. doi:10.1371/journal.pone.0061677.

Hoang BX, et al. Restoration of cellular energetic balance with L-carnitine in the neurobioenergetic approach for cancer prevention and treatment. Med Hypotheses. 2007;69 (2): 262 - 72. doi:10.1016/j.mehy.2006.11.049.

Hung WY, et al. Somatic mutations in mitochondrial genome and their potential roles in the progression of human gastric cancer. Biochim Biophys Acta. 2010 Mar;1800(3):264 - 70. doi:10.1016/j.bbagen.2009.06.006.

Ishikawa K, et al. ROS-generating mitochondrial DNA mutations can regulate tumor cell metastasis. Science. 2008 May 2; 320(5876):661 - 4. doi:10.1126/science.1156906.

Kiebish MA, et al. Cardiolipin and electron transport chain abnormalities in mouse brain tumor mitochondria: lipidomic evidence supporting the Warburg theory of cancer. J Lipid Res. 2008 Dec;49(12):2545 - 66. doi:10.1194/jlr.M800319-JLR200.

Kroemer G, Pouyssegur J. Tumor cell metabolism: cancer's Achilles' heel. Cancer Cell. 2008 Jun;13(6):472 - 82. doi:10.1016/j.ccr.2008.05.005.

Kulawiec M, Owens KM, Singh KK. Cancer cell mitochondria confer apoptosis resistance and promote metastasis. Cancer Biol Ther. 2009 Jul;8(14):1378 - 85.

Ladiges W, et al. A mitochondrial view of aging, reactive oxygen species and metastatic cancer. Aging Cell. 2010 Aug;9(4):462 - 5. doi:10.1111/j.1474-9726.2010.00579.x.

Lee HC, Chang CM, Chi CW. Somatic mutations of mitochondrial DNA in aging and cancer progression. Ageing Res Rev. 2010 Nov;9 Suppl 1:S47 - S58. doi:10.1016/j.arr.2010.08.009.

Li X, et al. Targeting mitochondrial reactive oxygen species as novel therapy for inflammatory diseases and cancers. J Hematol Oncol. 2013 Feb 25;6 (1):19. Epub. doi:10.1186/1756-8722 -6-19.

Lin CC, et al. Loss of the respiratory enzyme citrate synthase directly links the Warburg effect to tumor malignancy. Sci Rep. 2012;2:785. Epub 2012 Nov 8. doi:10.1038/srep00785.

Ma Y, et al. Mitochondrial dysfunction in human breast cancer cells and their transmitochondrial cybrids. Biochim Biophys Acta. 2010 Jan; 1797 (1):29–37. doi:10.1016 /j.bbabio.2009.07.008.

Modica–Napolitano JS, Kulawiec M, Singh KK. Mitochondria and human cancer. Curr Mol Med. 2007 Feb;7(1):121–31. doi:10.2174/156652407779940495.

Nicolson GL, Conklin KA. Reversing mitochondrial dysfunction, fatigue and the adverse effects of chemotherapy of metastatic disease by molecular replacement therapy. Clin Exp Metastasis. 2008; 25(2):161–9. doi:10.1007/s10585–007–9129–z.

Ordys BB, et al. The role of mitochondria in glioma pathophysiology. Mol Neurobiol. 2010 Aug;42(1):64–75. doi:10.1007/s12035–010–8133–5.

Parr R, et al. Mitochondria and cancer. Biomed Res Int. 2013;2013:763703:1–2. Epub 2013 Jan
30. doi:10.1155/2013/763703. Peck B, Ferber EC, Schulze A. Antagonism between FOXO and MYC regulates cellular powerhouse. Front Oncol. 2013 Apr 25;3:96. doi: 10.3389/fonc.2013.00096.

Pelicano H, et al. Mitochondrial respiration defects in cancer cells cause activation of Akt survival pathway through a redox–mediated mechanism. J Cell Biol. 2006 Dec 18;175 (6):913–23. doi:10.1083/jcb.200512100.

Pratheeshkumar P, Thejass P, Kutan G. Diallyl disulfide induces caspase –dependent apoptosis via mitochondria–mediated intrinsic pathway in B16F–10 melanoma cells by up–regulating p53, caspase–3 and down–regulating pro–inflammatory cytokines and nuclear factor–kBmediated Bcl–2 activation. J Environ Pathol Toxicol Oncol. 2010;29(2): 113–25. doi:10.1080 /01635581.2012.721156.

Ralph SJ, et al. The causes of cancer revisited: "mitochondrial malignancy" and ROSinduced oncogenic transformation — why mitochondria are targets for cancer therapy. Mol Aspects Med. 2010 Apr;31(2):145–70. doi:10.1016/j.mam.2010.02.008.

Ramos–Montoya A, et al. Pentose phosphate cycle oxidative and nonoxidative balance: a new vulnerable target for overcoming drug resistance in cancer. Int J Cancer. 2006 Dec 15;119(12):2733–41. doi:10.1002/ijc.22227.

Ray S, Biswas S, Ray M. Similar nature of inhibition of mitochondrial respiration of heart tissue and malignant cells by methylglyoxal. A vital clue to understand the biochemical basis of malignancy. Mol Cell Biochem. 1997 Jun;171(1–2):95–103.

Shidara Y, et al. Positive contribution of pathogenic mutations in the mitochondrial genome to the promotion of cancer by prevention from apoptosis. Cancer Res. 2005 Mar 1;65(5): 1655 – 63. doi:10.1158/0008–5472.CAN–04–2012.

Singh KK. Mitochondrial dysfunction is a common phenotype in aging and cancer. Ann N Y Acad Sci. 2004 Jun;1019:260 – 4. doi:10.1196/annals.1297.043.

Sotgia F, Martinez–Outschoorn UE, Lisanti MP. Cancer metabolism: new validated targets for drug discovery. Oncotarget. 2013 Aug;4 (8):1309 – 16. Epub 2013 Jul 22. doi: 10.18632 /oncotarget.1182.

Walenta S, Mueller–Klieser WF. Lactate: mirror and motor of tumor malignancy. Semin Radiat Oncol. 2004 Jul;14(3):267 – 74. doi:10.1016/j.semradonc.2004.04.004.

Walenta S, et al. High lactate levels predict likelihood of metastases, tumor recurrence, and restricted patient survival in human cervical cancers. Cancer Res. 2000 Feb 15;60 (4):916 – 21.

Wallace DC. Mitochondria and cancer: Warburg addressed. Cold Spring Harb Symp Quant Biol. 2005;70:363 – 74. doi:10.1101/sqb.2005.70.035.

Warburg O. On the origin of cancer cells. Science. 1956 Feb 24;123 (3191):309 – 14. doi: 10.1126 /science.123.3191.309.

Wenzel U, Daniel H. Early and late apoptosis events in human transformed and nontrans-formed colonocytes are independent on intracellular acidification. Cell Physiol Biochem. 2004;14 (1 – 2):65 – 76. doi:10.1159/000076928.

Wenzel U, Nickel A, Daniel H. Increased carnitine–dependent fatty acid uptake into mi-tochondria of human colon cancer cells induces apoptosis. J Nutr. 2005 Jun;135 (6): 1510 – 4.

Wigfield SM, et al. PDK–1 regulates lactate production in hypoxia and is associated with poor prognosis in head and neck squamous cancer. Br J Cancer. 2008 Jun 17;98(12): 1975 – 84. doi:10.1038/sj.bjc.6604356.

Aging as a Disease

Adachi K, et al. A deletion of mitochondrial DNA in murine doxorubicin–induced car-diotoxicity. Biochem Biophys Res Comm. 1993 Sep 15;195 (2):945 – 51. doi:10.1006/ bbrc.1993.2135.

Adachi K, et al. Suppression of the hydrazine–induced formation of megamitochondria in the rat liver by coenzyme Q10. Toxicol Pathol. 1995 Nov 1;23(6):667 – 76.

Arbustini E, et al. Mitochondrial DNA mutations and mitochondrial abnormalities in dilat-ed cardiomyopathy. Am J Pathol. 1998 Nov;153(5):1501 – 10. doi:10.1016/S0002–9440

(10)65738–0.

Cellular nutrition for vitality and longevity. Life Extension [internet]. 2000 April [cited 2017 Aug];24 – 28. Available from: http://www.lifeextension.com/magazine/2000/4/cover2/page–01.

DiMauro S, et al. Mitochondria in neuromuscular disorders. Biochim Biophys Acta. 1998 Aug 10;1366(1 – 2):199 – 210. doi:10.1016/S0005–2728(98)00113–3.

Esposito LA, et al. Mitochondrial disease in mouse results in increased oxidative stress. Proc Natl Acad Sci U S A. 1999 Apr 27;96(9):4820 – 5.

Fontaine E, Ichas F, Bernardi P. A ubiquinone–binding site regulates the mitochondrial permeability transition pore. J Biol Chem. 1998;273:25734 – 40.

Fontaine E, et al. Regulation of the permeability transition pore in skeletal muscle mitochondria. Modulation by electron flow through the respiratory chain complex i. J Biol Chem. 1998 May 15;273(20):12662 – 8.

Geromel V, et al. The consequences of a mild respiratory chain deficiency on substrate competitive oxidation in human mitochondria. Biochem Biophys Res Comm. 1997 Aug; 236:643 – 6.

Karbowski M, et al. Free radical–induced megamitochondria formation and apoptosis. Free Radic Biol Med. 1999 Feb;26(3 – 4):396 – 409. doi:10.1016/S0891–5849(98)00209–3.

Kopsidas G, et al. An age–associated correlation between cellular bioenergy decline and mtDNA rearrangements in human skeletal muscle. Mutat Res. 1998 Oct 12;421(1):27 – 36. doi:10.1016/S0027–5107(98)00150–X.

Kovalenko SA, et al. Tissue–specific distribution of multiple mitochondrial DNA rearrangements during human aging. Ann N Y Acad Sci. 1998 Nov 20;854:171 – 81.

Ku HH, Brunk UT, Sohal RS. Relationship between mitochondrial superoxide and hydrogen peroxide production and longevity of mammalian species. Free Radic Biol Med. 1993 Dec;15(6):621 – 7.

Lass A, Agarwal S, Sohal RS. Mitochondrial ubiquinone homologues, superoxide radical generation, and longevity in different mammalian species. J Biol Chem. 1997 Aug 1; 272:19199 – 204. doi:10.1074/jbc.272.31.19199.

Lass A, Sohal RS. Comparisons of coenzyme Q bound to mitochondrial membrane proteins among different mammalian species. Free Radic Biol Med. 1999;27(1 – 2):220 – 6.

Linnane AW, et al. Mitochondrial DNA mutations as an important contributor to aging and degenerative diseases. Lancet. 1989 Mar 25;1 (8639):642 – 5. doi:10.1016/S0140–6736 (89)92145–4.

Linnane AW, et al. The universality of bioenergetic disease and amelioration with redox

therapy. Biochim Biophys Acta. 1995 May 24;1271(1):191 – 4. doi:10.1016/0925–4439
(95)00027–2.

Linnane AW, Kovalenko S, Gingold EB. The universality of bioenergetic disease. Age–as-
sociated cellular bioenergetic degradation and amelioration therapy. Ann N Y Acad Sci.
1998 Nov 20;854:202 – 13. doi:10.1111/j.1749–6632.1998.tb09903.x.

Martinucci S, et al. Ca2+–reversible inhibition of the mitochondrial megachannel by u-
biquinone analogues. FEBS Lett. 2000 Sep;480:89 – 94. doi:10.1016/S0014–5793(00)
01911–6.

Michikawa Y, et al. Aging–dependent large accumulation of point mutations in the human
mtDNA control region for replication. Science. 1999 Oct 22;286 (5440):774 – 9. doi:
10.1126 /science.286.5440.774.

Ozawa T. Genetic and functional changes in mitochondria associated with aging. Physiol
Rev. 1997 Apr;77(2):425 – 64.

Richter C, et al. Control of apoptosis by the cellular ATP level. 1996 Jan 8;FEBS Lett
378(2): 107 – 10. doi:10.1016/0014–5793(95)01431–4.

Rosenfeldt FL, et al. Coenzyme Q10 in vitro normalizes impaired post–ischemic contrac-
tile recovery of aged human myocardium. Fifth China International Congress on TCVS;
2000 September; Beijing, China.

Rosenfeldt FL, et al. Response of the human myocardium to hypoxia and ischemia de-
clines with age: correlations with increased mitochondrial DNA deletions. Ann N Y A-
cad Sci. 1998 Nov;854:489 – 90. doi:10.1111/j.1749–6632.1998.tb09938.x.

Rowland MA, et al. Coenzyme Q10 treatment improves the tolerance of the senescent my-
ocardium to pacing stress in the rat. Cardiovasc Res. 1998 Oct;40(1):165 – 73.

Sohal RS, Sohal BH, Orr WC. Mitochondrial superoxide and hydrogen peroxide genera-
tion, protein oxidative damage, and longevity in different species of flies. Free Radic
Biol Med. 1995 Oct;19(4):499 – 504. doi:10.1016/0891–5849(95)00037–X.

Susin SA, et al. Mitochondria as regulators of apoptosis: doubt no more. Biochim Biophys
Acta. 1998 Aug 10;1366(1 – 2):151 – 65. doi:10.1016/S0005–2728(98)00110–8.

Turker MS. Somatic cell mutations: can they provide a link between aging and cancer?
Mech Aging Dev. 2000 Aug 15;117(1 – 3):1 – 19. doi:10.1016/S0047–6374(00)00133–
0.

Wallace DC. Mitochondrial diseases in man and mouse. Science. 1999 Mar 5;283(5407):
1482 – 8. doi:10.1126/science.283.5407.1482.

Wallace DC, et al. Mitochondrial DNA mutations in human degenerative diseases and ag-
ing. Biochim Biophys Acta. 1995 May 24;1271(1):141 – 51. doi:10.1016/0925–4439(95)

00021–U.

Walter L, et al. Three classes of ubiquinone analogs regulate the mitochondrial permeability transition pore through a common site. J Biol Chem. 2000 July 10;275:29521 – 7. doi:10.1074 /jbc.M004128200.

Wei YH. Oxidative stress and mitochondrial DNA mutations in human aging. Proc Soc Exp Biol Med. 1998 Jan;217(1):53 – 63.

Wei YH, Kao SH, Lee HC. Simultaneous increase of mitochondrial DNA deletions and lipid peroxidation in human aging. Ann N Y Acad Sci. 1996 Jun 15;786:24 – 43. doi: 10.1111/j.1749–6632 .1996.tb39049.x.

Wolvetang EJ, et al. Mitochondrial respiratory chain inhibitors induce apoptosis. 1994 Feb 14;339(1 – 2):40 – 4. doi:10.1016/0014–5793(94)80380–3.

Zhang C, et al. Varied prevalence of age–associated mitochondrial DNA deletions in different species and tissues: a comparison between human and rat. Biochem Biophys Res Comm. 1997 Jan;230(3):630 – 5. doi:10.1006/bbrc.1996.6020.

Chapter Three

Ames BN, Atamna H, Killilea DW. Mineral and vitamin deficiencies can accelerate the mitochondrial decay of aging. Mol Aspects Med. 2005 Aug – Oct;26 (4 – 5):363 – 78. doi:10.1016/j.mam.2005.07.007.

Aw TY, Jones DP. Nutrient supply and mitochondrial function. Annu Rev Nutr. 1989 Jul; 9:229 – 51. doi:10.1146/annurev.nu.09.070189.001305.

Williams KL, et al. Differing effects of metformin on glycemic control by race–ethnicity. J Clin Endocrinol Metab. 2014 Sep;99 (9):3160 – 8. Epub 2014 June 12. doi:10.1210/jc. 2014–1539.

D–Ribose

Andreoli SP. Mechanisms of endothelial cell ATP depletion after oxidant injury. Pediatr Res. 1989 Jan;25(1):97 – 101. doi:10.1203/00006450–198901000–00021.

Asimakis G, et al. Postischemic recovery of mitochondrial adenine nucleotides in the heart. Circulation. 1992 Jul;85(6):2212 – 20.

Baldwin D, et al. Myocardial glucose metabolism and ATP levels are decreased two days after global ischemia. J Surg Res. 1996 Jun;63(1):35 – 8. doi:10.1006/jsre.1996.0218.

Befera N, et al. Ribose treatment preserves function of the remote myocardium after myocardial infarction. J Surg Res. 2007 Feb;137(2):156. doi:10.1016/j.jss.2006.12.022.

Bengtsson A, Heriksson KG, Larsson J. Reduced high-energy phosphate levels in the painful muscles of patients with primary fibromyalgia. Arth Rheum. 1986 Jul;29(7):817 - 21. doi:10.1002/art.1780290701.

Bengtsson A, Henriksson KG. The muscle in fibromyalgia—a review of Swedish studies. J Rheumatol Suppl. 1989 Nov;19:144 - 9.

Brault JJ, Terjung RL. Purine salvage to adenine nucleotides in different skeletal muscle fiber types. J Appl Physiol. 2001;91:231 - 8.

Chatham JC, et al. Studies of the protective effect of ribose in myocardial ischaemia by using 31P-nuclear magnetic resonance spectroscopy. Biochem Soc Proc. 1985 Oct;13 (5):885 - 8. doi:10.1042/bst0130885.

Clay MA, et al. Chronic alcoholic cardiomyopathy. Protection of the isolated ischemic working heart by ribose. Biochem Int. 1988 Nov;17(5):791 - 800.

Dodd SL, et al. The role of ribose in human skeletal muscle metabolism. Med Hypotheses. 2004;62(5):819 - 24. doi:10.1016/j.mehy.2003.10.026.

Dow J, et al. Adenine nucleotide synthesis de novo in mature rat cardiac myocytes. Biochim Biophys Acta. 1985 Nov 20;847(2):223 - 7. doi:10.1016/0167-4889(85)90024-2.

Ellison GM, et al. Physiological cardiac remodelling in response to endurance exercise training: cellular and molecular mechanisms. Heart (British Cardiac Society). 2012 Jan; 98(1):5 - 10.

Enzig S, et al. Myocardial ATP repletion with ribose infusion. Pediatr Res. 1985;19:127A.

Gebhart B, Jorgenson JA. Benefit of ribose in a patient with fibromyalgia. Pharmacotherapy. 2004 Nov;24(11):1646 - 8. doi:10.1592/phco.24.16.1646.50957.

Gross M, Kormann B, Zollner N. Ribose administration during exercise: effects on substrates and products of energy metabolism in healthy subjects and a patient with myoadenylate deaminase deficiency. Klin Wochenschr. 1991;69(4):151 - 5.

Harmsen E, et al. Enhanced ATP and GTP synthesis from hypoxanthine or inosine after myocardial ischemia. Am J Physiol. 1984 Jan;246(1 Pt 2):H37 - H43.

Hass GS, et al. Reduction of postischemic myocardial dysfunction by substrate repletion during reperfusion. Circulation. 1984 Sep;70(3 Pt 2):165 - 74.

Hellsten Y, Skadhauge L, Bangsbo J. Effect of ribose supplementation on resynthesis of nucleotides after intense intermittent training in humans. Am J Physiol. 2004 Jan 1;286 (1): R182 - R188. doi:10.1152/ajpregu.00286.2003.

Ibel H, Zimmer HG. Metabolic recovery following temporary regional myocardial ischemia in the rat. J Mol Cell Cardiol. 1986;18(Suppl 4):61－5.

Ingwall JS, Weiss RG. Is the failing heart energy starved? On using chemical energy to support cardiac function. Circ Res. 2004 Jul 23;95 (2):135－45. doi:10.1161/01.RES. 0000137170.41939.d9.

LaNoue KF, Watts JA, Koch CD. Adenine nucleotide transport during cardiac ischemia. Am J Physiol. 1981 Nov;241(5):H663－H671.

Lund N, Bengtsson A, Thorborg P. Muscle tissue oxygen in primary fibromyalgia. Scan J Rheumatol. 1986;15(2):165－73. doi:10.3109/03009748609102084.

Mahoney JR Jr. Recovery of postischemic myocardial ATP levels and hexosemonophosphate shunt activity. Med Hypoth. 1990 Jan;31 (1):21－3. doi:10.1016/0306−9877(90) 90047−I.

Maron BJ, Pelliccia A. The heart of trained athletes: cardiac remodeling and the risks of sports, including sudden death. Circulation. 2006 Oct 10;114 (15):1633－44. doi: 10.1161 /CIRCULATIONAHA.106.613562.

Muller C, et al. Effect of ribose on cardiac adenine nucleotides in a donor model for heart transplantation. Eur J Med Res. 1998 Dec 16;3(12):554－8.

Omran H, et al. D−ribose improves diastolic function and quality of life in congestive heart failure patients: a prospective feasibility study. Eur J Heart Fail. 2003 Oct;5(5): 615－9. doi:10.1016/S1388−9842(03)00060−6.

Omran H, et al. D−ribose aids congestive heart failure patients. Exp Clin Cardiol. 2004 Summer;9(2):117－8.

Pauly DF, Johnson C, St Cyr JA. The benefits of ribose in cardiovascular disease. Med Hypotheses. 2003 Feb;60(2):149－51.

Pauly DF, Pepine CJ. D−ribose as a supplement for cardiac energy metabolism. J Cardiovasc Pharmacol Ther. 2000 Oct;5(4):249－58. doi:10.1054/JCPT.2000.18011.

Pauly DF, Pepine CJ. Ischemic heart disease: metabolic approaches to management. Clin Cardiol. 2004;27(8):439－4l. doi:10.1002/clc.4960270802.

Pelliccia A, Di Paolo FM, Maron BJ. The athlete's heart: remodeling, electrocardiogram and preparticipation screening. Cardiol Rev. 2002 Mar－Apr;10(2):85－90.

Perkowski D, et al. D−ribose improves cardiac indices in patients undergoing "off " pump coronary arterial revascularization. J Surg Res. 2007;137(2)295.

Pliml W, et al. Effects of ribose on exercise−induced ischaemia in stable coronary artery disease. Lancet. 1992 Aug 29;340(8818):507－10. doi:10.1016/0140−6736(92)91709− H.

Pouleur H. Diastolic dysfunction and myocardial energetics. Eur Heart J. 1990 May;11 (Suppl C):30 - 4. doi:10.1093/eurheartj/11.suppl_C.30.

Rich BS, Havens SA. The athletic heart syndrome. Curr Sports Med Rep. 2004 Mar;3(2): 84 - 8.

Sami H, Bittar N. The effect of ribose administration on contractile recovery following brief periods of ischemia. Anesthesiology. 1987;67(3A):A74.

Schachter CL, et al. Effects of short versus long bouts of aerobic exercise in sedentary women with fibromyalgia: a randomized controlled trial. Phys Ther. 2003 Apr;83(4):340 - 58.

Sinatra ST. The Sinatra solution: metabolic cardiology. Laguna Beach, CA: Basic Health Publications, Inc; 2011.

Taegtmeyer H. Metabolism—the lost child of cardiology. J Am Coll Cardiol. 2000;36(4): 1386 - 8.

Taegtmeyer H, et al. Energy metabolism in reperfused heart muscle: Metabolic correlates to return of function. J Am Coll Cardiol. 1985 Oct;6 (4):864 - 70. doi:10.1016/S0735-1097 (85)80496-4.

Taegtmeyer H, King LM, Jones BE. Energy substrate metabolism, myocardial ischemia, and targets for pharmacotherapy. Am J Cardiol. 1998 Sep 3;82 (5A):54K - 60K. doi: 10.1016 /S0002-9149(98)00538-4.

Teitelbaum JE, Johnson C, St Cyr J. The use of D-ribose in chronic fatigue syndrome and fibromyalgia: a pilot study. J Altern Complement Med. 2006 Nov;12 (9)857 - 62. doi: 10.1089 /acm.2006.12.857.

Tullson PC, Terjung RL. Adenine nucleotide synthesis in exercising and endurance - trained skeletal muscle. Am J Physiol. 1991 Aug;261:C342 - C347.

Van Gammeren D, Falk D, Antonio J. The effects of four weeks of ribose supplementation on body composition and exercise performance in healthy, young male recreational bodybuilders: a double-blind, placebo-controlled trial. Curr Ther Res. 2002 Aug;63(8): 486 - 95. doi:10.1016/S0011-393X(02)80054-6.

Wilson R, MacCarter D, St. Cyr J. D-ribose enhances the identification of hibernating myocardium. Heart Drug. 2003;3:61 - 2. doi:10.1159/000070908.

Zarzeczny R, et al. Influence of ribose on adenine salvage after intense muscle contrac-tions. J Appl Physiol. 2001;91:1775 - 81.

Zimmer HG. Restitution of myocardial adenine nucleotides: acceleration by administration of ribose. J Physiol (Paris). 1980;76(7):769 - 75.

Zimmer HG. Significance of the 5 -phosphoribosyl -1 -pyrophosphate pool for cardiac purine and pyrimidine nucleotide synthesis: studies with ribose, adenine, inosine, and orotic acid in rats. Cardiovasc Drug Ther. 1998 Apr;12(Suppl 2):179 – 87.

Zimmer HG, et al. Ribose intervention in the cardiac pentose phosphate pathway is not species –specific. Science. 1984 Feb 17;223 (4637):712 – 4. doi:10.1126/science.6420889.

Zimmer HG, Ibel H. Effects of ribose on cardiac metabolism and function in isoproterenoltreated rats. Am J Physiol. 1983 Nov;245:H880 – H886.

Pyrroloquinoline Quinone (PQQ)

Aizenman E, et al. Interaction of the putative essential nutrient pyrroloquinoline quinone with the N–methyl–daspartate receptor redox modulatory site. J Neurosci. 1992 Jun;12 (6):2362 – 9.

Aizenman E, et al. Further evidence that pyrroloquinoline quinone interacts with the N–methyl—aspartate receptor redox site in rat cortical neurons in vitro. Neurosci Lett. 1994 Feb 28;168(1 – 2):189 – 92. doi:10.1016/0304–3940(94)90447–2.

Bauerly KA, et al. Pyrroloquinoline quinone nutritional status alters lysine metabolism and modulates mitochondrial DNA content in the mouse and rat. Biochim Biophys Acta. 2006 Nov;1760(11):1741 – 8. doi:10.1016/j.bbagen.2006.07.009.

Chowanadisai W, et al. Pyrroloquinoline quinone (PQQ) stimulates mitochondrial biogenesis. FASEB J. 2007 Apr;21:854. doi:10.1074/jbc.M109.030130.

Chowanadisai W, et al. Pyrroloquinoline quinone stimulates mitochondrial biogenesis through cAMP response element–binding protein phosphorylation and increased PGC–1α expression. J Biol Chem. 2010 Jan 1;285 (1):142 – 52. doi:10.1074/jbc.M109.030130.

Debray FG, Lambert M, Mitchell GA. Disorders of mitochondrial function. Curr Opin Pediatr. 2008 Aug;20(4):471 – 82. doi:10.1097/MOP.0b013e328306ebb6.

Felton LM, Anthony C. Biochemistry: role of PQQ as a mammalian enzyme cofactor? Nature. 2005 Feb 3;433(7025):E10;discussion E11 – E12. doi:10.1038/nature03322.

Harris CB, et al. Dietary pyrroloquinoline quinone (PQQ) alters indicators of inflammation and mitochondrial–related metabolism in human subjects. J Nutr Biochem. 2013 Dec;24 (12):2076 – 84. doi:10.1016/j.jnutbio.2013.07.008.

Hirakawa A, et al. Pyrroloquinoline quinone attenuates iNOS gene expression in the injured spinal cord. Biochem Biophys Res Commun. 2009 Jan 9;378 (2):308 – 12. doi:10.1016 /j.bbrc.2008.11.045.

Jensen FE, et al. The putative essential nutrient pyrroloquinoline quinone is neuroprotective in a rodent model of hypoxic/ischemic brain injury. Neuroscience. 1994 Sep;62(2): 399–406. doi:10.1016/0306-4522(94)90375-1.

Kasahara T, Kato T. Nutritional biochemistry: a new redox–cofactor vitamin for mammals. Nature. 2003 Apr 24;422:832. doi:10.1038/422832a.

Kumazawa T, Seno H, Suzuki O. Failure to verify high levels of pyrroloquinoline quinone in eggs and skim milk. Biochem Biophys Res Commun. 1993 May 28;193(1):1–5. doi: 10.1006 /bbrc.1993.1581.

Kumazawa T, et al. Levels of pyrroloquinoline quinone in various foods. Biochem J. 1995; 307: 331–3. doi:10.1042/bj3070331.

Kumazawa T, et al. Activation of ras signaling pathways by pyrroloquinoline quinone in NIH3T3 mouse fibroblasts. Int J Mol Med. 2007 May;19(5):765–70. doi:10.3892/ijmm. 19.5.765.

Li HH, et al. Pyrroloquinoline quinone enhances regeneration of transected sciatic nerve in rats. Chin J Traumatol. 2005 Aug;8(4):225–9.

Magnusson OT, et al. Quinone biogenesis: structure and mechanism of PqqC, the final catalyst in the production of pyrroloquinoline quinone. Proc Natl Acad Sci U S A. 2004 May 25;101(21):7913–8. doi:10.1073/pnas.0402640101.

Magnusson OT, et al. Pyrroloquinoline quinone biogenesis: characterization of PqqC and its H84N and H84A active site variants. Biochemistry. 2007;46 (24):7174–86. doi: 10.1021 /bi700162n.

Matsushita K, et al. Escherichia coli is unable to produce pyrroloquinoline quinone (PQQ). Microbiology. 1997;143:3149–56. doi:10.1099/00221287-143-10-3149.

Mitchell AE, et al. Characterization of pyrroloquinoline quinone amino acid derivatives by electrospray ionization mass spectrometry and detection in human milk. Anal Biochem. 1999 May 1;269(2):317–25. doi:10.1006/abio.1999.4039.

Muoio DM, Koves TR. Skeletal muscle adaptation to fatty acid depends on coordinated actions of the PPARs and PGC–1alpha: implications for metabolic disease. Appl Physiol Nutr Metab. 2007 Oct;32(5):874–83. doi:10.1139/H07-083.

Murase K, et al. Stimulation of nerve growth factor synthesis/secretion in mouse astroglial cells by coenzymes. Biochem Mol Biol Int. 1993 Jul;30(4):615–21.

Nunome K, et al. Pyrroloquinoline quinone prevents oxidative stress–induced neuronal death probably through changes in oxidative status of DJ-1. Biol Pharm Bull. 2008 Jul; 31(7): 1321–6. doi:10.1248/bpb.31.1321.

Ohwada K, et al. Pyrroloquinoline quinone (PQQ) prevents cognitive deficit caused by oxidative stress in rats. J Clin Biochem Nutr. 2008 Jan;42 (1):29 – 34. doi:10.3164/jcbn . 2008005.

Ouchi A, et al. Kinetic study of the antioxidant activity of pyrroloquinolinequinol (PQQH (2), a reduced form of pyrroloquinolinequinone) in micellar solution. J Agric Food Chem. 2009;57(2):450 – 6. doi:10.1021/jf802197d.

Puehringer S, Metlitzky M, Schwarzenbacher R. The pyrroloquinoline quinone biosynthesis pathway revisited: a structural approach. BMC Biochem. 2008 Mar 27;9:8. doi:10.1186/ 1471-2091-9-8.

Puigserver P. Tissue-specific regulation of metabolic pathways through the transcriptional coactivator PGC1-alpha. Int J Obes (Lond). 2005 Mar;29:S5 – S9. doi:10.1038/sj.ijo. 0802905.

Rucker R, Chowanadisai W, Nakano M. Potential physiological importance of pyrroloquinoline quinone. Altern Med Rev. 2009 Sep;14(3):268 – 77.

Rucker R, et al. Biochemistry: is pyrroloquinoline quinone a vitamin? Nature. 2005 Feb 3;433(7025):E10 – E11;discussion E11 – E12. doi:10.1038/nature03323.

Sanchez RM, et al. Novel role for the NMDA receptor redox modulatory site in the pathophysiology of seizures. J Neurosci. 2000 Mar 15;20(6):2409 – 17.

Sato K, Toriyama M. Effect of pyrroloquinoline quinone (PQQ) on melanogenic protein expression in murine B16 melanoma. J Dermatol Sci. 2009 Feb;53(2):140 – 5. doi:10.1016 /j.jdermsci.2008.08.017.

Scanlon JM, Aizenman E, Reynolds IJ. Effects of pyrroloquinoline quinone on glutamate-induced production of reactive oxygen species in neurons. Eur J Pharmacol. 1997 May 12;326(1):67 – 74. doi:10.1016/S0014-2999(97)00137-4.

Steinberg FM, Gershwin ME, Rucker RB. Dietary pyrroloquinoline quinone: growth and immune response in BALB/c mice. J Nutr. 1994 May;124(5):744 – 53.

Steinberg F, et al. Pyrroloquinoline quinone improves growth and reproductive performance in mice fed chemically defined diets. Exp Biol Med (Maywood). 2003 Feb;228 (2):160 – 6. doi:10.1177/153537020322800205.

Stites TE, Mitchell AE, Rucker RB. Physiological importance of quinoenzymes and the O-quinone family of cofactors. J Nutr. 2000 Apr;130(4):719 – 27.

Stites T, et al. Pyrroloquinoline quinone modulates mitochondrial quantity and function in mice. J Nutr. 2006 Feb;136(2):390 – 6.

Tao R, et al. Pyrroloquinoline quinone preserves mitochondrial function and prevents oxidative injury in adult rat cardiac myocytes. Biochem Biophys Res Commun. 2007 Nov 16;363(2):257 – 62. doi:10.1016/j.bbrc.2007.08.041.

Yamaguchi K, et al. Stimulation of nerve growth factor production by pyrroloquinoline quinone and its derivatives in vitro and in vivo. Biosci Biotechnol Biochem. 1993 Jul; 57(7):1231 – 3. doi:10.1271/bbb.57.1231.

Zhang P, et al. Protection of pyrroloquinoline quinone against methylmercury –induced neurotoxicity via reducing oxidative stress. Free Radic Res. 2009 Mar;43 (3):224 – 33. doi:10.1080/10715760802677348.

Zhang Y, Feustel PJ, Kimelberg HK. Neuroprotection by pyrroloquinoline quinone (PQQ) in reversible middle cerebral artery occlusion in the adult rat. Brain Res. 2006 Jun 13; 1094(1): 200 – 6. doi:10.1016/j.brainres.2006.03.111.

Zhang Y, Rosenberg PA. The essential nutrient pyrroloquinoline quinone may act as a neuroprotectant by suppressing peroxynitrite formation. Eur J Neurosci. 2002 Sep;16(6): 1015 – 24. doi:10.1046/j.1460–9568.2002.02169.x.

Zhu BQ, et al. Pyrroloquinoline quinone (PQQ) decreases myocardial infarct size and improves cardiac function in rat models of ischemia and ischemia/reperfusion. Cardiovasc Drugs Ther. 2004 Nov;18(6):421 – 31. doi:10.1007/s10557–004–6219–x.

Zhu BQ, et al. Comparison of pyrroloquinoline quinone and/or metoprolol on myocardial infarct size and mitochondrial damage in a rat model of ischemia/reperfusion injury. J Cardiovasc Pharmacol Ther. 2006 Jun;11(2):119 – 28. doi:10.1177/1074248406288757.

Dark Chocolate

Al–Safi SA, et al. Dark chocolate and blood pressure: a novel study from Jordan. Curr Drug Deliv. 2011 Nov;8(6):595 – 9. doi:10.2174/156720111797635496.

Buitrago–Lopez A, et al. Chocolate consumption and cardiometabolic disorders: systematic review and meta–analysis. BMJ. 2011 Aug 26;343:d4488. doi:10.1136/bmj.d4488.

Ellinger S, et al. Epicatechin ingested via cocoa products reduces blood pressure in humans: a nonlinear regression model with a Bayesian approach. Am J Clin Nutr. 2012 Jun;95(6): 1365 – 77. Epub 2012 May 2. doi:10.3945/ajcn.111.029330.

Golomb BA, Koperski S, White HL. Association between more frequent chocolate consumption and lower body mass index. Arch Intern Med. 2012 Mar 26;172 (6):519 – 21. doi:10.1001 /archinternmed.2011.2100.

Messerli FH. Chocolate consumption, cognitive function, and Nobel laureates. N Engl J Med. 2012 Oct 18;367(16):1562 – 4. Epub 2012 Oct 10. doi:10.1056/NEJMon1211064.

Nehlig A. The neuroprotective effects of cocoa flavanol and its influence on cognitive performance. Br J Clin Pharmacol. 2013 Mar;75 (3):716 – 27. doi:10.1111/j.1365 – 2125.2012.04378.x.

Nogueira L, et al. (–)-Epicatechin enhances fatigue resistance and oxidative capacity in mouse muscle. J Physiol. 2011 Sep 15;589 (Pt 18):4615 – 31. Epub 2011 Jul 25. doi: 10.1113/ jphysiol.2011.209924.

Persson IA, et al. Effects of cocoa extract and dark chocolate on angiotensin–converting enzyme and nitric oxide in human endothelial cells and healthy volunteers—a nutrige-nomics perspective. J Cardiovasc Pharmacol. 2011 Jan;57 (1):44 – 50. doi:10.1097/FJC. 0b013 e3181fe62e3.

Sathyapalan T, et al. High cocoa polyphenol rich chocolate may reduce the burden of the symptoms in chronic fatigue syndrome. Nutr J. 2010 Nov 22;9:55. doi:10.1186/1475 – 2891-9-55.

Coenzyme Q10

Cooper JM, et al. Coenzyme Q10 and vitamin E deficiency in Friedreich's ataxia: predic-tor of efficacy of vitamin E and coenzyme Q10 therapy. Eur J Neurol. 2008 Dec;15(12): 1371 – 9. doi:10.1111/j.1468–1331.2008.02318.x.

Crane FL, Low H, Sun IL. Evidence for a relation between plasma membrane coenzyme Q and autism. Front Biosci (Elite Ed). 2013 Jun 1;5:1011 – 6.

Del Pozo–Cruz J, et al. Relationship between functional capacity and body mass index with plasma coenzyme Q10 and oxidative damage in community–dwelling elderly–peo-ple. Exp Gerontol. 2014 Apr;52:46 – 54. Epub 2014 Feb 7.

Duberley KE, et al. Effect of coenzyme Q10 supplementation on mitochondrial electron transport chain activity and mitochondrial oxidative stress in coenzyme Q10 deficient human neuronal cells. Int J Biochem Cell Biol. 2014 May;50:60 – 3. Epub 2014 Feb 15. doi:10.1016/j.biocel.2014.02.003.

Liang JM, et al. Role of mitochondrial function in the protective effects of ischaemic post-conditioning on ischaemia/reperfusion cerebral damage. J Int Med Res. 2013 Jun1;41 (3):618 – 27. Epub2013 Apr 4. doi:10.1177/0300060513476587.

Langsjoen PH, Langsjoen AM. Supplemental ubiquinol in patients with advanced conges-tive heart failure. Biofactors. 2008;32(1 – 4):119 – 28. doi:10.1002/biof.5520320114.

Lass A, Sohal RS. Comparisons of coenzyme Q bound to mitochondrial membrane proteins among different mammalian species. Free Radic Biol Med. 1999 Jul;27 (1 – 2):220 – 6. doi:10.1016/S0891–5849(99)00085-4.

Mancuso M, et al. Coenzyme Q10 in neuromuscular and neurodegenerative disorders. Curr Drug Targets. 2010 Jan;11(1):111–21. doi:10.2174/138945010790031018.

Matthews RT, et al. Coenzyme Q10 administration increases brain mitochondrial concentrations and exerts neuroprotective effects. Proc Natl Acad Sci U S A. 1998 Jul 21;95 (15):8892–7.

Mortensen SA, et al. Coenzyme Q10: clinical benefits with biochemical correlates suggesting a scientific breakthrough in the management of chronic heart failure. Int J Tissue React. 1990;12(3):155–62.

Muroyama A. An alternative medical approach for the neuroprotective therapy to slow the progression of Parkinson's disease. Yakugaku Zasshi. 2013;133 (8):849–56. doi:10.1248 /yakushi.13–00158.

Morris G, et al. Coenzyme Q10 depletion in medical and neuropsychiatric disorders: potential repercussions and therapeutic implications. Mol Neurobiol. 2013 Dec;48(3):883–903. Epub 2013 Jun 13. doi:10.1007/s12035–013–8477–8.

Nicolson GL. Mitochondrial dysfunction and chronic disease: treatment with natural supplements. Altern Ther Health Med. 2013 Aug 15. pii: at5027. Epub ahead of print.

Ochoa JJ, et al. Coenzyme Q10 protects from aging–related oxidative stress and improves mitochondrial function in heart of rats fed a polyunsaturated fatty acid (PUFA)–rich diet. J Gerontol A Biol Sci Med Sci. 2005 Aug;60 (8):970–5. doi:10.1093/gerona/60.8.970.

Rodriguez MC, et al. Beneficial effects of creatine, CoQ10, and lipoic acid in mitochondrial disorders. Muscle Nerve. 2007 Feb;35(2):235–42. doi:10.1002/mus.20688.

Rosenfeldt FL, et al. Coenzyme Q10 improves the tolerance of the senescent myocardium to aerobic and ischemic stress: studies in rats and in human atrial tissue. Biofactors. 1999;9(2–4):291–9. doi:10.1002/biof.5520090226.

Rosenfeldt FL, et al. Coenzyme Q10 protects the aging heart against stress: studies in rats, human tissues, and patients. Ann N Y Acad Sci. 2002 Apr;959:355–9; discussion 463–5. doi:10.1111/j.1749–6632.2002.tb02106.x.

Rosenfeldt FL, et al. The effects of ageing on the response to cardiac surgery: protective strategies for the ageing myocardium. Biogerontology. 2002;3(1–2):37–40.

Salama M, et al. Co–enzyme Q10 to treat neurological disorders: basic mechanisms, clinical outcomes, and future research direction. CNS Neurol Disord Drug Targets. 2013 Aug;12(5):641–4. Epub 2013 Apr 4. doi:10.2174/18715273113129990071.

Shults CW, et al. Effects of coenzyme Q10 in early Parkinson disease: evidence of slowing of the functional decline. Arch Neurol. 2002 Oct;59 (10):1541–50. doi:10.1001/archneur.59 .10.1541.

Sinatra ST. The Sinatra solution: metabolic cardiology. Laguna Beach, CA: Basic Health Publications, Inc; 2011.

Sohal RS, Forster MJ. Coenzyme Q, oxidative stress and aging. Mitochondrion. 2007 Jun;7 Suppl:S103 – 11. doi:10.1016/j.mito.2007.03.006.

Spindler M, Beal MF, Henchcliffe C. Coenzyme Q10 effects in neurodegenerative disease. Neuropsychiatr Dis Treat. 2009;5:597 – 610. Epub 2009 Nov 16. doi:10.2147/NDT. S5212.

CoQ10 as Adjunct to Statin Therapy

Brown, MS, inventor. Merck & Co., Inc., assignee. Coenzyme Q10 with HMG–CoA reductase inhibitors. United States patent US 4933165. 1989 Jan 18.

Caso G, et al. Effect of coenzyme Q10 on myopathic symptoms in patients treated with statins. Am J Cardiol. 2007 May 15;99 (10):1409 – 12. doi:10.1016/j.amjcard. 2006.12.063.

Marcoff L, Thompson PD. The role of coenzyme Q10 in statin–associated myopathy: a systematic review. J Am Coll Cardiol. 2007 Jun 12;49 (23):2231 – 7. doi:10.1016/j.jacc. 2007.02.049.

Parker BA, et al. Effect of statins on creatine kinase levels before and after a marathon run. Am J Cardiol. 2012 Jan 15;109(2):282 – 7. doi:10.1016/j.amjcard.2011.08.045.

Tobert JA, inventor. Merck & Co Inc., assignee. Coenzyme Q10 with HMG–CoA reductase inhibitors. United States patent US 4929437. 1990 May 29.

L–Carnitine

Akisu M, et al. Protective effect of dietary supplementation with L–arginine and L–carnitine on hypoxia/reoxygenation –induced necrotizing enterocolitis in young mice. Bio Neonate. 2002;81(4):260 – 5. doi:10.1159/000056757.

Bahl JJ, Bressler R. The pharmacology of carnitine. Annu Rev Pharmacol Toxicol. 1987; 27: 257 – 77. doi:10.1146/annurev.pa.27.040187.001353.

Binienda ZK. Neuroprotective effects of L–carnitine in induced mitochondrial dysfunction. Ann N Y Acad Sci. 2003 May;993:289 – 95; discussion 345 – 9. doi:10.1111/j.1749–6632.2003.tb07536.

Brass EP, Hoppel CL. Relationship between acid–soluble carnitine and coenzyme A pools in vivo. Biochem J. 1980 Sep 15;190(3):495 - 504. doi:10.1042/bj1900495.

Bremer J. Carnitine: metabolism and functions. Physiol Rev. 1983 Oct;63(4):1420 - 80.

Ferrari R, et al. Therapeutic effects of L-carnitine and propionyl-L-carnitine on cardio-vascular diseases: a review. Ann N Y Acad Sci. 2004 Nov;1033:79 - 91. doi:10.1196/annals.1320.007.

Geier DA, Geier MR. L-carnitine exposure and mitochondrial function in human neuronal cells. Neurochem Res. 2013 Nov;38 (11):2336 - 41. Epub 2013 Sep 5. doi:10.1007/s11064-013 -1144-7.

Hagen TM, et al. Acetyl-L-carnitine fed to old rats partially restores mitochondrial function and ambulatory activity. Proc Natl Acad Sci U S A. 1998 Aug 4;95(16):9562 - 6.

Hagen TM, et al. Feeding acetyl-L-carnitine and lipoic acid to old rats significantly improves metabolic function while decreasing oxidative stress. Proc Natl Acad Sci U S A. 2002 Feb 19;99(4):1870 - 5. doi:10.1073/pnas.261708898.

Hoppel C. The role of carnitine in normal and altered fatty acid metabolism. Am J Kidney Dis. 2003 Apr; 41(4 Suppl 4):S4 - 12. doi:10.1016/S0272-6386(03)00112-4.

Horne DW, Broquist HP. Role of lysine and e-N-trimethyllysine in carnitine biosynthesis. I: studies in Neurospora crassa. J Biol Chem. 1973;248(6):2170 - 5.

Hulse JD, Ellis SR, Henderson LM. Carnitine biosynthesis: betahydroxylation of trimethyllysine by an alpha-ketoglutarate-dependent mitochondrial dioxygenase. J Biol Chem. 1978 Mar 10;253(5):1654 - 9.

Jacobs PL, Goldstein ER. Long-term glycine propionyl-l-carnitine supplemention and paradoxical effects on repeated anaerobic sprint performance. J Int Soc Sports Nutr. 2010 Oct 28;7:35. doi:10.1186/1550-2783-7-35.

Kabaroglu C, et al. Effects of L-arginine and L-carnitine on hypoxia/reoxygenation-induced intestinal injury. Pediatr Int. 2005 Feb;47 (1):10 - 4. doi:10.1111/j.1442-200x.2005.01999.x.

Kuratsune H, et al. Acylcarnitine deficiency in chronic fatigue syndrome. Clin Infect Dis. 1994 Jan;18 Suppl 1:S62 - 7.

Lango R, et al. Propionyl-L-carnitine improves hemodynamics and metabolic markers of cardiac perfusion during coronary surgery in diabetic patients. Cardiovasc Drugs Ther. 2005 Aug;19(4):267 - 75.

Liu J, et al. Memory loss in old rats is associated with brain mitochondrial decay and RNA/ DNA oxidation: partial reversal by feeding acetyl-L-carnitine and/or R-α-lipoic acid. Proc Natl Acad Sci U S A. 2002 Feb 19;99 (4):2356 - 61. doi:10.1073/pnas.261709299.

Lombard KA, et al. Carnitine status of lactoovovegetarians and strict vegetarian adults and children. Am J Clin Nutr. 1989;50(2):301 – 6.

McGarry JD, Brown NF. The mitochondrial carnitine palmitoyltransferase system. From concept to molecular analysis. Eur J Biochem. 1997 Feb 15;244(1):1 – 14. doi:10.1111/j .1432-1033.1997.00001.

Montgomery SA, Thal LJ, Amrein R. Meta-analysis of double blind randomized controlled clinical trials of acetyl-L-carnitine versus placebo in the treatment of mild cognitive

impairment and mild Alzheimer's disease. Int Clin Psychopharmacol. 2003 Mar;18(2):61 – 71. doi:10.1097/01.yic.0000058280.28578.79.

Mortensen SA, et al. The effect of coenzyme Q10 on morbidity and mortality in chronic heart failure: results from the Q –SYMBIO: a randomized double –blind trial. JACC Heart Fail. 2014 Dec;2(6):641 – 9. doi:10.1016/j.jchf.2014.06.008.

Noland RC, et al. Carnitine insufficiency caused by aging overnutrition compromises mitochondrial performance and metabolic control. J Biol Chem. 2009 Aug 21;284(34): 22840 – 52. doi:10.1074/jbc.M109.032888.

Osmundsen H, Bremer J, Pedersen JI. Metabolic aspects of peroxisomal betaoxidation. Biochim Biophys Acta. 1991 Sep 11;1085 (2):141 – 58. doi:10.1016/0005 –2760(91) 90089-Z.

Pande SV. A mitochondrial carnitine acylcarnitine translocase system. Proc Natl Acad Sci U S A. 1975 Mar;72(3):883 – 7.

Pande SV, Parvin R. Carnitine-acylcarnitine translocase catalyzes an equilibrating unidirectional transport as well. J Biol Chem. 1980 Apr 10;255(7):2994 – 3001.

Plioplys AV, Plioplys S. Serum levels of carnitine in chronic fatigue syndrome: clinical correlates. Neuropsychobiology 1995;32:132 – 8.

Pons R, De Vivo DC. Primary and secondary carnitine deficiency syndromes. J Child Neurol. 1995 Nov 1;10 Suppl 2:S8 – 24.

Ramsay RR, Arduini A. The carnitine acyltransferases and their role in modulating acyl– CoA pools. Arch Biochem Biophys. 1993 May;302 (2):307 – 14. doi:10.1006/abbi. 1993.1216.

Rebouche CJ. Kinetics, pharmacokinetics, and regulation of L-carnitine and acetyl –L– carnitine metabolism. Ann N Y Acad Sci. 2004 Nov;1033:30 – 41.

Rebouche CJ, Paulson DJ. Carnitine metabolism and function in humans. Annu Rev Nutr. 1986;6:41 – 66.

Rebouche CJ, Paulson DJ. Carnitine function and requirements during the life cycle. FASEB J. 1992; 6 (15):3379 – 86. doi:10.1146/annurev.nu.06.070186.000353.

Reuter SE, Evans AM. Carnitine and acylcarnitines: pharmacokinetic, pharmacological and clinical aspects. Clin Pharmacokinet. 2012 Sep 1;51 (9):553 – 72. doi:10.2165/11633940 –000000000–00000.

Sachan DS, Broquist HP. Synthesis of carnitine from epsilon–N–trimethyllysine in post mitochondrial fractions of Neurospora crassa. Biochem Biophys Res Commun. 1980 Sep 30;96(2):870 – 5. doi:10.1016/0006–291X(80)91436–9.

Sachan DS, Hoppel CL. Carnitine biosynthesis. Hydroxylation of N–6–trimethyl–lysine to 3 –hydroxyN6 –trimethyl –lysine. Biochem J. 1980 May 15; 188 (2):529 – 34. doi: 10.1042/bj1880529.

Serati AR, et al. L–carnitine treatment in patients with mild diastolic heart failure is associated with improvement in diastolic function and symptoms. Cardiology. 2010;116(3): 178 – 82. doi:10.1159/000318810.

Sinatra ST. The Sinatra solution: metabolic cardiology. Laguna Beach, CA: Basic Health Publications, Inc; 2011.

Steiber A, Kerner J, Hoppel CL. Carnitine: a nutritional, biosynthetic, and functional perspective. Mol Aspects Med. 2004 Oct – Dec;25 (5 – 6):455 – 73. doi:10.1016/j.mam. 2004.06.006.

Tanphaichitr V, Broquist HP. Role of lysine and e – N–trimethyllysine in carnitine biosynthesis.

II: studies in the rat. J Biol Chem. 1973; 248(6):2176 – 81. Vaz FM, Wanders RJ. Carnitine biosynthesis in mammals. Biochem J. 2002 Feb 1;361 (Part 3): 417 – 29. doi: 10.1042/bj3610417.

Virmani A, et al. The protective role of L–carnitine against neurotoxicity evoked by drug of abuse, methamphetamine, could be related to mitochondrial dysfunction. Ann N Y Acad Sci. 2002 Jun;965:225 – 32. doi:10.1111/j.1749 – 6632.2002.tb04164.

Magnesium

Abbott RD, et al. Dietary magnesium intake and the future risk of coronary heart disease (the Honolulu Heart Program). Am J Cardiol. 2003 Sep 15;92 (6):665 – 9. doi:10.1016/S0002 –9149(03)00819–1.

Alloui A, et al. Does Mg2+ deficiency induce a long–term sensitization of the central nociceptive pathways? Eur J Pharmacol. 2003 May 23;469 (l – 3)65 – 9. doi:10.1016/S0014–2999 (03)01719–9.

Amighi J, et al. Low serum magnesium predicts neurological patients with advanced atherosclerosis. Stroke. 2004 Jan;35 (1):22 – 7. doi:10.1161/01.STR. 0000105928.95124.1F.

Demougeot C, et al. Effect of diets with different magnesium content in ischemic stroke rats. Neurosci Lett. 2004 May 13;362(1):17 – 20. doi:10.1016/j.neulet.2004.01.034.

Eray O, et al. Magnesium efficacy in magnesium deficient and nondeficient patients with rapid ventricular response atrial fibrillation. Eur J Emerg Med. 2000 Dec;7(4):287 – 90.

Fox C, Ramsoomair D, Carter C. Magnesium: its proven and potential clinical significance. South Med J. 2001 Dec;94(12):1195 – 201.

Hagen TM, et al. (R)–alpha–lipoic acid–supplemented old rats have improved mitochondrial function, decreased oxidative damage, and increased metabolic rate. FASEB J. 1999 Feb;13(2):411 – 8.

Hagen TM, et al. Mitochondrial decay in the aging rat heart: evidence for improvement by dietary supplementation with acetyl–L–carnitine and/or lipoic acid. Ann N Y Acad Sci. 2002 Apr;959:491 – 507. doi:10.1111/j.1749–6632.2002.tb02119.

Hans CP, Chaudhary DP, Bansal DD. Magnesium deficiency increases oxidative stress in rats. Ind J Exp Biol. 2002 Nov;40(11):1275 – 9.

Hans CP, Chaudhary DP, Bansal DD. Effect of magnesium supplementation on oxidative stress in alloxanic diabetic rats. Magnes Res. 2003 Mar;16(1):13 – 9.

Klevay LM, Milne DB. Low dietary magnesium increases supraventricular ectopy. Am J Clin Nutr. 2002 Mar;75(3):550 – 4.

Kramer JH, et al. Dietary magnesium intake influences circulating proinflammatory neuropeptide levels and loss of myocardial tolerance to postischemic stress. Exp Biol Med (Maywood). 2003 Jun;228(6):665 – 73.

Kubota T, et al. Mitochondria are intracellular magnesium stores: investigation by simultaneous fluorescent imagings in PC12 cells. Biochim Biophys Acta. 2005 May 15;1744(1): 19 – 28. Epub 2004 Nov 11. doi:10.1016/j.bbamcr.2004.10.013.

Laires MJ, Monteiro CP, Bicho M. Role of cellular magnesium in health and human disease. Front Biosci. 2004 Jan;9:262 – 76.

Lukaski HC, Nielsen FH. Dietary magnesium depletion affects metabolic responses during submaximal exercise in postmenopausal women. J Nutr. 2002 May;132(5):930 – 5.

Maier JA, et al. Low magnesium promotes endothelial cell dysfunction: implications for atherosclerosis, inflammation and thrombosis. Biochim Biophys Acta. 2004 May 24; 1689(l):13 – 21. doi:10.1016/j.bbadis.2004.01.002.

Moreira PI, et al. Lipoic acid and N–acetyl cysteine decrease mitochondrial–related oxidative stress in Alzheimer disease patient fibroblasts. J Alzheimers Dis. 2007 Sep;12 (2):195 – 206.

Nair RR, Nair P. Alteration of myocardial mechanics in marginal magnesium deficiency. Magnes Res. 2002 Dec;15(3 – 4):287 – 306.

Nakayama S, et al. Mechanisms for monovalent cation–dependent depletion of intracellular $Mg2+$:Na (+)–independent $Mg2+$ pathways in guinea–pig smooth muscle. J Physiol. 2003 Sep 15;551(Pt 3):843 – 53. doi:10.1113/jphysiol.2003.047795.

Paolisso G, Barbagallo M. Hypertension, diabetes mellitus, and insulin resistance: the role of intracellular magnesium. Am J Hyperten. 1997 Mar 1;10 (3):346 – 55. doi:10.1016/ S0895 –7061(96)00342–1.

Resnick LM, et al. Cellular–free magnesium depletion in brain and muscle of normal and preeclamptic pregnancy: a nuclear magnetic resonance spectroscopic study. Hypertension. 2004 Sep:44(3):322 – 6. doi:10.1161/01.HYP.0000137592.76535.8c.

Rubenowitz E, Axelsson G, Rylander R. Magnesium in drinking water and death from myocardial infarction. Am J Epidemiol. 1996;143:456 – 62.

Sinatra ST. The Sinatra solution: metabolic cardiology. Laguna Beach, CA: Basic Health Publications, Inc; 2011.

Takaya J, Higashino H, Kobayashi Y. Intracellular magnesium and insulin resistance. Magnes Res. 2004 Jun;17(2):126 – 36.

Touyz RM. Role of magnesium in the pathogenesis of hypertension. Mol Aspects Med. 2003 Feb – Jun;24(1 – 3):107 – 36. doi:10.1016/S0098–2997(02)00094–8.

Touyz RM, et al. Effects of low dietary magnesium intake on development of hypertension in stroke–prone spontaneously hypertensive rats: role of reactive oxygen species. J Hypertens. 2002 Nov;20(11):2221 – 32.

Alpha–Lipoic Acid

Biewenga GP, Haenen GR, Bast A. The pharmacology of the antioxidant lipoic acid. Gen Pharmacol. 1997 Sep;29(3):315 – 31. doi:10.1016/S0306–3623(96)00474–0.

Femiano F, Scully C. Burning mouth syndrome (BMS): double blind controlled study of alphalipoic acid (thioctic acid) therapy. J Oral Pathol Med. 2002 May;31(5):267 – 9. doi: 10 .1034/j.1600–0714.2002.310503.

Hagen TM, et al. (R)–alpha–lipoic acid–supplemented old rats have improved mitochondrial function, decreased oxidative damage, and increased metabolic rate. FASEB J. 1999 Feb;13(2):411 – 8.

Hagen TM, et al. Feeding acetyl-L-carnitine and lipoic acid to old rats significantly improves metabolic function while decreasing oxidative stress. Proc Natl Acad Sci U S A. 2002 Feb 19;99(4):1870‒5. doi:10.1073/pnas.261708898.

Hagen TM, et al. Mitochondrial decay in the aging rat heart: evidence for improvement by dietary supplementation with acetyl-L-carnitine and/or lipoic acid. Ann N Y Acad Sci. 2002 Apr;959:491‒507. doi:10.1111/j.1749-6632.2002.tb02119.

Hager K, et al. Alpha-lipoic acid as a new treatment option for Alzheimer type dementia. Arch Gerontol Geriatr. 2001 Jun;32(3):275‒82.

Jia L, et al. Acrolein, a toxicant in cigarette smoke, causes oxidative damage and mitochondrial dysfunction in RPE cells: protection by (R)-alpha-lipoic acid. Invest Ophthalmol Vis Sci. 2007 Jan; 48(1):339‒48. doi:10.1167/iovs.06-0248.

Jiang T, et al. Lipoic acid restores age-associated impairment of brain energy metabolism through the modulation of Akt/JNK signaling and PGC1α transcriptional pathway. Aging Cell. 2013 Dec;12(6):1021‒31. doi:10.1111/acel.12127. doi:10.1111/acel.12127.

Kim DC, et al. Lipoic acid prevents the changes of intracellular lipid partitioning by free fatty acid. Gut Liver. 2013 Mar;7(2):221‒7. doi:10.5009/gnl.2013.7.2.221.

Li CJ, et al. Attenuation of myocardial apoptosis by alpha-lipoic acid through suppression of mitochondrial oxidative stress to reduce diabetic cardiomyopathy. Chin Med J (Engl). 2009 Nov 5;122(21):2580‒6.

Liu J, Killilea DW, Ames BN. Age-associated mitochondrial oxidative decay: improvement of carnitine acetyltransferase substrate-binding affinity and activity in brain by feeding old rats acetyl-L-carnitine and/or R-alpha-lipoic acid. Proc Natl Acad Sci U S A. 2002 Feb 19;99(4):1876‒81. doi:10.1073/pnas.261709098.

Liu J, et al. Delaying brain mitochondrial decay and aging with mitochondrial antioxidants and metabolites. Ann N Y Acad Sci. 2002 Apr;959:133‒66. doi:10.1111/j.1749-6632.2002.tb02090.x.

Liu J, et al. Memory loss in old rats is associated with brain mitochondrial decay and RNA/ DNA oxidation: partial reversal by feeding acetyl-L-carnitine and/or R-alpha-lipoic acid. Proc Natl Acad Sci U S A. 2002 Feb 19;99(4):2356‒61. doi:10.1073/pnas.261709299.

Meydani M, et al. The effect of long-term dietary supplementation with antioxidants. Ann N Y Acad Sci. 1998 Nov 20;854:352‒60. doi:10.1111/j.1749-6632.1998.tb09915.

Nyengaard JR, et al. Interactions between hyperglycemia and hypoxia: implications for diabetic retinopathy. Diabetes. 2004 Nov;53 (11):2931‒8. doi:10.2337/diabetes.53.11.2931.

Scott BC, et al. Lipoic and dihydrolipoic acids as antioxidants. A critical evaluation. Free Radic Res. 1994 Feb;20(2):119 – 33. doi:10.3109/10715769409147509.

Tappel A, Fletcher B, Deamer D. Effect of antioxidants and nutrients on lipid peroxidation fluorescent products and aging parameters in the mouse. J Gerontol. 1973 Oct;28(4):415 – 24. doi:10.1093/geronj/28.4.415.

Thornalley PJ. Glycation in diabetic neuropathy: characteristics, consequences, causes, and therapeutic options. Int Rev Neurobiol. 2002;50:37 – 7. doi:10.1016/S0074–7742 (02)50072–6.

Williamson JR, et al. Hyperglycemic pseudohypoxia and diabetic complications. Diabetes. 1993 Jun;42(6):801 – 13. doi:10.2337/diab.42.6.801.

Ziegler D, et al. Treatment of symptomatic diabetic polyneuropathy with the antioxidant alphalipoic acid: a meta–analysis. Diabet Med. 2004 Feb;21(2):114 – 21. doi:10.1111/j. 1464–5491 .2004.01109.

Zhou L, et al. α–Lipoic acid ameliorates mitochondrial impairment and reverses apoptosis in FABP3–overexpressing embryonic cancer cells. J Bioenerg Biomembr. 2013 Oct;45 (5): 459 – 66. Epub 2013 Mar 28.

Creatine

Andrews R, et al. The effect of dietary creatine supplementation on skeletal muscle metabolism in congestive heart failure. Eur Heart J. 1998 Apr;19(4):617 – 22.

Balestrino M, et al. Role of creatine and phosphocreatine in neuronal protection from anoxic and ischemic damage. Amino Acids. 2002; 23 (1 – 3):221 – 9. doi:10.1007/ s00726–001–0133–3.

Broqvist M, et al. Nutritional assessment and muscle energy metabolism in severe chronic congestive heart failure—effects of long –term dietary supplementation. Eur Heart J. 1994 Dec;15(12):1641 – 50. doi:10.1093/oxfordjournals.eurheartj.a060447.

Ferrante RJ, et al. Neuroprotective effects of creatine in a transgenic mouse model of Huntington's disease. J Neurosci. 2000 Jun 15;20(12):4389 – 97.

Field ML. Creatine supplementation in congestive heart failure [letter]. Cardiovasc Res 1996 Jan; 31(1):174 – 6.

Gordon A, et al. Creatine supplementation in chronic heart failure increases skeletal muscle creatine phosphate and muscle performance. Cardiovasc Res. 1995 Sep;30(3):413 – 8.

Klivenyi P, et al. Neuroprotective effects of creatine in a transgenic animal model of amyotrophic lateral sclerosis. Nat Med. 1999 Mar;5(3):347 - 50. doi:10.1038/6568.

Malcon C, Kaddurah-Daouk R, Beal MF. Neuroprotective effects of creatine administration against NMDA and malonate toxicity. Brain Res. 2000 Mar 31;860 (1 - 2):195 - 8. doi:10.1016 /S0006-8993(00)02038-2.

Matthews RT, et al. Neuroprotective effects of creatine and cyclocreatine in animal models of Huntington's disease. J Neurosci. 1998 Jan;18(1):156 - 63.

Matthews RT, et al. Creatine and cyclocreatine attenuate MPTP neurotoxicity. Exp Neurol. 1999 May;157(1):142 - 9. doi:10.1006/exnr.1999.7049.

Park JH, et al. Use of P-31 magnetic resonance spectroscopy to detect metabolic abnormalities in muscles of patients with fibromyalgia. Arthritis Rheum. 1998 Mar;41(3):406 - 13. doi:10.1002/1529-0131(199803)41:3<406::AID-ART5>3.0.CO;2-L.

Tarnopolsky M, Martin J. Creatine monohydrate increases strength in patients with neuromuscular disease. Neurology. 1999 Mar 10;52(4):854 - 7.

Walter MC, et al. Creatine monohydrate in muscular dystrophies: a double blind, placebo-controlled clinical study. Neurology. 2000 May 9; 54(9):1848 - 50.

B Vitamins

Bernsen PL, et al. Successful treatment of pure myopathy, associated with complex I deficiency, with riboflavin and carnitine. Arch Neurol. 1991 Mar;48 (3):334 - 8. doi: 10.1001/archneur .1991.00530150106028.

Bernsen PL, et al. Treatment of complex I deficiency with riboflavin. J Neurol Sci. 1993 Sep;118(2):181 - 7. doi:10.1016/0022-510X(93)90108-B.

Bettendorff L, et al. Low thiamine diphosphate levels in brains of patients with frontal lobe degeneration of the non-Alzheimer's type. J Neurochem. 1997 Nov;69 (5):2005 - 10. doi:10.10 46/j.1471-4159.1997.69052005.

Bogan KL, Brenner C. Nicotinic acid, nicotinamide, and nicotinamide riboside: a molecular evaluation of NAD+ precursor vitamins in human nutrition. Annu Rev Nutr. 2008; 28: 115 - 30. doi:10.1146/annurev.nutr.28.061807.155443.

Bottiglieri T. Folate, vitamin B12, and s-adenosylmethionine. Psychiatr Clin North Am. 2013 Mar;36(1):1 - 13. doi:10.1016/j.psc.2012.12.001.

Bugiani M, et al. Effects of riboflavin in children with complex II deficiency. Brain Dev. 2006 Oct;28(9):576 - 81. doi:10.1016/j.braindev.2006.04.001.

Cantó C, et al. The NAD (+) precursor nicotinamide riboside enhances oxidative metabolism and protects against high-fat diet-induced obesity. Cell Metab. 2012 Jun 6;

15(6):838 – 47. doi:10.1016/j.cmet.2012.04.022.

Czerniecki J, Czygier M. Cooperation of divalent ions and thiamin diphosphate in regulation of the function of pig heart pyruvate dehydrogenase complex. J Nutr Sci Vitaminol (Tokyo). 2001 Dec;47(6):385 – 6.

Denu JM. Vitamins and aging: pathways to NAD+ synthesis. Cell. 2007 May 4;129(3):453 – 4. doi:10.1016/j.cell.2007.04.023.

Garbin L, Plebani M, Terribile PM. Effect of ACP (pyridoxine–2–oxoglutarate) on CCl4 intoxication and in streptozotocin –induced ketosis in rat. Acta Vitaminol Enzymol. 1977;31(6):175 – 8.

Gerards M, et al. Riboflavin –responsive oxidative phosphorylation complex I deficiency caused by defective ACAD9: new function for an old gene. Brain. 2011 Jan;134 (Pt 1): 210 – 9. doi:10.1093/brain/awq273.

Hartman TJ, et al. Association of the B–vitamins pyridoxal 5'–phosphate (B (6)), B(12), and folate with lung cancer risk in older men. Am J Epidemiol. 2001 Apr 1;153(7):688 – 94. doi:10.1093/aje/153.7.688.

Iliev IS, et al. Enzyme activity changes in chronic alcoholic intoxication and the simultaneous administration of pyridoxine. Vopr Pitan. 1982 Nov;(6):54 – 6.

Imai SI, Guarente L. NAD (+) and sirtuins in aging and disease. Trends Cell Biol. 2014 Aug;24(8):464 – 71. Epub 2014 Apr 28. doi:10.1016/j.tcb.2014.04.002.

Ke ZJ, et al. Reversal of thiamine deficiency–induced neurodegeneration. J Neuropathol Exp Neurol. 2003 Feb;62(2):195 – 207. doi:10.1093/jnen/62.2.195.

Kelly G. The coenzyme forms of vitamin B12: toward an understanding of their therapeutic potential. Altern Med Rev. 1997 Sep;2(6):459 – 71.

Kotegawa M, Sugiyama M, Haramaki N. Protective effects of riboflavin and its derivatives against ischemic reperfused damage of rat heart. Biochem Mol Biol Int. 1994 Oct;34(4): 685 – 91.

Maassen JA. Mitochondrial diabetes, diabetes and the thiamine–responsive megaloblastic anaemia syndrome and MODY–2. Diseases with common pathophysiology? Panminerva Med. 2002 Dec;44(4):295 – 300.

Magni G, et al. Enzymology of mammalian NAD metabolism in health and disease. Front Biosci. 2008 May 1;13:6135 – 54.

Marriage B, Clandinin MT, Glerum DM. Nutritional cofactor treatment in mitochondrial disorders. J Am Diet Assoc. 2003 Aug;103(8):1029 – 38. doi:10.1053/jada.2003.50196.

McComsey GA, Lederman MM. High doses of riboflavin and thiamine may help in secondary prevention of hyperlactatemia. AIDS Read. 2002 May;12(5):222 – 4.

Miner SE, et al. Pyridoxine improves endothelial function in cardiac transplant recipients. J Heart Lung Transplant. 2001 Sep;20(9):964 - 9. doi:10.1016/S1053-2498(01)00293-5.

Naito E, et al. Thiamine-responsive pyruvate dehydrogenase deficiency in two patients caused by a point mutation (F205L and L216F) within the thiamine pyrophosphate binding region. Biochim Biophys Acta. 2002 Oct 9;1588 (1):79 - 84. doi:10.1016/S0925-4439(02)00142-4.

Okada H, et al. Vitamin B6 supplementation can improve peripheral polyneuropathy in patients with chronic renal failure on high-flux haemodialysis and human recombinant erythropoietin. Nephrol Dial Transplant. 2000 Sep;15(9):1410 - 3. doi:10.1093/ndt/15.9 .1410.

Pomero F, et al. Benfotiamine is similar to thiamine in correcting endothelial cell defects induced by high glucose. Acta Diabetol. 2001;38(3):135 - 8.

Sasaki Y, Araki T, Milbrandt J. Stimulation of nicotinamide adenine dinucleotide biosynthetic pathways delays axonal degeneration after axotomy. J Neurosci. 2006 Aug 16;26 (33):8484 - 91. doi:10.1523/JNEUROSCI.2320-06.2006.

Sato Y, et al. Mitochondrial myopathy and familial thiamine deficiency. Muscle Nerve. 2000 Jul;23(7):1069 - 75. doi:10.1002/1097-4598(200007)23:7<1069::AID-MUS9>3.0. CO;2-0.

Sauve AA. NAD+ and vitamin B3: from metabolism to therapies. J Pharmacol Exp Ther. 2008 Mar;324(3):883 - 93. Epub 2007 Dec 28. doi:10.1124/jpet.107.120758.

Scholte HR, et al. Riboflavin-responsive complex I deficiency. Biochim Biophys Acta. 1995 May 24;1271(1):75 - 83. doi:10.1016/0925-4439(95)00013-T.

Sheline CT, et al. Cofactors of mitochondrial enzymes attenuate copper-induced death in vitro and in vivo. Ann Neurol. 2002 Aug;52(2):195 - 204. doi:10.1002/ana.10276.

Subramanian VS, et al. Mitochondrial uptake of thiamin pyrophosphate: physiological and cell biological aspects. PLoS One. 2013 Aug 30;8(8):e73503. doi:10.1371/journal.pone . 0073503.

Tahiliani AG, Beinlich CJ. Pantothenic acid in health and disease. Vitam Horm. 1991 Feb;46: 165 - 228. doi:10.1016/S0083-6729(08)60684-6.

Tempel W, et al. Nicotinamide riboside kinase structures reveal new pathways to NAD+. PLoS Biol. 2007 Oct 2;5(10):e263. doi:10.1371/journal.pbio.0050263

Togay-Isikay C, Yigit A, Mutluer N. Wernicke's encephalopathy due to hyperemesis gravidarum: an under-recognised condition. Aust N Z J Obstet Gynaecol. 2001 Nov;41 (4): 453 - 6. doi:10.1111/j.1479-828X.2001.tb01330.

Watanabe F. Vitamin B12 sources and bioavailability. Exp Biol Med (Maywood). 2007 Nov;232(10):1266 - 74. doi:10.3181/0703-MR-67.

Yang T, Chan NY, Sauve AA. Syntheses of nicotinamide riboside and derivatives: effective agents for increasing nicotinamide adenine dinucleotide concentrations in mammalian cells. J Med Chem. 2007 Dec 27;50 (26):6458 - 61. Epub 2007 Dec 6. doi: 10.1021/jm701001c.

Youssef JA, Song WO, Badr MZ. Mitochondrial, but not peroxisomal, beta-oxidation of fatty acids is conserved in coenzyme A-deficient rat liver. Mol Cell Biochem. 1997 Oct; 175(1 - 2):37 - 42.

Iron

Atamna H. Heme, iron, and the mitochondrial decay of ageing. Aging Res Rev. 2004 Jul;3 (3):303 - 18. doi:10.1016/j.arr.2004.02.002

Atamna H, et al. Heme deficiency may be a factor in the mitochondrial and neuronal decay of aging. Proc Natl Acad Sci U S A. 2002 Nov 12;99 (23):14807 - 12. Epub 2002 Nov 4. doi:10.1073/pnas.192585799.

Stoltzfus RJ. Iron deficiency: global prevalence and consequences. Food Nutr Bull. 2003 Dec;24(4 Suppl):S99 - 103. doi:10.1177/15648265030244S206.

Resveratrol and Pterostilbene

Alcaín FJ, Villalba JM. Sirtuin activators. Expert Opin Ther Pat. 2009 Apr;19(4):403 - 14. doi:10.1517/13543770902762893.

Alosi JA, et al. Pterostilbene inhibits breast cancer in vitro through mitochondrial depolarization and induction of caspase-dependent apoptosis. J Surg Res. 2010 Jun 15;161 (2):195 - 201. Epub 2009 Aug 18. doi:10.1016/j.jss.2009.07.027.

Bagchi D, et al. Molecular mechanisms of cardioprotection by a novel grape seed proanthocyanidin extract. Mutat Res. 2003 Feb - Mar;523 - 524:87 - 97. doi:10.1016/S0027-5107(02)00324-X.

Baur JA, et al. Resveratrol improves health and survival of mice on a high-calorie diet. Nature. 2006 Nov 16;444(7177):337 - 42. doi:10.1038/nature05354.

Chiou YS, et al. Pterostilbene is more potent than resveratrol in preventing azoxymethane (AOM)-induced colon tumorigenesis via activation of the NF-E2-related factor 2 (Nrf2) mediated antioxidant signaling pathway. J Agric Food Chem. 2011 Mar 23;59(6):2725 -

33. Epub 2011 Feb 28. doi:10.1021/jf2000103.

Joseph JA, et al. Cellular and behavioral effects of stilbene resveratrol analogues: implications for reducing the deleterious effects of aging. J Agric Food Chem. 2008;56(22): 10544‑51. doi:10.1021/jf802279h.

Lagouge M, et al. Resveratrol improves mitochondrial function and protects against metabolic disease by activating SIRT1 and PGC‑1alpha. Cell. 2006 Dec 15;127(6): 1109‑22. doi:10.1016/j.cell.2006.11.013.

Li YG, et al. Resveratrol protects cardiomyocytes from oxidative stress through SIRT1 and mitochondrial biogenesis signaling pathways. Biochem Biophys Res Commun. 2013 Aug 23;438(2):270‑6. Epub 2013 Jul 24. doi:10.1016/j.bbrc.2013.07.042.

Lin VC, et al. Activation of AMPK by pterostilbene suppresses lipogenesis and cell‑cycle progression in p53 positive and negative human prostate cancer cells. J Agric Food Chem. 2012 Jun 27;60(25):6399‑407. Epub 2012 Jun 19. doi:10.1021/jf301499e.

Macicková T, et al. Effect of stilbene derivative on superoxide generation and enzyme release from human neutrophils in vitro. Interdiscip Toxicol. 2012 Jun;5(2):71‑5. doi: 10.2478/v10102‑012‑0012‑7.

Meng XL, et al. Effects of resveratrol and its derivatives on lipopolysaccharide‑induced microglial activation and their structure‑activity relationships. Chem Biol Interact. 2008 Jul 10;174(1):51‑9. doi:10.1016/j.cbi.2008.04.015.

Moon D, et al. Pterostilbene induces mitochondrially derived apoptosis in breast cancer cells in vitro. J Surg Res. 2013 Apr;180(2):208‑15. Epub 2012 Apr 29. doi:10.1016/j.jss.2012.04.027.

Nutakul W, et al. Inhibitory effects of resveratrol and pterostilbene on human colon cancer cells: a side‑by‑side comparison. J Agric Food Chem. 2011 Oct 26;59(20):10964‑70. doi:10.1021/jf202846b.

Pan MH, et al. Pterostilbene induces apoptosis and cell cycle arrest in human gastric carcinoma cells. J Agric Food Chem. 2007 Sep 19;55(19):7777‑85. Epub 2007 Aug 16. doi:10.1021/jf071520h.

Pan Z, et al. Identification of molecular pathways affected by pterostilbene, a natural dimethylether analog of resveratrol. BMC Med Genomics. 2008 Mar 20;1:7. doi:10.1186/1755‑8794‑1‑7.

Pari L, Satheesh MA. Effect of pterostilbene on hepatic key enzymes of glucose metabolism in streptozotocin‑ and nicotinamide‑induced diabetic rats. Life Sci. 2006; 79(7):641‑5. doi:10.1016/j.lfs.2006.02.036.

Park ES, et al. Pterostilbene, a natural dimethylated analog of resveratrol, inhibits rat aortic vascular smooth muscle cell proliferation by blocking Akt−dependent pathway. Vascul Pharmacol. 2010 Jul – Aug;53(1 – 2):61 – 7. doi:10.1016/j.vph.2010.04.001.

Pearson KJ, et al. Resveratrol delays age−related deterioration and mimics transcriptional aspects of dietary restriction without extending lifespan. Cell Metab. 2008 Aug;8(2):157 – 68. doi:10.1016/j.cmet.2008.06.011.

Polley KR, et al. Influence of exercise training with resveratrol supplementation on skeletal muscle mitochondrial capacity. Appl Physiol Nutr Metab. 2016;41 (1):26 – 32. doi:10.1139 /apnm−2015−0370.

Priego S, et al. Natural polyphenols facilitate elimination of HT −29 colorectal cancer xenografts by chemoradiotherapy: a Bcl −2 − and superoxide dismutase 2 −dependent mechanism. Mol Cancer Ther. 2008 Oct;7(10):3330 – 42. doi:10.1158/1535−7163.MCT−08−0363.

Remsberg CM, et al. Pharmacometrics of pterostilbene: preclinical pharmacokinetics and metabolism, anticancer, antiinflammatory, antioxidant and analgesic activity. Phytother Res. 2008 Feb;22(2):169 – 79. doi:10.1002/ptr.2277.

Rimando AM, et al. Pterostilbene, a new agonist for the peroxisome proliferator−activated receptor r−Isoform, lowers plasma lipoproteins and cholesterol in hypercholesterolemic hamsters. J Agric Food Chem. 2005;53:3403 – 7. doi:10.1021/jf0580364.

Siva B, et al. Effect of polyphenoics extracts of grape seeds (GSE) on blood pressure (BP) in patients with the metabolic syndrome (MetS). FASEB J. 2006;20:A305.

Wang J, et al. Grape−derived polyphenolics prevent Abeta oligomerization and attenuate cognitive deterioration in a mouse model of Alzheimer's disease. J Neurosci. 2008 Jun 18;28(25):6388 – 92. doi:10.1523/JNEUROSCI.0364−08.2008.

Williams CM, et al. Blueberry−induced changes in spatial working memory correlate with changes in hippocampal CREB phosphorylation and brain−derived neurotrophic factor (BDNF) levels. Free Radic Biol Med. 2008 Aug 1;45(3):295 – 305. doi:10.1016/j.freerad biomed.2008.04.008.

Youdim KA, et al. Short−term dietary supplementation of blueberry polyphenolics: beneficial effects on aging brain performance and peripheral tissue function. Nutr Neurosci. 2000 Jul 13;3:383 – 97. doi:10.1080/1028415X.2000.11747338.

Ketogenic Diets and Calorie Restriction

Anderson RM, et al. Manipulation of a nuclear NAD+ salvage pathway delays aging without altering steady−state NAD+ levels. J Biol Chem. 2002 May 24;277 (21):18881 – 90.

doi:10.1074 /jbc.M111773200.

Araki T, Sasaki Y, Milbrandt J. Increased nuclear NAD biosynthesis and SIRT1 activation prevent axonal degeneration. Science. 2004 Aug 13;305 (5686):1010‒3. doi:10.1126/science.1098014.

Campbell MK, Farrell, SO. Biochemistry. 5th edition. Pacific Grove, Thomson Brooks/Cole; 2006. 579 p.

Carrière A, et al. Browning of white adipose cells by intermediate metabolites: an adaptive mechanism to alleviate redox pressure. Diabetes. 2014 Oct;63 (10):3253‒65. Epub 2014 May
1. doi:10.2337/db13‒1885. Castello L, et al. Calorie restriction protects against age‒related rat aorta sclerosis. FASEB J. 2005 Nov;19 (13):1863‒5. Epub 2005 Sep 8. doi:10.1096/fj.04‒2864fje. Cohen HY, et al. Calorie restriction promotes mammalian cell survival by inducing the SIRT1 deacetylase. Science. 2004 Jul 16;305 (5682):390‒2. doi:10.1126/science.1099196. Colman RJ, et al. Caloric restriction reduces age‒related and all‒cause mortality in rhesus monkeys. Nat Commun. 2014 Apr 1;5:3557. doi:10.1038/ncomms4557.

Estrada NM, Isokawa M. Metabolic demand stimulates CREB signaling in the limbic cortex: implication for the induction of hippocampal synaptic plasticity by intrinsic stimulus for survival. Front Syst Neurosci. 2009 Jun 9;3:5. doi:10.3389/neuro.06.005.2009.

Guarente L, Picard F. Calorie restriction — the SIR2 connection. Cell. 2005 Feb 25;120 (4): 473‒82. doi:10.1016/j.cell.2005.01.029.

Hasselbalch SG, et al. Brain metabolism during short‒term starvation in humans. J Cereb Blood Flow Metab. 1994 Jan;14(1):125‒31. doi:10.1038/jcbfm.1994.17.

Ivanova DG, Yankova TM. The free radical theory of aging in search of a strategy for increasing life span. Folia Med (Plovdiv). 2013 Jan‒Mar;55 (1):33‒41. doi:10.2478/folmed‒2013‒0003.

Jarrett SG, et al. The ketogenic diet increases mitochondrial glutathione levels. J Neurochem. 2008 Aug;106 (3):1044‒51. doi:10.1111/j.1471‒4159.2008.05460.x. Epub 2008 May 5.

Jung KJ, et al. The redox‒sensitive DNA binding sites responsible for age‒related down-regulation of SMP30 by ERK pathway and reversal by calorie restriction. Antioxid Redox Signal. 2006 Mar‒Apr;8(3‒4):671‒80. doi:10.1089/ars.2006.8.671.

Kashiwaya Y, et al. D‒b‒hydroxybutyrate protects neurons in models of Alzheimer's and Parkinson's disease. Proc Natl Acad Sci U S A. 2000 May 9;97 (10):5440‒4. doi:10.1073/pnas.97.10.5440.

Kodde IF, et al. Metabolic and genetic regulation of cardiac energy substrate preference. Comp Biochem Physiol A Mol Integr Physiol. 2007 Jan;146 (1):26‒39. Epub 2006 Oct 3. doi:10.1016/j.cbpa.2006.09.014.

Laffel L. Ketone bodies: a review of physiology, pathophysiology and application of monitoring to diabetes. Diabetes Metab Res Rev. 1999 Nov‒Dec;15 (6):412‒26. doi: 10.1002 /(SICI)1520‒7560(199911/12)15:6<412::AID‒DMRR72>3.0.CO;2‒8.

Lim EL, et al. Reversal of type 2 diabetes: normalisation of beta cell function in association with decreased pancreas and liver triacylglycerol. Diabetologia. 2011 Oct;54(10): 2506‒14. Epub 2011 Jun 9. doi:10.1007/s00125‒011‒2204‒7.

Lin SJ, et al. Calorie restriction extends yeast life span by lowering the level of NADH. Genes Dev. 2004 Jan 1;18(1):12‒6. doi:10.1101/gad.1164804.

Mattson MP, Chan SL, Duan W. Modification of brain aging and neurodegenerative disorders by genes, diet, and behavior. Physiol Rev. 2002 Jul;82 (3):637‒72. doi:10.1152/ physrev.00004.2002.

McInnes N, et al. Piloting a remission strategy in type 2 diabetes: results of a randomized controlled trial. J Clin Endocrinol Metab. 2017 May 1;102 (5):1596‒1605. Epub 2017 Mar 15. doi:10.1210/jc.2016‒3373.

Mercken EM, et al. Calorie restriction in humans inhibits the PI3K/AKT pathway and induces a younger transcription profile. Aging Cell. 2013 Aug;12(4):645‒51. Epub 2013 Apr 20. doi:10.1111/acel.12088.

Picard F, et al. Sirt1 promotes fat mobilization in white adipocytes by repressing PPARgamma. Nature. 2004 Jun 17;429(6993):771‒6. doi:10.1038/nature02583.

Prins ML. Cerebral metabolic adaptation and ketone metabolism after brain injury. J Cereb Blood Flow Metab. 2008 Jan;28 (1):1‒16. Epub 2007 Aug 8. doi:10.1038/sj. jcbfm .9600543.

Revollo JR, Grimm AA, Imai S. The NAD biosynthesis pathway mediated by nicotinamide phosphoribosyltransferase regulates Sir2 activity in mammalian cells. J Biol Chem. 2004 Dec 3;279(49):50754‒63. doi:10.1074/jbc.M408388200.

Rose G, et al. Variability of the SIRT3 gene, human silent information regulator Sir2 homologue, and survivorship in the elderly. Exp Gerontol. 2003 Oct;38(10):1065‒70. doi: 10.1016/S0531‒5565(03)00209‒2.

Sato K, et al. Insulin, ketone bodies, and mitochondrial energy transduction. FASEB J. 1995 May;9(8):651‒8.

Scheibye‒Knudsen M, et al. A high‒fat diet and NAD (+) activate Sirt1 to rescue premature aging in cockayne syndrome. Cell Metab. 2014 Nov 4;20 (5):840‒55. Epub 2014

Nov 4. doi:10.1016/j.cmet.2014.10.005.

Sharman MJ, et al. A ketogenic diet favorably affects serum biomarkers for cardiovascular disease in normal-weight young men. J Nutr. 2002 Jul;132(7):1879 – 85.

Sort R, et al. Ketogenic diet in 3 cases of childhood refractory status epilepticus. Eur J Paediatr Neurol. 2013 Nov;17 (6):531 – 6. Epub 2013 Jun 7. doi:10.1016/j.ejpn. 2013.05.001.

Spindler SR. Caloric restriction: from soup to nuts. Aging Res Rev. 2010 Jul;9 (3):324 – 53. doi:10.1016/j.arr.2009.10.003.

VanItallie TB, Nufert TH. Ketones: metabolism's ugly duckling. Nutr Rev. 2003 Oct;61 (10): 327 – 41. doi:10.1301/nr.2003.oct.327–341.

Veech RL, et al. Ketone bodies, potential therapeutic uses. IUBMB Life. 2001 Apr;51(4): 241 – 7. doi:10.1080/152165401753311780.

Wang SP, et al. Metabolism as a tool for understanding human brain evolution: lipid energy metabolism as an example. J Hum Evol. 2014 Dec;77:41 – 9. Epub 2014 Dec 6. doi:10.1016 /j.jhevol.2014.06.013.

Wegman MP, et al. Practicality of intermittent fasting in humans and its effect on oxidative stress and genes related to aging and metabolism. Rejuvenation Res. 2015 Apr;18 (2):162 – 72. doi:10.1089/rej.2014.1624.

Wood JG, et al. Sirtuin activators mimic caloric restriction and delay aging in metazoans. Nature. 2004 Aug 5;430(7000):686 – 9. doi:10.1038/nature02789.

Massage and Hydrotherapy

Boon MR, et al. Brown adipose tissue: the body's own weapon against obesity? Ned Tijdschr Geneeskd. 2013;157(20):A5502.

Crane JD, et al. Massage therapy attenuates inflammatory signaling after exercise-induced muscle damage. Sci Transl Med. 2012 Feb 1;4(119):119ra13. doi:10.1126/scitranslmed . 3002882.

Lee P, et al. Temperature-acclimated brown adipose tissue modulates insulin sensitivity in humans. Diabetes. 2014 Nov;63 (11):3686 – 98. Epub 2014 Jun 22. doi:10.2337/db14– 0513.

Lo KA, Sun L. Turning WAT into BAT: a review on regulators controlling the browning of white adipocytes. Biosci Rep. 2013 Sep 6;33(5):e00065. Epub Jul 30.

van der Lans AA, et al. Cold acclimation recruits human brown fat and increases nonshivering thermogenesis. J Clin Invest. 2013 Aug;123 (8):3395 – 403. Epub 2013 Jul 15.

doi:10.1172 /JCI68993.

Cannabis and Phytocannabinoids

Athanasiou A, et al. Cannabinoid receptor agonists are mitochondrial inhibitors: a unified hypothesis of how cannabinoids modulate mitochondrial function and induce cell death. Biochem Biophys Res Commun.?2007 Dec 7;364 (1):131 – 7. doi:10.1016/j.bbrc. 2007.09.107.

Bénard G, et al. Mitochondrial CB1 receptors regulate neuronal energy metabolism. Nat Neurosci.?2012 Mar 4;15(4):558 – 64. doi:10.1038/nn.3053.

Biophysical Society. Imbalance of calcium in a cell's energy factory may drive Alzheimer's disease. ScienceDaily. 2017 Feb 14. Available from: www.sciencedaily. com/releases/2017/02 /170214172757.htm.

Cao C, et al. The potential therapeutic effects of THC on Alzheimer's disease. J Alzheimers Dis. 2014;42(3):973 – 84. doi:10.3233/JAD–140093.

Hao E, et al. Cannabidiol protects against doxorubicin–induced cardiomyopathy by modulating mitochondrial function and biogenesis.?Mol Med.?2015 Jan 6;21:38 – 45. doi: 10.2119/molmed .2014.00261.

Hebert–Chatelain E, et al. Cannabinoid control of brain bioenergetics: exploring the subcellular localization of the CB1 receptor.?Mol Metab.?2014 Apr 2;3 (4):495 – 504. doi: 10.1016/j.molmet .2014.03.007.

Khaksar S, Bigdeli MR. Anti–excitotoxic effects of cannabidiol are partly mediated by enhancement of NCX2 and NCX3 expression in animal model of cerebral ischemia.?Eur J Pharmacol.?2016 Nov 14;794:270 – 9. doi:10.1016/j.ejphar.2016.11.011.

Lipina C, Hundal HS. Modulation of cellular redox homeostasis by the endocannabinoid system. Open Biol. 2016 Apr;6(4):150276. doi:10.1098/rsob.150276.

Ma L, et al. Mitochondrial CB1 receptor is involved in ACEA–induced protective effects on neurons and mitochondrial functions.?Sci Rep.?2015 Jul 28;5:12440. doi:10.1038/ srep12440.

Mendizabal–Zubiaga J, et al. Cannabinoid CB1receptors are localized in striated muscle mitochondria and regulate mitochondrial respiration.?Front Physiol.?2016 Oct 25;7:476. doi:10.3389/fphys.2016.00476.

Nunn A, Guy G, Bell JD. Endocannabinoids in neuroendopsychology: multiphasic control of mitochondrial function. Philos Trans R Soc Lond B Biol Sci. 2012 Dec 5;367(1607): 3342 – 52. doi:10.1098/rstb.2011.0393.

Penner EA, Buettner H, Mittleman MA. The impact of marijuana use on glucose, insulin, and insulin resistance among US adults. Am J Med. 2013 Jul;126 (7):583‒9. doi: 10.1016/j.amj med.2013.03.002.

Ryan D, et al. Cannabidiol targets mitochondria to regulate intracellular Ca2+ levels.?J Neurosci.?2009 Feb 18;29(7):2053‒63. doi:10.1523/JNEUROSCI.4212‒08.2009.

Exercise and Physical Activity

Alf D, Schmidt ME, Siebrecht SC. Ubiquinol supplementation enhances peak power production in trained athletes: a double‒blind, placebo controlled study. J Int Soc Sports Nutr. 2013 Apr 29;10(1):24. Epub. doi:10.1186/1550‒2783‒10‒24.

Alzheimer's Association International Conference (AAIC); 2012 Jul 14‒19; Vancouver, BC. Alzheimers Dement. Abstract F1‒03‒01.

Alzheimer's Association International Conference (AAIC); 2012 Jul 14‒19; Vancouver, BC. Alzheimers Dement. Abstracts FI‒03‒02.

Alzheimer's Association International Conference (AAIC); 2012 Jul 14‒19; Vancouver, BC. Alzheimers Dement. Abstracts P1‒109.

Alzheimer's Association International Conference (AAIC); 2012 Jul 14‒19; Vancouver, BC. Alzheimers Dement. Abstracts P1‒121.

Barrès R, et al. Acute exercise remodels promoter methylation in human skeletal muscle. Cell Metab. 2012 Mar 7;15(3):405‒11. doi:10.1016/j.cmet.2012.01.001.

Bergeron R, et al. Chronic activation of AMP kinase results in NRF‒1 activation and mitochondrial biogenesis. Am J Physiol Endocrinol Metab. 2001 Dec;281 (6):E1340‒E1346.

Brown WJ, Pavey T, Bauman AE. Comparing population attributable risks for heart disease across the adult lifespan in women. Br J Sports Med. 2015 Jul 29. Epub 2014 May 8. doi:10.1136/bjsports‒2015‒095213.

Campbell P, et al. Associations of recreational physical activity and leisure time spent sitting with colorectal cancer survival. J Clin Oncol. 2013 Mar 1;31 (7):876‒85. doi: 10.1200/JCO.2012.45.9735.

Clanton TL. Hypoxia‒induced reactive oxygen species formation in skeletal muscle. J Appl Physiol (1985). 2007 Jun;102(6):2379‒88. doi:10.1152/japplphysiol.01298.2006.

Díaz‒Castro J, et al. Coenzyme Q (10) supplementation ameliorates inflammatory signaling and oxidative stress associated with strenuous exercise. Eur J Nutr. 2012 Oct;51(7):791‒9. Epub 2011 Oct 12. doi:10.1007/s00394‒011‒0257‒5.

Erickson KI, et al. Exercise training increases size of hippocampus and improves memory. Proc Natl Acad Sci U S A. 2011 Feb 15;108 (7):3017 – 22. Epub 2011 Jan 31. doi: 10.1073/pnas .1015950108.

Gioscia–Ryan RA, et al. Voluntary aerobic exercise increases arterial resilience and mito-chondrial health with aging in mice. Aging (Albany NY). 2016 Nov 22;8 (11):2897 – 2914. doi:10.18632/aging.101099.

Gram M, Dahl R, Dela F. Physical inactivity and muscle oxidative capacity in humans. Eur J Sport Sci. 2014;14 (4):376 – 83. Epub 2013 Aug 1. doi:10.1080/ 17461391.2013.823466.

Greggio C, et al. Enhanced respiratory chain supercomplex formation in response to exer-cise in human skeletal muscle. Cell Metab. 2017 Feb 7;25(2):301 – 11. Epub 2016 Dec 1. doi:10.1016/j.cmet.2016.11.004.

Hood DA. Contractile activity–induced mitochondrial biogenesis in skeletal muscle [invit-ed review]. J Appl Physiol (1985). 2001 Mar;90(3):1137 – 57.

Johnson ML, et al. Chronically endurance –trained individuals preserve skeletal muscle mitochondrial gene expression with age but differences within age groups remain. Physiol Rep. 2014 Dec;2(12):e12239. Epub 2014 Dec 18. doi:10.14814/phy2.12239.

Kang C, et al. Exercise training attenuates aging–associated mitochondrial dysfunction in rat skeletal muscle: role of PGC–1α. Exp Gerontol. 2013 Nov;48 (11):1343 – 50. Epub 2013 Aug
29. doi:10.1016/j.exger.2013.08.004.

Koltai E, et al. Age–associated declines in mitochondrial biogenesis and protein quality control factors are minimized by exercise training. Am J Physiol Regul Integr Comp Physiol. 2012 Jul 15;303 (2):R127 – R134. Epub 2012 May 9. doi:10.1152/ajpregu. 00337.2011.

Konopka AR, et al. Markers of human skeletal muscle mitochondrial biogenesis and qual-ity control: effects of age and aerobic exercise training. J Gerontol A Biol Sci Med Sci. 2014 Apr;69(4):371 – 8. Epub 2013 Jul 20. doi:10.1093/gerona/glt107.

Konopka AR, et al. Defects in mitochondrial efficiency and H2O2 emissions in obese women are restored to a lean phenotype with aerobic exercise training. Diabetes. 2015 Jun;64(6):2104 – 15. doi:10.2337/db14–1701.

Lawson EC, et al. Aerobic exercise protects retinal function and structure from light–in-duced retinal degeneration. J Neurosci. 2014 Feb 12;34 (7):2406 – 12. doi:10.1523/ JNEUROSCI .2062–13.2014.

Liu CC, et al. Lycopene supplementation attenuated xanthine oxidase and myeloperoxidase activities in skeletal muscle tissues of rats after exhaustive exercise. Br J Nutr. 2005;94: 595 - 601. doi:10.1079/BJN20051541.

Marcelino TB, et al. Evidences that maternal swimming exercise improves antioxidant defenses and induces mitochondrial biogenesis in brain of young Wistar rats. Neuroscience. 2013 Aug 29;246:28 - 39. Epub 2013 Apr 29. doi:10.1016/j.neuroscience. 2013.04.043.

Melov S, et al. Resistance exercise reverses aging in human skeletal muscle. PLoS One. 2007 May 23;2(5):e465. doi:10.1371/journal.pone.0000465.

Menshikova EV, et al. Effects of exercise on mitochondrial content and function in aging human skeletal muscle. J Gerontol A Biol Sci Med Sci. 2006 Jun;61(6):534 - 40.

Nikolaidis MG, Jamurtas AZ. Blood as a reactive species generator and redox status regulator during exercise. Arch Biochem Biophys. 2009 Oct 15;490(2):77 - 84. doi:10.1016/ j.abb .2009.08.015.

Powers SK, Jackson MJ. Exercise-induced oxidative stress: cellular mechanisms and impact on muscle force production. Physiol Rev. 2008 Oct;88 (4):1243 - 76. doi:10.1152/ physrev .00031.2007.

Reichhold S, et al. Endurance exercise and DNA stability: is there a link to duration and intensity? Mutat Res. 2009 Jul - Aug;682(1):28 - 38. doi:10.1016/j.mrrev.2009.02.002.

Richardson RS, et al. Myoglobin O2 desaturation during exercise: evidence of limited O2 transport. J Clin Invest. 1995 Oct;96(4):1916 - 26. doi:10.1172/JCI118237.

Safdar A, et al. Exercise increases mitochondrial PGC-1alpha content and promotes nuclearmitochondrial cross-talk to coordinate mitochondrial biogenesis. J Biol Chem. 2011 Mar 25;286(12):10605 - 17. Epub 2011 Jan 18. doi:10.1074/jbc.M110.211466.

Schnohr P, et al. Longevity in male and female joggers: the Copenhagen city heart study. Am J Epidemiol. 2013 Apr 1;177 (7):683 - 9. Epub 2013 Feb 28. doi:10.1093/aje/ kws301.

Siddiqui NI, Nessa A, Hossain MA. Regular physical exercise: way to healthy life. Mymensingh Med J. 2010 Jan;19(1):154 - 8.

Steiner JL, et al. Exercise training increases mitochondrial biogenesis in the brain. J Appl Physiol (1985). 2011 Oct;111(4):1066 - 71. Epub 2011 Aug 4. doi:10.1152/japplphysiol.00343 .2011.

Suzuki K, et al. Circulating cytokines and hormones with immunosuppressive but neutrophil-priming potentials rise after endurance exercise in humans. Eur J Appl Physiol. 2000 Jan;81: 281 - 7.

Toledo FG, et al. Effects of physical activity and weight loss on skeletal muscle mitochondria and relationship with glucose control in type 2 diabetes. Diabetes. 2007 Aug;56(8): 2142‒7. Epub 2007 May 29. doi:10.2337/db07‒0141.

Urso ML, Clarkson PM. Oxidative stress, exercise, and antioxidant supplementation. Toxicology. 2003;189(1‒2):41‒54. doi:10.1016/S0300‒483X(03)00151‒3.

Yuki A, et al. Relationship between physical activity and brain atrophy progression. Med Sci Sports Exerc. 2012 Dec;44(12):2362‒8. doi:10.1249/MSS.0b013e3182667d1d.

Zong H, et al. AMP kinase is required for mitochondrial biogenesis in skeletal muscle in response to chronic energy deprivation. Proc Natl Acad Sci U S A. 2002 Dec 10;99(25): 15983‒7. Epub 2002 Nov 20. doi:10.1073/pnas.252625599.

参考网页

Figure 1.1: Kelvinsong, from Wikimedia Commons http://en.wikipedia.org/wiki /File:Mito-chondrion_structure.svg

Figures 1.2 and 1.3: Erin Ford

Figure 1.4: Fvasconcellos, from Wikimedia Commons http://en.wikipedia.org/wiki /File:Complex_I.svg

Figure 1.5: Fvasconcellos, from Wikimedia Commons http://en.wikipedia.org/wiki /File:Complex_II.svg

Figure 1.6: Fvasconcellos, from Wikimedia Commons http://en.wikipedia.org/wiki /File:Complex_III_reaction.svg

Figure 1.7: Fvasconcellos, from Wikimedia Commons http://en.wikipedia.org/wiki /File:Complex_IV.svg

Figure 1.8: Alex.X, from Wikipedia http://en.wikipedia.org/wiki/File:Atp_synthase.PNG

Figure 1.9: Fvasconcellos, from Wikimedia Commons http://en.wikipedia.org/wiki /File:Mitochondrial_electron_transport_ chain%E2%80%94Etc4.svg

Figure 2.1: Erin Ford

Figure 3.1: Slagt, from Wikipedia http://en.wikipedia.org/wiki/File:Acyl−CoA_from_cytosol _to_the_mitochondrial_ matrix.svg

索 引

作者简介

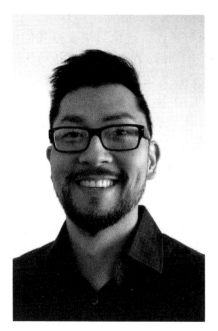

　　李诺恩,ND,是加拿大一名执业自然疗法医生,而且曾多次获奖。同龄人都知道他是一位有战略性和前瞻性思维的企业家和医生,他还担任医学顾问,科学评估员,以及一些主要组织的研究和发展主任。除了管理自己公司的科学事务以外,他目前还担任了自然健康产品和食物补充剂企业的顾问,以及在加拿大最受欢迎的自然健康杂志《活力》(Alive)的编辑顾问委员会中任职。他把大多伦多地区称为家,与他的同居伴侣和他们的两个儿子生活在一起,他的特别爱好是促进自然健康和环境管理。

缘与恩

看到题目"缘与恩",似乎有佛系的感觉。其实不然。

大自然或宇宙的轮回与变迁、进化与演变是我们作为其中极其渺小的人类 (humanbeing)所无法理解或解释的,更无从谈起并进行所谓的"战天斗地"。正如本书 的作者李诺恩医生所说,我们以为知之很多,其实却知之甚少。我有缘作为本书的译 者,更有缘作为大自然(人类)中微小的一员,我应当感恩周围的一切,无论他(它)们 对我是友好还是敌意,爱与恨,支持与反对都是我的缘之所在,恩之所感,都会成为我 小小人生中极其有意义的经历与体验。

我对线粒体相关知识领域的兴趣源自于我与线粒体疾病患儿及家庭的缘与恩。 自2006年我作为人才引进来海南已经15年之多。身为儿科医生我所遇见的第一个 线粒体疾病家系(MELAS)是在2007年。那时的我对此病几乎是一无所知。当年作为罕 见病的线粒体疾病即使在广州的大医院,其误诊误治率也是相当高的。就这一线粒体 疾病家系而言,在从广州多次误诊为脑炎后遗症之后来到我院,通过与我院放射科会 诊最后由放射科的王廷昱(副主任)一语中的,认为是线粒体脑肌病的MELAS。然后由 当时唯一的基因一代测序证实为典型的MELAS m.3243A>G热点突变。确诊后我们开 始了对这一家系(母亲携带突变不发病,患儿的妹妹后来也发病)长达4-5年检测和 诊疗。最终兄妹两人相继去世,期间的酸甜苦我们与这一家系也曾经共同分担过。正 因为有缘诊疗了这一线粒体疾病的家系,使得后来我对线粒体及线粒体疾病产生了 浓厚的兴趣,尽管其高深莫测,但我仍是对它一点一点地认识和接触。此后我在查阅 并学习大量文献的同时带动儿科先后诊疗了数例线粒体疾病的患儿,除了MELAS,还 有Leigh、MERRF、NARP等等,因而首先在临床上以线粒体疾病为契机,开始了我们 儿科疑难罕见病诊疗的新篇章。科研方面正是因为第一例的MELAS家系,我发表了 我院第一篇SCI文章,同时由于我们罕见病诊疗水平的提高,我们开始进行了罕见病 临床科研工作。教学方面我们成为中南大学湘雅医学院的儿科临床硕士和博士培养 点。所有这些无疑与当初线粒体疾病的诊疗是分不开的。在我有缘诊疗线粒体疾病家 系的同时我是充满感恩之情的,感恩他们对我诊疗工作的配合与信赖,某种程度上也 感恩他们为科研与医学未来提供的宝贵案例。有缘并感恩在诊疗线粒体疾病的临床 与科研工作中我所得到的所有来自同道、朋友及家人的支持与帮助。

与遗传相关的线粒体疾病大多数预后凶险,且目前除了像本书中所介绍的使用 补充剂"鸡尾酒"治疗外并无其他特效药。而有关获得性或非遗传的线粒体疾病与健康话题也越来越成为医学健康领域的热点。因此我一直以来有个想法就是要把线粒体及线粒体疾病的相关知识介绍给所有人,既包括医务人员又包括其他广大群众,也就是寻找一本半科普半专业的书籍。如何发现并获得此书,引出了我第二个谈及的缘与恩话题。

多年前的一天,我有缘认识了吴明哲先生和吴诗雨女士(下图)。这是一对优秀的父女俩,曾经的家庭生活磨难阻挡不住他们幸福快乐的生活和出类拔萃的人生之旅。作为海口市的一位老领导,生活中有情有义的吴明哲先生性格豁达、幽默,有胆识,有才华;而其女吴诗雨女士天资聪明,才艺双馨。正是他们父女俩受我委托,在美国哈佛大学书店为我购得了这本宝贵的书籍(使我爱不释手)。有缘认识这对优秀的父女俩并得到他们一直以来对我的事业的欣赏与帮助使我自豪,使我骄傲。我感恩他们。

我有缘并感恩作为本书的作者、企业家、公益事业倡导者李诺恩医生。他的这本著作正是我一直以来寻找并要将此传播给广大群众的书。我觉得本书的特色在于它将线粒体与生命这样一个深奥的话题深入浅出栩栩如生地展现在广大读者面前,这在其他医学相关书籍中是罕有的;其次有关线粒体的起源、结构与功能到临床疾病诊疗再到健康保健这样系统阐述的书籍在国内也是少见的。还有,近些年来线粒体与疾病的研究既是国内外学者和临床医生越来越热的课题也是未来医学领域的巨大挑战。鉴于此,本书必将以全新和超前的视角展示给广大读者。

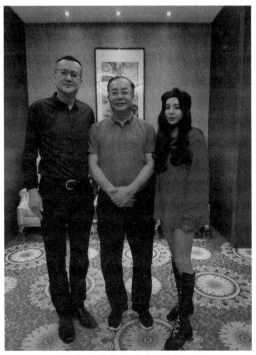

本书中最难翻译也是最令人深思的内容题目是"A spiritual twist?",我把它翻译为"灵魂认知的曲折之路?"我对此咨询国内外朋友并反复数次修改仍不能确定。尽管如此,纵观本书我觉得实际上也提出了一个有关科学、进化、宗教及神秘力量主宰等更为深奥的话题。我们有缘来到这个宇宙大自然并与之共处那微妙的一瞬间,同时获得所需要的食物、能量,我们难道不应当感恩使我们生存与成长的一切?正如书中所说,当我们老去,也将为我们的后代"腾出空间,让出资源"。我们从元素中来,也必将返回元素。

图示(从左向右):译者,吴明哲,吴诗雨

逯军

2021 年 10 月 17 日于海口